Modernized Production of Principles and Applications of
Traditional Chinese Medicine Injection

中药注射剂现代化生产原理与应用

萧 伟 著

人民卫生出版社

图书在版编目（CIP）数据

中药注射剂现代化生产原理与应用 / 萧伟著 . —北京：人民卫生出版社，2018

ISBN 978-7-117-26114-2

Ⅰ.①中… Ⅱ.①萧… Ⅲ.①中草药－注射剂－中药加工 Ⅳ.① R282.4

中国版本图书馆 CIP 数据核字（2018）第 040144 号

人卫智网	www.ipmph.com	医学教育、学术、考试、健康，购书智慧智能综合服务平台
人卫官网	www.pmph.com	人卫官方资讯发布平台

中药注射剂现代化生产原理与应用

著　　者：萧　伟

出版发行：人民卫生出版社（中继线 010-59780011）

地　　址：北京市朝阳区潘家园南里 19 号

邮　　编：100021

E - mail：pmph @ pmph.com

购书热线：010-59787592　010-59787584　010-65264830

印　　刷：三河市君旺印务有限公司

经　　销：新华书店

开　　本：787×1092　1/16　印张：23

字　　数：587 千字

版　　次：2018 年 8 月第 1 版　2018 年 8 月第 1 版第 1 次印刷

标准书号：ISBN 978-7-117-26114-2

定　　价：89.00 元

打击盗版举报电话：010-59787491　E-mail：WQ @ pmph.com

（凡属印装质量问题请与本社市场营销中心联系退换）

序

中医药学体现了中华民族具有优秀特质的文明，"天、道、自然"一体，动态变化流转的整体观、治未病与辨证论治是其核心内容。2017 年 7 月 1 日，中医药法正式实施，国务院学位委员会、科技部于 20 世纪 80 年代初确定中医学与中药学为一级学科。进入后现代高概念大数据时代迎来了前所未有的学科产业事业发展机遇期。中医药在全球传染病与感染性疾病的防治取得了重大成就，尤其在防控与治疗 SARS 与人禽甲型 H_1N_1、H_7N_9 流感的过程，中医药学发挥了积极作用。对于危重病使用中药注射液救治的疗效被中医药应对突发卫生公共事件专家委员会认可与推荐，也被国家卫生主管部门和 WHO 重视。我认为上百种中药注射液研发成功，通过安全性有效性的上市后再评价，运用现代科技控制药品质量和规范工艺过程的确是一项创举。

中药注射剂是传统医药理论与现代生产工艺相结合的产物，具有中医药疗效特点，适用于急重症与给药途径难以口服的病人使用，在临床具有不可替代性。但是，由于现代生产技术引入率低，生产工艺及成分转化相关性内涵不清晰，生产全过程质量控制手段缺乏，制约了中药注射剂产业发展。中药注射剂现代化生产是提升制剂质量的关键，是实现生产过程精准化、自动化，保障临床用药安全，促进中药注射剂产业可持续发展的重大战略问题。

中药注射剂是从中药单方或复方中提取的有效物质（包括提取物、有效部位或有效成分）制成的无菌溶液、混悬液以及供临床使用前配成溶液的无菌粉末等注入人体的药品。目前，已上市中药注射剂品种共 134 个，涉及批准文号 978 个，存在同一品种多企业生产、处方药物组成复杂的现状，给其工艺生产的质量控制带来了挑战。如何实现同一品种的质量均一性，在中药注射剂现代化生产控制中显得尤为重要。中药注射剂中生产过程成分转移、转变规律的明确，复杂溶液环境的内涵阐释，过程控制技术的现代化，决定着制剂质量及安全。

萧伟教授及其中药注射剂研发团队，针对行业和社会发展的重大问题和迫切需求，将中医药理论"理、法、方、药、剂、功、质、效"与现代生产技术相结合，围绕中药注射剂现代化生产原理与应用中存在的技术难题，学习借鉴国内外现代制药技术，与中药注射剂生产特点相结合，进行集成创新，成功运用智能化中药注射剂生产线，促进了中药注射剂行业由传统粗放式生产控制朝向智能精细化的转变，建立起中药注射剂示范生产线，以实现中药注射剂现代化生产控制的目的，对行业和社会具有重要的现实意义和长远的战略意义。

《中药注射剂现代化生产原理与应用》一书是由萧伟教授领衔，组织我国中药注射剂领域专家学者和注射剂生产一线的企业家及技术人员共同编著的学术著作。创新性地将中药注射剂生产过程中成分流转变化、质量传递的可溯源化与中药注射剂质量提升有机结合，系统论述了中药注射剂的发展史、生产概况、生产过程成分转移转变、复杂溶液及制剂制备、生产工艺与质量控制、过程控制与检验、可溯源信息化、质量提升。以热毒宁注射液和银杏二萜内酯葡胺注射液生产过程控制的实例分析，构建了中药注射液现代化生产的理论基础和技术体系，对中药注射剂的生产和质量控制具有较强的指导意义。该专著将生产实践中具有代表性的研究实例与关键工艺相结合，有效的阐明了生产环节与成分传递规律的理论内涵，为生产工艺提升和质量全面控制奠定了基础。因此，该专著是一本指导性较强的应用基础性学术专著，既有理论的探索创新，又有丰富的实践案例，确是一份系统性与描述性结合的现代科技成果。它对推动我国中药注射液生产行业的健康发展起到了重要技术支撑作用。

深知行业需求，恰逢本书付梓之际，希望该书的出版能为从事和关心我国中药注射剂生产、科研和管理的工作人员提供帮助。萧伟教授邀为作序实为对我的信任，虽在病中康复阶段不敢懈怠有利民嘉惠医林，谨以数语乐观厥成。

中央文史研究馆员　　**王永炎**
中国工程院院士

丁酉孟秋

前　言

中药即中医理论指导下的用药，经历了数千年发展而成为中国特有药物。其中，中药注射剂作为传统医药理论与现代生产工艺相结合的产物，满足了中医临床急救药的需要，改变了治疗急重病症唯西药至上的局面，在医疗实践中发挥了无可替代的作用。我从事中成药生产三十五年有余，从原国营企业的"连云港中药厂"发展成为以现代中药制造为特色的"江苏康缘药业股份有限公司"，全程经历了中药制药技术的发展，企业也正是在中药制剂的升级、革新中快速发展，如桂枝茯苓胶囊的精制中药是康缘药业现代中药生产的加速器，而热毒宁注射液的智能化生产在全国走在了中药现代制造的最前沿。

中药制药现代生产过程，主要目标有两个：一是将有效成分尽量转移到制剂中去，而无效甚至有害物质尽量去除；二是如何做到产品的优质及批次质量的均一性。基于上述两点，中药注射剂的生产，面临的生产应用问题及技术含量远远高于普通口服制剂，尽管有些中药注射剂工艺原始、简单，但生产过程控制是完全不同的，无论是无效甚至有害物质的去除，还是产品质量的控制，注射剂的生产控制达到了最高要求。因此，中药注射剂的生产原理涵盖了整个中药制药行业。基于本人数十年的生产实践体会与经验，加上团队十多年致力于中药精制技术的研究与应用，将大量实践经验进行总结或理论提升，在团队的支持下我终于决心以中药注射剂为突破口，以中药生产的问题解决为出发点，整理一本中药制药理论与实践相结合的专著，经过一年多的耕耘，也非常感谢人民卫生出版社的大力支持，《中药注射剂现代化生产原理与应用》终于成稿与大家见面了。

本书对我国中药注射剂的概况与特点进行了全面总结，包含中药注射剂的发展历程、现实状况与发展趋势。在此基础上，重点介绍了中药制药的核心内容：中药注射剂生产过程的成分"转移"与"转化"，通过中药注射剂生产实践的大量实例，根据中药成分理化性质，关联分子作用力理论与注射剂成分精制应用，阐述成分转移规律、理论与实际应用；而中药注射剂都是经过高温、高压的处理工艺的，采用理论与注射剂实例相结合方式，解析中药注射剂生产过程的成分转变，对中药注射剂进行规律性总结及关键影响因素的深入探讨、为中药注射的成分转变控制提供了借鉴与理论基础。

中药注射剂是特殊的溶液制剂，中药溶液复杂的影响明显而突出，本书从中药溶液中成分存在状态、中药溶液复杂体系进行理论阐述，进而结合中药注射剂实例，进行溶液体系因素对中药注射剂生产影响的介绍，为中药注射剂生产过程中分散节点的控制提供了理论指导。本书还结合中药注射剂的主要生产过程或环节，理论联系实践，对提取、精制、浓缩、干燥、灭菌等重要生产环节的控制进行解析，对注射剂生产关键技术如膜分离技术进行了药品生产质量管理规范 GMP（good manufacturing practice）要求的实用性理论介绍，为中药注射剂生产提供了丰富的实例性指导。

中药制剂质量控制中均一性控制是生产的技术瓶颈，以中药注射剂尤为突出。为此，本书全面介绍了中药注射剂质量一致性控制、安全性控制的关键技术与方法。为配合中药注射剂从原料到成品的全过程控制，系统地介绍了中药注射剂质量传递的可溯源信息化，结合现代中药注射剂质量提升的研究与进展，系统阐述了中药注射剂质量提升的探索思路与实践体会。本书以实例关联理论，以康缘药业的龙头产品"热毒宁注射液"、"银杏二萜内酯葡胺注射液"作为实例性的生产实践应用展示给大家，包括热毒宁注射液在研发过程中通过系统的化学成分研究、网络药理学预测及多模型体内外活性评价，建立从药材－中间体－制剂的指纹图谱与多成分的定量检测和近红外在线的全过程监控体系，形成了该产品的有效性保证体系，为中药注射剂现代化生产控制、智能化生产、全过程质量控制及临床监控与应用提供了详实的实例或参考性素材。

本书在编写过程中得到国内制药行业专家的诸多支持，包括中国工程院院士及制药行业专家学者，特别是江苏康缘药业现代中药研究院及南京中医药大学中药制药教学团队等同仁的协助，在此一并感谢。由于时间限制及中药复杂体系研究发展的客观历史因素，本书在编写过程中有诸多不成熟或不严谨之处，希望大家在学习体验或生产实践中勘误或提出改进性宝贵意见。希望该书的出版发行，能对中药制药同行提供有益的参考与帮助，更希望能对中药制药企业尤其是中药注射剂生产厂家的产品质量提升有所帮助并造福于民。

萧 伟

2017 年 12 月 20 日

目 录

01

第一章　中药注射剂现代生产概况

　　中药即中医用药，为中国传统中医特有药物，它与中医同步，经历了数千年的发展。中药按加工工艺分为中药材、中成药，而中成药按照给药方法分为口服、外用及注射给药。其中，中药注射剂是中药现代化的延伸，虽然中药注射剂仅有70年的历史，使用历史不超过40年，但是发展迅速，已经成为中医临床用药的重要剂型之一。

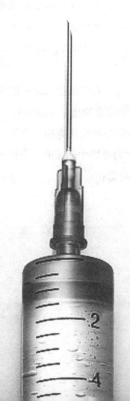

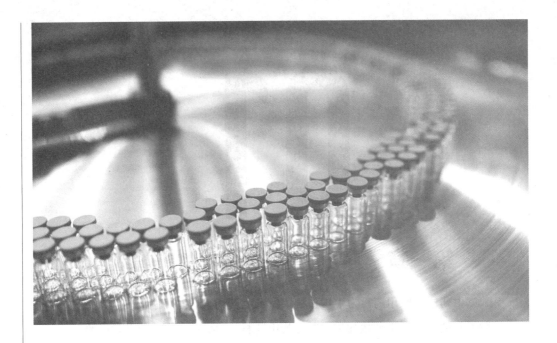

第一节　中药注射剂的概况与特点

中药注射剂是指以中医药理论为指导，采用现代科学技术和方法，从中药单方或复方中提取有效物质（包括提取物、有效部位或有效成分）制成的无菌溶液、混悬液以及供临床使用前配成溶液的无菌粉末等注入人体的药品，包括肌内注射、穴位注射、静脉注射和静脉滴注等给药形式的制剂。

中药材中所含的化学成分非常复杂，无论是单味中药还是复方中药注射剂，其成分组成复杂且结构类型呈现出多样性。一般情况下，中药注射剂需经过科学的精制分离，特别是去除对人体产生不良反应的大分子物质，才能适合于注射给药，且功能主治也与其处方中药的药性一致。

定义中的有效物质可以是有效成分、有效部位以及一般中药提取物。其中，有效成分是指中药中提取分离出来的以单一成分为主的提取物质，主成分的含量须达到90%以上；有效部位是指从中药中分离制备的结构相近的一类化合物或几类的组合物，其中这类成分或组合物的大类成分的含量总和达到80%以上；中药提取物是以中药（单方或复方）为原料，按常规方法制备获得的精制程度不高的可供注射用的药用成分部位。

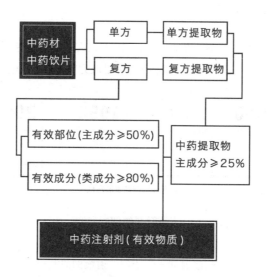

在之后颁布的《中药、天然药物注射剂基本技术要求》中要求，中药注射剂中所含成分应基本清楚，应对中药注射剂总固体中所含成分进行系统的化学研究，多成分制成的中药注射剂，总固体中结构明确成分的含量应不少于60%，可测成分应大于总固体量的80%，经质量研究明确结构的成分，应当在指纹图谱中得到体现，一般不低于已明确成分的90%。这个标准被行业内称之为"689"原则，但根据目前研究情况，这样的标准比较高，绝大多数传统品种很难达到要求。

随着中药注射剂的不断完善与发展，其中有些单一中药成分的注射剂在药品注册时是按化学药品类别进行申报的，但如果其功能主治仍然与其原料中药的药性直接相关，其实质仍可属于中药注射剂范畴，比如葛根素注射液、黄芩苷注射液等。但是，如果将中药中的有效成分经过结构确证后，再经过人工合成制备或结构修饰再制得的注射液，例如盐酸川芎嗪注射液、甘利欣注射液、炎琥宁注射液等，则不属于中药注射剂。

中药注射剂中绝大部分为注射液，特别是20世纪七八十年代研制的大部分是肌内注射剂，如复方大青叶注射剂、板蓝根注射液等。

部分肌内中药注射剂在现代研究及临床应用的基础上，通过改变给药途经扩展到了静脉注射的给药方式，由于前期基础研究不足，有的品种给药途径改变后在临床上出现了显著的不良反应，如鱼腥草注射液。20世纪90年代之后，随着中药注射剂研究的深入及剂型的临床适宜性改革，出现了如注射用血塞通、注射用双黄连等为代表的注射用粉针剂以及丹参滴注液为代表的中药输液剂，有些中药挥发油如鸦胆子油乳注射液制成了非水溶液型的注射乳剂。

中药注射液的穴位注射是中医特色治疗。现代研究表明，穴位注射疗法可以在小剂量的情况下，在短时间内产生与大剂量静脉注射等强度或者比之更强的药效。尤其在穴位主治作用与药物药理作用相一致时，表现出最强的穴药疗效，具有穴效药效"叠加效应"。穴位药效既具有药物原有药效学特性，又见效快，在未吸收或未达有效血浓度前即产生强大的药效，说明穴位注射药效与经络参与有关，穴位注射综合作用包括针刺样作用、药物循经作用、药物与腧穴相互作用等。

一、中药注射剂的发展史

与传统的中药剂型（比如汤剂、丸散膏丹等剂型）已有上千年的使用历史相比，中药注射剂的发展时间较为短暂，但是其发展的规模及临床应用已成为中药临床治疗的重要部分。

1940	**1950**	**1970**	**1990**	**2000**	**2010**
第一个中药注射液（柴胡注射液）研制成功	柴胡注射液投入生产	中药注射剂品种骤增，质量参差不齐	第一个中药粉针寄（双黄连粉针）研制成功	《中药、天然药物注射技术要求》出台	注射剂再评价工作的开展

– 中药注射剂的发展历程 –

20世纪30年代，我国就开始了中药注射剂的创制研究，由于注射剂生产技术及基础条件薄弱，关键技术被西方国家封锁，所以进展比较缓慢。

20世纪40年代，第一个中药注射剂——柴胡注射液的研制成功标志着中药注射剂的诞生，具有里程碑性质的历史意义。

首先，抗日战争时期，革命根据地缺医少药，卫生条件落后，而柴胡注射液的成功研制挽救了数以千计的生命。其次，柴胡注射液的研制突破了技术和环境的壁垒。根据地的卫生条件极其落后，生产技术空白，设备无法保障，而注射剂对药物提纯、精制及制备的洁净度的要求极高，研发单位（利华制药厂）利用最原始的高温蒸煮方式对所有器具进行灭菌消毒，集聚了民族医药人的智慧，优

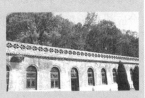

利华制药厂原址

化了水蒸气蒸馏精制方法，研制成功了举世瞩目的中药注射液。可以认为柴胡注射液研制成功是一大创举，是中药制药的智慧结晶。柴胡注射液的问世，不仅为临床提供了一种卓有良效的药品，而且标志着中药注射剂时代的到来，使传统中医药在危急重症领域发挥积极作用的设想成为可能。柴胡注射液虽然为针剂，其给药方式与传统口服不同，但是其主要功效中仍然具有柴胡"透表泄热"的药性，基本保留了中药的主要特征，是典型的中药注射剂。1954年12月，武汉制药厂将柴胡注射液投入生产，使之成为国内工业化生产的第一个中药注射剂品种。

20世纪50年代中期到60年代初，新中国正处于战后的恢复期，工农业百废待兴。

在柴胡注射液成功研制的影响下，中药注射剂研制也有一定的发展，先后有"抗601注射液"、"板蓝根注射液"等20多个品种研制成功并用于临床。

20世纪70年代前后，中药注射剂在临床上广泛使用，因其疗效明显，逐步被人们认识并接受，商品及市场价值凸显。

这一时期，全国各地试制的中药注射剂品种骤增，有资料报道的就有700多种。这些品种都是基层研制，直接在省级机构注册，并没有统一的国家标准。由于技术落后，基础研究不足且盲目性大，导致了产品质量无法得到保障，现在仅剩下少量有临床价值的品种。

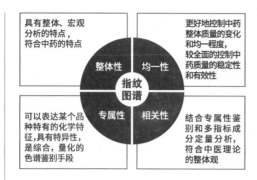

1990年，双黄连粉针剂作为世界上第一支中药粉针剂诞生，并进入工业化生产。

20世纪90年代后，国家颁布了一系列法律法规及药品标准来加强对中药注射剂的监管，以确保中药注射剂的质量、疗效并促进中药注射剂的合理规范化发展。《中药注射剂研制指导原则》《中药注射剂研究的技术要求》《加强中药注射剂质量管理》等先后出台。

2000年8月，发布《中药注射剂指纹图谱研究的技术要求（暂行）》。

规定要求，中药注射剂在固定中药材品种、产地和采收期的前提下，需制定中药材、有效部位或中间体、注射剂的指纹图谱；并对各种指纹图谱制定了详细的技术标准。

2002年12月1日起施行的《药品注册管理办法（试行）》等法规对中药注射剂的研究有了明确的技术要求。

2004年2月，国家食品药品监督管理局（State Food and Drug Administration）SFDA制定《提高国家药品标准行动计划》。

计划中提出，用3~5年的时间，实施提高国家药品标准的行动计划，实现国家药品标准的检测技术达到国际先进水平。对《中成药部颁标准（1-20册）》中的74个注射剂品种落实指纹图谱的标准提高工作，中药注射剂成为指纹图谱应用的重点领域。

2006年6月1日，SFDA通告由于中药注射剂在临床使用中存在严重不良反应，因此在2006年6月29日SFDA发布了《关于加强中药注射剂注册管理有关事宜的通知（征求意见稿）》。

由于中药注射剂不良反应的增多，在全国范围内暂停使用鱼腥草注射液等7种注射剂，暂停受理和审批鱼腥草注射液等7种注射剂的各类注册申请。旨在规范中药注射剂的研究、生产，整体提高中药注射剂的质量，保障人民用药安全、有效。

2007年12月6日，SFDA发布了《中药、天然药物注射剂基本技术要求》。

要求从安全性、有效性、必要性三个方面提高了研发中药注射剂的门槛，也为中药注射剂再评价提供了重要依据。至今，多个关于中药注射剂安全性再评价的通告相继发布，中药注射剂现代化生产的需求也提上日程。

2010年，SFDA组织制定了中药注射剂安全性再评价生产工艺评价等7个技术原则。

这些原则涉及非临床研究、临床研究评价、生产工艺评价、质量控制评价、企业对中药注射剂风险控制能力评价、风险效益评价、风险管理计划指导，以规范和指导中药注射剂安全性再评价工作。

中药注射剂经过几十年的发展，已经形成100个品种，1千多家生产批文的重要生产剂型。但其中大部分是在2002之后标准转正的老品种，而新研发的品种相对较少。

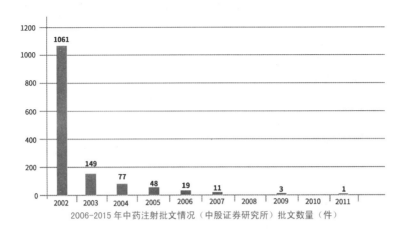

2006-2015 年中药注射批文情况（中股证券研究所）批文数量（件）

　　随着中药产业的大发展，中药新产品研发已经作为很多中药企业的产业战略，近些年中药注射剂的研发已成为中药现代化的热点方向之一[1]。

　　有关中药注射剂重要政策见表 1-1。

表 1–1　有关中药注射剂重要政策一览表

时间	部门	政策法规
1993 年 4 月	原卫生部	《中药注射剂研制指导原则》
1999 年 11 月	原药监局	《中药注射剂研究的技术要求》
2000 年 4 月	原药监局	《关于加强中药注册管理有关事宜的通知》
2005 年 6 月	原药监局	《中药注射剂指纹图谱研究的技术要求（暂定）》
2006 年 6 月	SFDA	《关于暂停使用和审批鱼腥草注射液等 7 个注射剂的通告》
2007 年 12 月	SFDA	《中药、天然药物注射剂基本技术要求》
2008 年 12 月	原卫生部、SFDA、国家中医药管理局	《关于进一步加强中药注射剂生产和临床使用管理的通知》
2009 年 1 月 13 日	SFDA	《关于开展中药注射剂安全性再评价工作的通知》
2009 年 7 月 16 日	SFDA	《关于做好中药注射剂安全性再评价工作的通知》
2010 年 4 月 29 日	SFDA	《关于做好 2010 年中药注射剂安全性再评价工作的通知》
2010 年 9 月 29 日	SFDA	《关于印发中药注射剂安全性再评价生产工艺评价等 7 个技术指导原则的通知》
2011 年 4 月 6 日	SFDA	《关于做好 2011 年中药注射剂安全性再评价工作的通知》
2012 年 10 月 29 日	SFDA	《国家食品药品监督管理局安监司关于拟淘汰部分中药注射剂品种征求意见的函》

二、中药注射剂的特点

中药注射剂是传统医药理论与现代生产工艺相结合的产物，改变了中药传统的给药方式，是中药现代化的重要产物。中药注射剂具有不可替代性，与其他中药剂型相比，中药注射剂具有生物利用度高、疗效确切、作用迅速等特点，但由于直接进入人体，同化学注射剂一样，中药注射剂也存在一些注射剂型的缺点。

（一）中药注射剂的主要优势

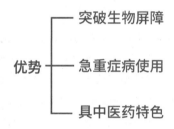

1. 突破了生物屏障

中药注射剂中的药物成分直接注入人体组织、血管或器官内，不经胃肠道的代谢，避免了肝脏的首过作用，快速分布于靶组织或受体，作用迅速，具有高生物利用度、高血药浓度的特征，疗效作用大大提升。

数千年以来，中药几乎都是以内服或外敷的用药方式治疗病人。但是，人体的首关消除作用作为自身保护的生物屏障，往往会削弱药物的吸收利用，一些药物由于自身的理化性质，不易被胃肠道吸收或吸收后容易失活，使其进入人体的药物浓度极大降低，疗效减弱。然而中药注射剂的出现为中药治疗开辟了新的应用途径与领域。

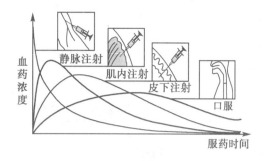

2. 适宜于急重症病人使用

由于中药注射剂中的药物成分直接进入血液循环，作用迅速，适用于抢救危重病患者。

中药注射剂打破了传统中药只适合治疗慢性病的思维，为中医治疗急重症开辟了新的道路，如在治疗心脑血管疾病、细菌和病毒感染等方面有其独特的治疗优势。对于由于神志不清、昏迷、惊厥等难以进行口服用药的患者，中药注射剂是较为合理的用药剂型[2]。

3. 具有中医药的疗效特点

中药注射剂以中医理论原则为指导，根据患者的病证病机进行辨证论治，是现代中药治疗中不可或缺的重要剂型。

由于中药注射剂往往成分比较多，在中医药配伍的前提下，能实现人体多成分多靶点治疗，从整体上治疗疾病，从而达到标本兼治的目的[3]。甚至还可以通过中医疗法相结合增强疗效，如穴位注射是将药物注入穴位以防治疾病的一种治疗方法，将针刺刺激和药物对穴位的渗透作用相结合，发挥其综合效应，当归寄生注射液便采用穴位注射方式治疗风湿痹痛。

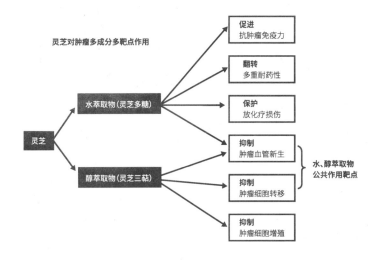

灵芝对肿瘤多成分多靶点作用

（二）中药注射剂直接注射给药的缺点

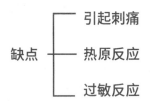

1. 注射引起刺激、疼痛

部分注射剂经肌肉、血管或皮下注射会引起不同的刺激性，导致疼痛，有的刺激肌肉黏膜而产生局部红肿、硬块，给病人带来了痛苦。

产生疼痛的原因很多，比如药物成分的刺激性，溶液渗透压与人体体液相差太大，溶液pH值不合适，辅料添加浓度过高，中药中的鞣质容易在注射部位形成鞣酸蛋白等[4]。

2. 热原反应

热原属大分子物质，一般很难通过生物屏障，因此口服或外用制剂一般不会出现热原反应。但静脉注射或滴注给药时，假如药液热原过量，病人会发生热原反应。

临床上静脉注射或滴注给药时，在0.5~1h内出现冷颤、高热、出汗、昏晕、呕吐等症状，高热时体温可达40℃，严重者甚至可休克，这就是热原反应。引起热原反应的主要原因是注射液或输液器中污染的热原所引起的。中药注射剂由自然界中的中药材为原料制备而成，因此制药生产中的去除热原工艺及与热原质量保障技术，对注射剂的质量起到重要作用[5]。

3. 过敏样反应

中药注射剂直接注射的不良反应发生率远高于肌内注射，且发生时间更快，其中以过敏样反应为主，临床症状主要为药疹，并有恶心、呕吐、头晕、胸闷等，严重者会出现过敏性休克。一般认为，中药注射剂过敏样反应主要分为I型变态反应（过敏反应）和类过敏反应。

过敏反应的分型：I型变态反应（速发型）、II型变态反应（细胞毒型）、III型变态反应（免疫复合物型）、IV型变态反应（迟发型）。前三者属于体液免疫，后一者属于细胞免疫。

过敏反应是一种特殊的病理性免疫反应,是一种伴随着IgE水平异常增高的疾病状态,它的发生分致敏和攻击两个阶段。当具有过敏体质的人首次接触到致敏原(抗原)后,机体并不会产生过敏的症状,但是体内浆细胞便会产出一种相应的特异抗体,当这种特异性抗体积累到一定数量时,如果再次接触到这种抗原,特异性抗体便会与其相结合,使机体介质细胞脱颗粒,释放多种介质,从而产生一系列过敏症状。可见过敏的发生有一个条件,就是必须能够多次接触同种过敏原。引起人过敏反应的致敏原种类繁多,常见的有:①异种蛋白质,如动物毛皮、食物疫苗等;②药物,如青霉素、有机碘等。中药注射剂过敏反应一般认为属于I型变态反应,其发生的原因主要是制剂中杂质如异体蛋白去除不彻底,杂质成为过敏原抗原而产生致敏作用[6]。

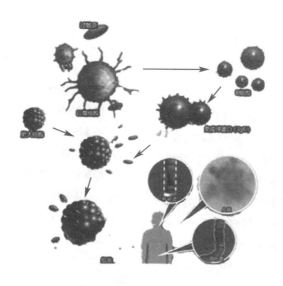

近些年,研究表明,不同于过敏反应的多次致敏过程,越来越多的患者首次使用注射剂后发生的过敏样反应,这类反应称其为类过敏反应。类过敏反应是由于药物成分直接了刺激人体免疫细胞,促进了过敏介质的释放从而产生的过敏样反应症状,体内IgE水平没有变化。临床上,过敏样反应绝大部分是类过敏反应[7]。目前,引起类过敏反应的物质尚无明确定论。过敏反应与类过敏反应的异同见表1-2。

表 1-2　过敏反应与类过敏反应的异同

	过敏反应	类过敏反应
临床表现	相同	
激活系统	免疫系统	非免疫系统
IgE	+	-
接触次数	>2次	首次

三、中药注射剂的类型

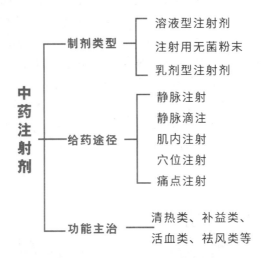

中
药
注
射
剂
├ 制剂类型 ── 溶液型注射剂 / 注射用无菌粉末 / 乳剂型注射剂
├ 给药途径 ── 静脉注射 / 静脉滴注 / 肌内注射 / 穴位注射 / 痛点注射
└ 功能主治 ── 清热类、补益类、活血类、祛风类等

（一）剂型分类

中药注射剂按分散系统，可分为溶液型注射剂、注射用无菌粉末、乳剂型注射剂等。

溶液型注射剂：主要是水溶液型注射剂，俗称"水针"。含有水溶性活性成分的中药及复方，要求在注射后达到速效，一般配制成水溶液或含水复合溶液，这是目前中药注射剂的主要类型。针对部分难溶于水的成分如挥发油，往往会采用助溶剂如吐温–80等，临床上生脉注射液即属此类。

注射用无菌粉末：俗称"粉针"，系将药物的无菌粉末分装在灭菌安瓿或其他适宜容器中；也可将无菌药液按无菌操作法分装在灭菌的容器中，经冷冻干燥成粉末或海绵状，此类称为注射用冻干。这种制剂类型尤其适宜于在液体状态下不稳定的药物成分，临用前以适当的灭菌注射溶剂溶解或混悬，供注射应用，如注射用双黄连。

乳剂型注射剂：一些难溶于水或水溶液中不稳定中药活性成分，可制成水／油为溶剂的乳状注射液。乳剂型中药注射剂能够提高组织分布的选择性，在抗肿瘤、抗心脑血管疾病中可发挥独特的疗效。如康莱特注射液（薏仁油的乳剂）、鸦胆子油乳注射液等，均是临床使用的静脉注射乳剂。

（二）给药途径分类

中药注射剂依据给药途径的不同，可分为有静脉注射、肌内注射、穴位注射、静脉滴注、痛点注射等不同给药方式。

静脉注射：短暂性地利用针筒将药物注射进入人体静脉的给药途径。此方法的给药体积少，并且操作时间短，如丹参注射液。

肌内注射：将药液通过注射器注射于肌肉组织中，注射部位大都在臀肌或上臂三角肌。

肌内注射剂量一般为1~5ml。此类制剂在中药注射剂中的数量较多，如清开灵注射液。肌内注射除水溶液外，尚可注射油溶液、混悬液及乳浊液。油溶液在肌肉中吸收缓慢而均匀，可起延效作用。

穴位注射：基于传统中医药的经络理论，将药液注射于人体特定穴位的给药方式，是中药注射剂的特色给药方式。

穴位注射针对一些特定病症，具有用量小、疗效好的特点，如伊痛舒注射液。

静脉滴注：中药注射剂最常用的给药方式。俗称"输液"，指通过输液管，将大量液体和药物由静脉输入体内的方法。

滴注部位一般在手背和上臂部浅表静脉，小儿以头部表皮静脉为安全，也可在足背部静脉和大隐静脉输注。相比静脉注射，此方式给药体积大，并且持续时间长，如鱼腥草注射液；粉针制剂的临床应用也多采取静脉滴注的方式，如注射用双黄连（冻干粉针）。

痛点注射：痛点注射的机制是通过针的机械效应或注射药物的化学效应造成肌纤维的放松和舒张。

痛点是病人体表疼痛最敏感、最剧烈的部位，有明显压痛，多为肌肉、筋膜或结缔组织内最为敏感的部位，可有硬节，往往是无菌性炎症的聚集地。痛点注射效应可包括局部血管扩张，稀释、移除堆积的伤害性产物。例如，注射用蜂毒（冻干）按不同患部痛点周围进行注射。

（三）功能主治分类

按功能主治分，中药注射剂主要可分为清热类、补益类、理血类、祛风类等[8]。见表1-3。

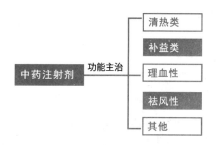

表1-3 不同功能主治中药注射剂分类表

分类	产品名称
清热类	热毒宁注射液，双黄连注射液，莲必治注射液，板蓝根注射液，穿心莲注射液，肝炎灵注射液，苦黄注射液，清肝注射液，茵栀黄注射液，柴胡注射液，桑姜注射液等
补益类	人参糖肽注射液，人参多糖注射液，参麦注射液，生脉注射液，黄芪注射液，参芪扶正注射液，鹿茸精注射液，参附注射液等
理血类	注射用银杏二萜内酯葡胺，川参通注射液，大株红景天注射液，丹参注射液，毛冬青注射液，丹香冠心注射液，丹红注射液，丹香葡萄糖滴注液，丹参滴注液等
祛风类	丁公藤注射液，当归寄生注射液，红茴香注射液，正清风痛宁注射液，伊痛舒注射液，鸡矢藤注射液，祖师麻注射液，复方风湿宁注射液，健骨注射液，元秦止痛注射液等

清热类：具有清热解毒功效的中药注射剂，多用于抗细菌和病毒感染，用于流行性感冒、呼吸道感染、泌尿系感染及手术发热等常见病。该类注射剂在中药注射剂中的数量较多。

补益类：具有补益作用的中药注射剂，主要用于各类虚证，诸如慢性肺心病、消渴病、更年期综合征、营养不良、健忘等，还用于各类休克、病毒性心肌炎及提高肿瘤患者免疫力等。

活血类：具有活血功效的中药注射剂，主要用于淤血阻络引起的心脑血管疾病，如脑卒中、心肌梗死、心律失常、冠心病、心绞痛等。

祛风类：具有祛湿止痛功效的中药注射剂，主要用于各种疼痛，如关节炎疼痛、神经性疼痛、痛经、骨质增生、创伤疼痛等。

其他类：除去以上四类外，其余的中药注射剂主要针对危急重症、疑难杂症等的病人。例如，抗癌辅助药消癌平注射液、艾迪注射液；皮肤病治疗药薄芝菌注射液；痔疮治疗药消痔灵注射液等。

四、现有中药注射剂品种现状分析

目前，已上市中药注射剂品种共 134 个，涉及批准文号 978 个，大部分品种均有多个生产批文，重复性高。单一批准文号的中药注射剂品种仅有 63 个，其中冻干粉品种 12 个，分别是注射用双黄连冻干、双黄连粉针剂、注射用清开灵冻干、注射用蜂毒冻干、注射用丹参冻干、注射用益气复脉冻干、注射用血栓通冻干、注射用血塞通冻干、注射用灯盏花素、注射用丹参多酚酸盐、注射用黄芪多糖、注射用红花黄色素；总体来说这些品种批准时间较晚，制剂生产技术、质量控制标准均有较大程度的提升，临床应用情况相对较好。

（一）同一品种多企业生产

中药注射剂的同一品种多企业生产的情况非常普遍，其中同一品种生产批准文号数量排在前十位品种是香丹注射液（113）、鱼腥草注射液（109）、柴胡注射液（76）、丹参注射液（75）、板蓝根注射液（44）、血塞通注射液（43）、红花注射液（35）、参麦注射液（33）、黄芪注射液（27）、生脉注射液（25）。中药注射剂同一品种生产批准文号数量前 20 位见表 1-4。

表 1-4　中药注射剂同一品种生产批准文号数量（前二十位）

排名	产品名称	文号总数	排名	产品名称	文号总数
1	香丹注射液	113	11	灯盏花素注射液	24
2	鱼腥草注射液	109	12	清开灵注射液	21
3	柴胡注射液	76	13	穿心莲注射液	21
4	丹参注射液	75	14	鹿茸精注射液	18
5	板蓝根注射液	44	15	舒血宁注射液	13
6	血塞通注射液	43	16	复方当归注射液	12
7	红花注射液	35	17	人参多糖注射液	11
8	参麦注射液	33	18	双黄连注射液	11
9	黄芪注射液	27	19	血栓通注射液	10
10	生脉注射液	25	20	茵栀黄注射液	10

（二）处方组成复杂

中药注射剂的药味组成比较复杂，药味组成数量最多的前5位分别是12味（清热解毒注射液）、9味（复方蛤青注射液）、8味（射干抗病毒注射液、退热解毒注射液、清开灵注射液、注射用清开灵冻干）、7味（伊痛舒注射液）、6味（桑姜感冒注射液、复方风湿宁注射液、复方麝香注射液、乳腺康注射液）。

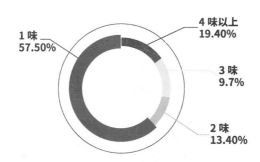

从处方组成上看，由单味药材组成的中药注射剂有77个（占57.5%），2味药材组成的有18个（占13.4%），3味药材组成的有13个（占9.7%），4味药材组成以上的26个（占19.4%），含4味及以上药材组成的复方中药注射剂品种概况见表1-5。

处方药味多进一步导致了中药注射剂化学成分的复杂性，即使由单味药材组成的中药注射剂，也可能含有多种化学成分，比如丹参滴注液的原料仅丹参1味药材，但其中已知的酚酸类有效成分就有丹参素、原儿茶醛、丹酚酸（A、B、D、E、H、I）、迷迭香酸等。这一特性也给其工艺生产及质量控制带来了挑战。

表1-5　含4味及以上药材组成的复方中药注射剂品种概况

药味组成数	产品名称
12	清热解毒注射液
9	复方蛤青注射液
8	射干抗病毒注射液、退热解毒注射液、清开灵注射液、注射用清开灵冻干
7	伊痛舒注射液
6	桑姜感冒注射液、复方风湿宁注射液、复方麝香注射液、乳腺康注射液
5	元秦止痛注射液、血必净注射液、苦黄注射液、复方大青叶注射液、骨痨敌注射液、舒肝宁注射液、痰热清注射液
4	川参通注射液、止喘灵注射液、艾迪注射液、肾康注射液、脉络宁注射液、茵栀黄注射液、醒脑静注射液、去感热注射液

（三） 临床具有中医治疗特色

中药注射剂来源于中药，属于中药的一种剂型，是从中医的整体观念出发，采用单方和复方的形式制成的制剂。所以，中药注射剂具有鲜明的中医药特点。

首先，功能主治的表述符合中医药特色。热毒宁注射液的功能主治为清热、疏风、解毒。喜炎平注射液的主治为清热解毒，止咳止痢。丹红注射液的功能主治为活血化瘀，通脉舒络[9]。

其次，临床使用时遵循辨证论治的原则。辨证辨病施治是中药注射剂临床应用的法则。中药注射剂处方是根据中医理论，针对某病症或症状制定的，医师使用时遵循中医理论，根据患者实际情况，辨证辨病用药。如果不辨证或不正确辨证就影响药物疗效发挥，甚至产生一些不良作用。

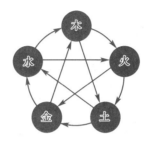

参麦注射液是以人参、麦冬为方，主要用于气阴两虚的病症，对于亡阴、阴液耗损所致喘渴烦躁，手足虽温而汗多欲脱等症候效果较好，阳虚患者则不宜使用。

茵栀黄注射液具有清热，解毒，利湿，退黄的作用，主要用于阳黄证型中热大于湿者；黄疸属寒湿阴黄者禁用。对于阳黄证型中热大于湿者患者有效，由寒湿引起的阴黄患者就无效或者病情加重[10]。

葛根素注射液和川芎嗪注射液均能扩张血管，降低血黏度，促进血液循环，增加心脑血流量，降低组织耗氧量及组织代谢。葛根素注射液对缺血性脑血管病热症效果显著，而体质虚寒的患者不宜使用。川芎嗪注射液用于缺血性脑血管病寒证患者效果显著，而对于阴虚阳亢、痰热内盛等热症患者则不宜使用。

脉络宁功效为清热养阴、活血化瘀，对阴虚血热血瘀患者效果明显，对痰热偏盛的中风患者疗效不佳。清开灵有清热解毒、醒神开窍之功效，对于中风火热证或风火痰湿证患者效果显著，如患者伴随寒证、虚证则疗效不佳[11]。

同时，传统的君臣佐使是建立在口服的基础上，而中药被制成注射剂后，传统的君臣佐使对组方不起主导作用，作用的方式都不一样，所以中药注射剂定位为创新中药[12]。

最后，中药注射剂根据功能主治的不同，依据中药分类系统，进行相应分类（清热类、补益类、理血类、祛风类等）。中国已上市中药注射剂功能主治与品种销售分布情况表明，其中前5位是清热剂、活血剂、补益剂、祛风剂和理气剂，其占到所有中药注射剂品种销售量的94.8%[13]。2013—2015年中药注射剂销售规模见表1-6。

表 1-6　2013—2015 年中药注射剂销售规模（单位：亿元）

品种名称	2013 年	2014 年	2015 年
血栓通注射液	80.13	86.25	85.56
血塞通注射液	54.02	58.27	58.19
醒脑静注射液	44.70	49.59	55.46
丹红注射液	42.41	48.81	54.68
参麦注射液	38.47	41.92	46.82
疏血通注射液	37.68	45.08	45.19
喜炎平注射液	34.54	45.41	40.66
康艾注射液	23.82	29.45	31.79
生脉注射液	30.98	32.78	31.43
灯盏花素注射液	22.71	28.40	27.83
注射用丹参多酚酸盐	21.04	30.30	26.62
热毒宁注射液	18.75	25.31	25.07
红花黄色素注射液	14.85	22.19	22.43
参芪扶正注射液	17.62	20.77	21.97
痰热清注射液	16.83	20.81	21.04
艾迪注射液	16.25	18.88	20.77
参附注射液	14.55	17.19	17.10
丹参注射液	13.87	14.80	16.80
血必净注射液	11.95	15.99	14.77

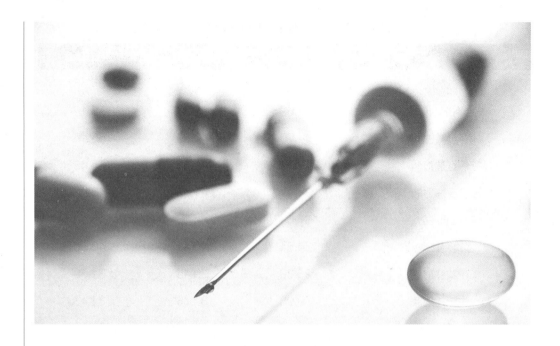

第二节 中药注射剂工艺总结

中药注射剂工艺遵循的标准主要是中国药典、卫生部颁布药品标准、国家食品药品监督管理局颁布新药转正标准和地方标准上升国家标准的同品种药品标准。其中，《中华人民共和国药典》（简称《中国药典》），包括凡例、正文及附录，是药品研制、生产、经营、使用和监督管理等均应遵循的法定依据。所有国家药品标准应当符合中国药典凡例及附录的相关要求。《中国药典》一般每5年修订一次。

目前，中国药典收载的中药注射剂只有5种，其余大部分都收载于部颁标准中，少量在新药转正标准，剩下的为其他标准如地标转部颁标准等。从已经公开制备工艺的中药注射剂中可以发现，这些标准收载的制备工艺仍停留在相对落后的水平。

总的来说，已上市中药注射剂采用的主要制备工艺分为提取工艺、澄清及过滤工艺、精制纯化工艺。提取工艺方法主要有浸渍法、渗漉法、煎煮法、水蒸气蒸馏法、回流提取法及超临界萃取法；澄清及过滤工艺方法主要有澄清法、高速离心法、过滤法（粗滤）及微孔滤膜过滤法；精制纯化工艺主要有水醇法、酸碱法、沉淀法、萃取法、盐析法、结晶法、树脂精制法、超滤法、冷冻干燥法及真空干燥法。具体见图1-1。

从生产角度来看，目前我国中药注射剂制备类别主要有：提取有效成分单体、提取有效部位以及传统制法（水煎法、醇沉法、水蒸气蒸馏法等）。

传统制法中采用水煎法的有 68 种，醇沉法的有 60 种，水沉法的有 10 种，水蒸气蒸馏法制备的有 24 种。除去 32 个保密品种工艺未公开外，在其余品种中很少有现代分离技术的生产应用。为了加强产品的质量控制，在生产过程中部分企业采用了自动化智能化等在线监控新方法新技术[14-15]。

从中药注射剂的制法来看，大部分品种的制备工艺都还停留在水提醇沉的落后水平，该制法工艺简单，但精制程度及标准化水平不高，存在诸多的不足，影响着中药注射剂的内在质量提升[16]。

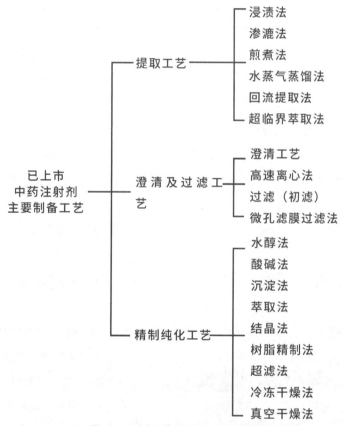

图 1-1　已上市中药注射剂主要制备工艺

目前，国内已上市的中药注射剂有 134 个品种，种类繁杂，缺乏对这些品种资料的全面梳理。本节从品名、制备工艺、功能主治、收载标准四个方面对中药注射剂品种进行了汇总（见表 1-7）。品种的排序方式采用"品名"首字母的笔画顺序从简至繁排列；"制备工艺"及"功能主治"部分均依据相应中药注射剂的国家标准进行总结；为了方便整理，"制备工艺"及"收载标准"均使用了字母数字，具体指代内容在备注中有列出。

表 1-7　中药注射剂概况汇总表

序号	品名	制备工艺	功能主治	标准
1	丁公藤注射液	C, J, G, H	驱风, 消肿, 止痛	II
2	人参糖肽注射液	未公开	补气、生津、止渴	III
3	人参多糖注射液	E, C, H, P, G	增强机体免疫功能	IV
4	川参通注射液	未公开	活血化瘀、清肺利水	III
5	大株红景天注射液	未公开	活血化瘀	III
6	土贝母皂苷注射液	E, M	清热解毒, 除湿散结	IV
7	丹红滴注液	A	活血化瘀, 通脉舒络	IV
8	丹红注射液	A	活血化瘀, 通脉舒络	IV
9	丹参滴注液	C, J, K, G, H, I, R	活血化瘀, 通脉养心	IV
10	丹参注射液	C, J, G	活血化瘀, 通脉养心	II
11	丹香冠心注射液	D, C, J, G, H, K	活血化瘀, 理气开窍	IV
12	丹香葡萄糖滴注液	C, J, G, K, D, H	活血理气	IV
13	毛冬青注射液	C, J, G, K	心血管疾病用药	II
14	双黄连粉针剂	C, J, G, K, S	清热解毒, 清宣透邪	III
15	双黄连注射液	C, K, G, H, A, J	清热解毒, 清宣风热	II
16	乌头注射液	A, C, J, H	镇静, 止痛	II
17	心脉隆注射液	未公开	益气活血, 通阳利水	III
18	元秦止痛注射液	未公开	行气活血, 通络止痛	III
19	止喘灵注射液	C, J, G	平喘, 止咳, 祛痰	I
20	艾迪注射液	E, K, L, H	清热解毒, 消瘀散结	II
21	白花蛇舌草注射液	B, K, G, H	清热解毒, 利湿消肿	II
22	瓜蒌皮注射液	C, J, P, G	行气除满, 开胸除痹	IV
23	去感热注射液	D, C, J, H	清热解毒, 发汗解表	II
24	生脉注射液	E, D, J, H	益气养阴, 复脉固脱	II
25	田基黄注射液	C, J, L, G, H	清热利湿, 散瘀消肿	IV
26	正清风痛宁注射液	未公开	祛风除湿, 活血通络, 消肿止痛	II
27	当归寄生注射液	C, J, G, H	舒筋活络, 祛风湿, 镇痛	II
28	灯盏花素氯化钠注射液	A, E, O	活血化瘀, 通络止痛	III
29	灯盏花素葡萄糖注射液	A, E, O	活血化瘀, 通络止痛	III
30	灯盏花素注射液	A, E, O, K, H, I	活血化瘀, 通络止痛	II

序号	品名	制备工艺	功能主治	标准
31	灯盏细辛注射液	C，K，T，P，M，H	活血祛瘀，通络止痛	I
32	地龙注射液	C，J，G，H，I	平喘止咳	IV
33	红花黄色素氯化钠注射液	未公开	活血、化瘀、通脉	III
34	红花注射液	C，J，G	活血化瘀	II
35	红茴香注射液	A，G，J，K	消肿散瘀，活血止痛	II
36	华蟾素注射液	未公开	解毒，消肿，止痛	II
37	芍倍注射液	未公开	收敛固涩，凉血止血，活血化瘀	III
38	血必净注射液	未公开	化瘀解毒	III
39	血塞通注射液	J，P	活血祛瘀，通脉活络	II
40	血栓通注射液	J，P，H	活血祛瘀	II
41	伊痛舒注射液	D	祛风散寒胜湿，活血祛瘀镇痛	II
42	补骨脂注射液	B，G，H	温肾扶正	II
43	肝欣泰注射液	K，G，E，I	清肝潜阳、镇静安神	IV
44	肝炎灵注射液	C，J，G，M，H	降低转氨酶，提高机体免疫力	II
45	鸡矢藤注射液	A，D，G	祛风止痛	IV
46	抗腮腺炎注射液	C，J，G	清热解毒，通络	II
47	驱虫斑鸠菊注射液	B，G，I	用于白热斯（白癜风）	II
48	板蓝根注射液	C，J，G，K	清热解毒，凉血利咽，消肿	II
49	板蓝解毒注射液	A，C，J，G，H	清热解毒	IV
50	刺五加注射液	未公开	平补肝肾，益精壮骨	II
51	矾藤痔注射液	K，H，I	清热解毒，收敛止血，消肿止痛	IV
52	苦碟子注射液	C，K，Q，G，H，I	活血止痛、清热祛瘀	IV
53	苦黄注射液	未公开	清热利湿，疏肝退黄	III
54	苦木注射液	E，K，H，I	清热，解毒，消炎	II
55	乳腺康注射液	D，C，J，L，G，H，I	理气化瘀，消肿散结	IV
56	参附注射液	未公开	回阳救逆，益气固脱	II
57	参麦注射液（肌内）	未公开	益气固脱，养阴生津，生脉	II
58	参芪扶正注射液	未公开	益气扶正	III

序号	品名	制备工艺	功能主治	标准
59	肾康注射液	未公开	降逆泄浊、益气活血、通腑利湿	III
60	岩黄连注射液	A, E, J, K, M	清热解毒	IV
61	鱼金注射液	D	清热解毒	II
62	鱼腥草注射液	D	清热，解毒，利湿	II
63	肿节风注射液	C, J, G, L, H	清热解毒，消肿散结	II
64	注射用丹参（冻干）	F, C, J, H, S	活血通脉	III
65	注射用丹参多酚酸盐	未公开	活血、化瘀、通脉	III
66	注射用灯盏花素	E, P, R, O, T, S	活血化瘀，通络止痛	I
67	注射用蜂毒（冻干）	E, G, R, H, S	抗炎和镇痛作用	IV
68	注射用红花黄色素	未公开	活血化瘀，通脉止痛	III
69	注射用黄芪多糖	未公开	益气补虚	III
70	注射用清开灵（冻干）	未公开	清热解毒，化痰通络，醒神开窍	III
71	注射用双黄连（冻干）	C, K, H, A, J, G, S	清热解毒，疏风解表	I
72	注射用血栓通（冻干）	P, H, S	活血祛瘀，通脉活络	IV
73	注射用血塞通（冻干）	P, H, S	活血祛瘀，通脉活络	IV
74	注射用益气复脉（冻干）	未公开	益气复脉，养阴生津	III
75	穿心莲注射液	A, H, E, J, G	清热解毒	II
76	胆木注射液	C, G, K, H	清热解毒	IV
77	复方半边莲注射液	C, J, K, G, H	清热解毒，消肿止痛	IV
78	复方大青叶注射液	C, J, G, H	清瘟解毒	II
79	复方当归注射液	C, J, G	活血通经，祛瘀止痛	II
80	复方风湿宁注射液	C, J, L, K, G, H	祛风除湿，活血止痛	IV
81	复方蛤青注射液	C, J, G, H	补气敛肺，止咳平喘，温化痰饮	II
82	复方苦参注射液	B, C, J, H	清热利湿，凉血解毒，散结止痛	II
83	复方蒲公英注射液	C, J, D, G	清热解毒，疏风止咳	II
84	复方麝香注射液	D, G, H	豁痰开窍，醒脑安神	IV
85	骨痨敌注射液	C, J, H, E, G	气养血，补肾壮骨，活血化瘀	II
86	冠心宁注射液	C, J, G, K, H	活血化瘀，通脉养心	II

中药注射剂现代化生产原理与应用

序号	品名	制备工艺	功能主治	标准
87	脉络宁注射液	未公开	清热养阴，活血化瘀	II
88	退热解毒注射液	D, C, L, J, G, H	清热解毒	II
89	香丹注射液	D, C, J, G, H	扩张血管	II
90	香菇多糖注射液	未公开	益气健脾，补虚扶正	III
91	鸦胆子油注射液	Q	抗癌药	II
92	茵栀黄注射液	B, E, C, K	清热，解毒，利湿，退黄	II
93	祖师麻注射液	J	祛风除湿，活血止痛	II
94	柴胡注射液	A, D, I	清热解表	II
95	柴辛感冒注射液	D, H	解表退热	IV
96	健骨注射液	A, J, G, H	活血散瘀，强筋健骨，祛风止痛	II
97	莲必治注射液	未公开	清热解毒，抗菌消炎	II
98	热毒宁注射液	C, D, J, M, E, H, G, R	清热、疏风、解毒	III
99	热可平注射液	A, D	解热	II
100	桑姜感冒注射液	C, J, H, G	散风清热，祛痰止咳	II
101	射干抗病毒注射液	D, C, J, G	抗病毒及抗菌消炎	II
102	夏天无注射液	A, B, P, T	通络，活血，止痛	II
103	消癌平注射液	C, J, G	清热解毒，化痰软坚	IV
104	消痔灵注射液	I	收敛、止血	II
105	益母草注射液	C, J, H, I	子宫收缩药	II
106	黄芪注射液	C, J, G, H	益气养元，扶正祛邪，养心通脉，健脾利湿	II
107	黄瑞香注射液	D	祛风除湿，活血化瘀，散寒止痛	II
108	黄藤素注射液	A, N, H, E, O	清热解毒	I
109	勒马回注射液	C, J, G	清热解毒，止咳化痰，利尿	II
110	羚羊角注射液	未公开	平肝息风，清热镇惊，解毒	II
111	鹿茸精注射液	E, J, H, S	增强肌体活力及促进细胞新陈代谢	II
112	康艾注射液	E, C, J, H, G	益气扶正，增强机体免疫功能	IV

续表

序号	品名	制备工艺	功能主治	标准
113	康莱特注射液	未公开	益气养阴，消癥散结	Ⅲ
114	清肝注射液	D, C, J, G, H	清热利湿	Ⅳ
115	清开灵注射液	C, J, K, H	清热解毒，化痰通络，醒神开窍	Ⅰ
116	清热解毒注射液	D, B, A, C, J, G, H	清热解毒	Ⅱ
117	雪莲注射液	A, J, I	消炎镇痛，消肿，活血化瘀	Ⅱ
118	雪上一枝蒿总碱注射液	未公开	祛风，抗炎，镇痛	Ⅱ
119	野菊花注射液	D, C, J, G	清热解毒	Ⅳ
120	野木瓜注射液	C, J, K, G	祛风止痛，舒筋活络	Ⅱ
121	银黄注射液	C, K, H	清热，解毒，利咽	Ⅱ
122	银杏二萜内酯葡胺注射液	C, E, O, H, I	活血通络之功效	Ⅲ
123	银杏内酯注射液	未公开	活血化瘀，通经活络	Ⅲ
124	猪苓多糖注射液	未公开	调节机体免疫	Ⅲ
125	喘可治注射液	未公开	温阳补肾，平喘止咳	Ⅲ
126	舒肝宁注射液	H	清热解毒，利湿退黄，益气扶正，保肝护肝	Ⅳ
127	舒血宁注射液	E, P, T	扩张血管，改善微循环	Ⅱ
128	疏血通注射液	未公开	活血化瘀，通经活络	Ⅲ
129	痛安注射液	E, K, M, T, C, J, H, G, I	通络止痛	Ⅲ
130	喜炎平注射液	H	清热解毒，止咳止痢	Ⅳ
131	痰热清注射液	未公开	清热、化痰、解毒	Ⅲ
132	薄芝菌注射液	E, J, M, G	扶正培本，滋补强壮	Ⅳ
133	醒脑静注射液	D, G	清热泻火，凉血解毒，开窍醒脑	Ⅱ
134	蟾酥注射液	G	清热解毒	Ⅱ

备注：制备工艺：A.浸渍法，B.渗漉法，C.煎煮法，D.水蒸气蒸馏法，E.回流提取法，F.超临界提取，G.澄清过滤，H.活性炭，I.微孔滤膜过滤，J.水醇法，K.酸碱法，L.沉淀法，M.萃取法，N.盐析法，O.结晶法，P.树脂精制法，Q.高速离心法，R.超滤，S.冷冻干燥，T.真空干燥。

收载标准：Ⅰ.中国药典，Ⅱ.部颁标准，Ⅲ.新药转正标准，Ⅳ.地标转部标等其他标准。

按中药注射剂主要生产流程，提取工艺、澄清及过滤工艺、精制纯化工艺及制剂成型及灭菌工艺等，对目前中药注射剂的制备工艺分别介绍如下。

一、提取工艺

提取是中药注射剂生产过程中的首要环节，中药提取方法多样，大多适用于中药注射剂的制备。溶剂提取法是应用最普遍的中药提取方法，其作用原理是溶剂穿透药材细胞壁/细胞膜，溶解细胞内活性物质，形成细胞内外溶质浓度差，最终将活性物质渗出细胞壁/细胞膜的过程，如浸渍法、渗漉法及煎煮法等。

（一）浸渍法

浸渍法是一种比较简单而常用的提取方法，属于静态提取的过程。中药注射剂的制备常使用的浸渍法分为冷浸渍法和热浸渍法。

1. 冷浸渍法

在室温下进行的浸渍操作。除特殊规定外，一般浸渍法在常温下进行，如此制得的产品在不低于浸渍温度的条件下，能保持较好的澄明度。

> 乌头注射液的制法中，即是"将生川乌和生草乌粉碎后用乙醇冷浸提取2次，每次48小时，合并乙醇提取液，备用"；红茴香注射液的制法中，即是"取红茴香根皮，加75%乙醇，浸渍7~10日"。

2. 热浸渍法

又称温浸渍法，操作过程中常加热到达40~60℃，或煮沸后自然冷却进行浸渍。浸出液冷却后有沉淀析出，应分离除去。相比冷浸渍法，此法提取效率较高。

> 柴胡注射液的制法中，即采用"取柴胡，切断，加水温浸"。此法适用于遇热易破坏或挥发性成分，也适用于含淀粉或黏液质多的成分。但其操作时间长，且不易完全浸出有效成分，效率不高。同时，如果浸渍溶剂是水时，应注意防止提取液发霉变质；如果浸渍溶剂是乙醇时，应注意提取液的挥发，及时添加溶剂。

（二）渗漉法

渗漉法是溶剂渗过药材层向下流动过程中浸出药材成分的方法。渗漉属于动态浸出方法，是在浸渍法上发展起来的，溶剂利用率高，有效成分浸出完全，可直接收集浸出液。

> 渗漉法适用于贵重药材、毒性药材及高浓度制剂，如补骨脂注射液；也可用于有效成分含量较低的药材提取，如茵栀黄注射液。但对新鲜的及易膨胀的药材、无组织结构的药材不宜选用。该法常用不同浓度的乙醇做溶剂，故应防止溶剂的挥发损失。该法的缺点为溶剂的使用量大，操作时间长。

（三）煎煮法

煎煮法是将药材加水煎煮的方法。该法是最早使用的一种简易浸出方法，至今仍是制备浸出制剂最常用的方法，也是目前中药注射剂最常用的提取工艺。由于浸出溶剂通常是水，故有时也称为"水煮法"或"水提法"。常用的水是纯化水，若煎出液供注射使用，应选用蒸馏水或去离子水。

丁公藤注射液的制法中，即是"取丁公藤，加水煎煮二次，第一次3小时，第二次2小时，合并煎液，滤过，减压浓缩"；丹参注射液的制法中，即是"取丹参，加水煎煮三次，第一次2小时，第二、三次各1.5小时，合并煎液，滤过，减压浓缩"；复方蒲公英注射液的制法中，即是"取蒲公英加水煎煮二次，第一次1小时，第二次半小时，合并煎液，滤过，滤液浓缩至稠膏状"；复方大青叶注射液的制法中，即是"取大青叶、金银花、羌活、拳参、大黄，加水煎煮三次，每次1小时，合并煎液，滤过，滤液浓缩"。

煎煮法提取时间短，生产效率高，适用于药材中水溶性有效成分，且成分对湿、热均稳定，不适用于含挥发性成分及加热易破坏成分的药材。

但用水煎煮时，浸出的成分比较复杂，除有效成分外，部分脂溶性物质及其他杂质也有较多浸出，不利于精制；此外含淀粉、黏液质、糖等成分较多的药材，加水煎煮后，其浸出也比较黏稠，过滤较困难。

（四）回流提取法

回流提取法是采用溶剂反复加热浸提中药的方法，是一种建立在渗漉法和煎煮的基础上的提取方法。此法以乙醇等有机溶剂作为提取溶剂，在回流装置中加热进行。将浸提液加热蒸馏，其中挥发性溶剂馏出后又被冷却，重复流回浸出容器中浸提原料，这样周而复始，直至有效成分回流提取完全。

艾迪注射液的制法中，"人参切片，用50%乙醇加热回流提取二次，第一次3小时，第二次1.5小时，合并提取液，滤过，回收乙醇，药液备用"；生脉注射液的制法中，"将红参粉碎成细粒，用乙醇回流提取4~5次，每次2小时，用薄层层上法控制提取终点，合并提取液，冷藏"。

此法提取效率较渗漉法高，但在提取罐中受热时间较长，故受热易破坏的成分不宜用此法，且溶剂消耗量大，操作繁琐。连续回流提取法，是回流提取法的发展，具有溶剂消耗量小，操作简例，提取效率高的特点。

注射用蜂毒（冻干）的制法中，"取粗蜂毒装滤纸筒，其大小以能放入索氏提取器虹吸筒为准。将虹吸筒置于配套的烧瓶上，瓶中预先放入乙醚及氯仿等体积混合液，安上回流冷凝器，在50~60℃水浴回流提取，直至虹吸回流管中的液体由黄色变成无色，即可放冷"。

（五）水蒸气蒸馏法

水蒸气蒸馏法的基本原理与溶剂提取法不同，提取的成分有挥发性，沸点多在100℃以上，与水不相混溶或微溶，在100℃时有一定蒸汽压，当水沸腾时，该类成分一并随水蒸气带出，再用油水分离器或有机溶剂萃取法，将这类成分自馏出液中分离。

该法适用于具有挥发性、能随水蒸气蒸馏而不被破坏、在水中稳定且难溶或不溶于水的药材成分的浸提。例如，生脉注射液的制法中，"五味子用水蒸气蒸馏法收集蒸馏液，冷藏，供配液用"。

为提高馏出液的浓度，一般需将馏出液

进行重蒸馏，但蒸馏次数不宜过多，以免挥发油中某些成分氧化或分解。

复方麝香注射液的制法中，"将麝香、广藿香、郁金、石菖蒲经水蒸气蒸馏得初馏液，再进行重蒸馏，收集重蒸馏液"。

为了充分利用药材，存在将水蒸气蒸馏后的药渣再进行水煎煮的中药注射剂品种。例如，退热解毒注射液的制法中，"取牡丹皮、金钱草、柴胡用水蒸气蒸馏，收集蒸馏液，馏液再重蒸馏，取精馏液备用，药渣及蒸馏后的水溶液与其余金银花等五味加水煎煮三次，每次1小时，合并煎液"。

二、澄清及过滤工艺

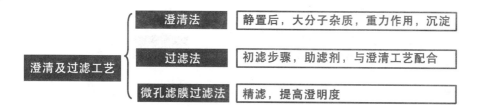

由于中药注射剂中的化学成分往往十分复杂，在制剂生产中必须除去一些影响中药注射剂安全性及稳定性的物质，如微粒、乳滴、大分子物质（多糖、蛋白等），一般都需要经过澄清及过滤工艺。

（一）澄清法

澄清工艺在中药注射剂的制备过程中起到非常重要的作用，应用比较广泛。由于中药材的成分复杂性，中药初提液通常呈混悬状态，溶液中含有大量的微粒、乳滴、大分子物质等杂质。通过静置后，杂质由于重力沉降作用产生沉淀，使溶液变得澄清，此时过滤相对比较容易。

澄清法的具体操作主要是静置，过程时间较长，通常12~48h。为了加速这个过程，实际生产中常将中药提取液冷藏放置。例如，复方大青叶注射剂的制法中，"滤液浓缩至相对密度约为1.20，加适量水使稀释，冷藏使沉淀，滤过"。

中药注射剂制备过程中，澄清工艺常与其他工艺结合反复使用，如醇沉过程、酸碱沉淀过程、过滤沉淀过程等。

野木瓜注射液的制法中，"取野木瓜2500g，加水煎煮三次，每次2小时，合并煎液，滤过，滤液减压浓缩至1000ml，加乙醇5000ml，搅匀，<u>冷藏，放置使沉淀</u>，滤过，滤液减压回收乙醇，加水至500ml；用6mol/L盐酸溶液调节pH值至2.0，<u>冷藏，放置使沉淀</u>，滤过，滤液用20%氢氧化钠溶液调节pH值至中性，减压浓缩成稠膏状，加8倍量的乙醇，搅匀，<u>冷藏，放置使沉淀</u>，滤过，滤液减压回收乙醇，加注射用水500ml，用8%氢氧化钠溶液调节pH值至7.0~7.5，加10g聚山梨酯80和苯甲醇10ml，加注射用水至1000ml，加活性炭2g，搅拌，滤过，灌封，灭菌，即得"。见图1-2。

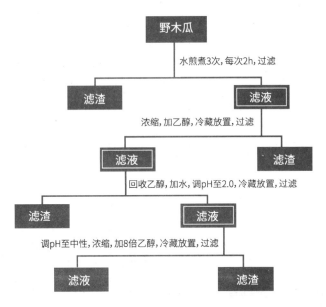

图 1-2 野木瓜注射液部分生产工艺流程图

(二) 过滤法

过滤法，是指把不溶性的固体与液体分离的操作方法（特指初滤），常与澄清工艺配合使用。

在生产中为提高滤过速度可采用助滤剂。常用助滤剂有两种方法，其一加入助滤剂后立即开始滤过；其二是将助滤剂加入待滤液中，搅拌均匀，使部分溶液胶体被破坏，滤过过程中形成一层较疏松的滤饼，使滤液易于通过。

活性炭是中药注射剂制备过程中最常用的助滤剂，其次是纸浆。例如，艾迪注射液的制法中，"冷却后，纸浆抽滤，滤液用注射用水稀释"。此外，有些中药注射剂还利用砂棒过滤。砂棒过滤器，又名砂芯过滤器，用钢板制成的密封容器和陶质砂滤棒组合配套而成，过滤器分上下二层，中间置放隔水板一块。隔水板即是固定滤棒的装置，又起液体（包括水）过滤前后分界作用。例如，矾藤痔注射液的制法中，"加注射用水至900ml，用稀盐酸调节pH值至3~5，用砂棒滤过至澄明"。

(三) 微孔滤膜过滤法

微孔过滤是筛分过程，属于精密过滤，用于滤除生产过程中污染的微粒，提高药物的澄明合格率，适用于热压灭菌的水针剂。中药注射剂制备中主要采用水系膜用于水系溶液的过滤。

与澄清过滤法不同，微孔滤膜过滤法主要是在中药注射剂成型时使用，杂质的粒径较小。在膜分离技术应用中，微孔滤膜是应用范围最广的一种膜品种，特别是除菌过滤。例如，地龙注射液的制法中，"126℃，15分钟热压处理，4℃冷藏24小时，滤过，滤液加入0.3%活性炭，煮沸15分钟，放冷，滤过，滤液加注射用水至规定量，用20%氢氧化钠溶液调节pH值至6.5~6.8，加苯酚，搅拌，用微孔滤膜滤过至澄明，灌封，灭菌，即得"。

三、精制纯化工艺

中药注射剂不同于传统中药剂型，由于其给药途径的特殊性，成分的精制纯化是其临床安全的重要保证。

（一）水醇法

该法分为水提醇沉法和醇提水沉法。

| 水醇法 | 水提醇沉法 | 提取水溶性成分，醇沉大分子水溶物质 |
| | 醇提水沉法 | 提取中等极性成分，水沉脂溶性物质 |

1. 水提醇沉法

系指在中药水提浓缩液中，加入乙醇使达不同含醇量，某些成分在醇溶液中溶解度降低析出沉淀，固液分离后使水提液得以精制的方法。该法是中药注射剂中最常用的精制分离方法。

> 去感热注射液的制法中，"另取芦竹根、石膏加水煎煮三次，合并煎液，滤过，滤液浓缩至适量，用乙醇沉淀处理二次，第一次使含醇量为70％，第二次使含醇量为80％，静置，滤过，回收并挥尽乙醇，加注射用水适量，加活性炭适量煮沸，抽滤至澄明"；勒马回注射液的制法中，"合并煎液，滤过，滤液浓缩至每1ml含原药材1g，放冷，加乙醇沉淀二次，第一次使含醇量达60％，第二次达80％，分别静置24小时，弃去沉淀，滤过，滤液回收乙醇"。

2. 醇提水沉法

指将中药以一定浓度的乙醇用渗漉法、回流法提取，可提取出生物碱、苷类、挥发油及有机酸类等有效成分；虽然多糖类、蛋白质、淀粉等无效成分不易溶出，但树脂、油脂、色素等脂溶性杂质却较多。为此，醇提取液经回收乙醇后，加水处理，此时溶液的环境发生改变，溶液体系中部分脂溶性溶质成分溶解度降低，其难溶性颗粒逐步增大，使得溶液体系表现出混悬液的表观特征。在制剂生产中多采取冷藏处理，可促使不溶性颗粒加快析出，沉淀而去除。

> 生脉注射液的制法中，"将红参粉碎成细粒，用乙醇回流提取4~5次，每次2小时，用薄层层上法控制提取终点，合并提取液，冷藏，滤过，滤液浓缩至稠膏状，加入注射用水至400ml，搅匀，冷藏，滤过，滤液供配液用"；红茴香注射液的制法中，"取红茴香根皮50g，加75％乙醇250ml，浸渍7~10日，滤过，滤渣用少量75％乙醇洗涤，滤过，合并滤液，回收乙醇至无醇味，静置，放冷，取上清液加注射用水400ml，搅匀，用10％氢氧化钠溶液调节pH值至约7.0，冷藏过夜，滤过"。

（二）酸碱法

酸碱法是利用中药提取物中各组分酸碱性的不同而进行的分离方法。具体操作为，在中药提取溶液中加入适量的酸或碱，调节pH值至一定范围，使这些成分溶解或析出，以达到提取分离的方法。

> 双黄连注射液中黄芩提取物的制备，将黄芩水煎液用盐酸调pH至1~2，这个过程中黄芩苷被破坏，释放出黄芩素，不溶于水，产生沉淀。
>
> 对于难溶于水的有机碱性成分，如生物碱类可与无机酸成盐溶于水，借此可与非碱性难溶于水的成分分离。例如，岩黄连注射液的制法中，"稠膏中加入适量蒸馏水，用10％盐酸溶液，调节pH值2~3，搅拌充分，滤过，用10％盐酸溶液洗4~5次，合并酸水液，用碳酸钠调节pH值9~10，析出棕褐色沉淀，滤过"。

对于具有羧基或酚羟基的酸性成分，难溶于酸水可与碱成盐而溶于水，常用的是石硫法。例如，白花蛇舌草注射液的制法中，"滤液浓缩至约250ml，用石灰乳调节pH值至12，冷藏12小时，滤过，滤液用50%硫酸溶液调节pH值为3，静置12小时，滤过"；艾迪注射液的制法中，"滤液与人参提取液合并，以石硫法沉淀处理二次，所得上清液加乙醇使含醇量达80%，静置过夜"。

（三）沉淀法

中药提取液 —沉淀剂→ 溶液成分专属性沉淀

专属试剂沉淀法，主要是指某些试剂能选择性地沉淀某类成分。中药注射剂中常用明胶沉淀鞣质，用于分离或除去鞣质。

退热解毒注射液的制法中，"滤液浓缩至约600ml，加入4%明胶溶液搅拌至再无沉淀产生后，冷藏24小时以上，滤过"；乳腺康注射液的制法中，"水溶液加5%明胶水溶液，至不产生沉淀为止"；田基黄注射液的制法中，"加水至500ml，搅匀，静置24小时，滤过，滤液加新制的明胶溶液，边加边搅拌，冷藏24小时，滤过"。

此外，还有其他的专属沉淀试剂，如卵蛋白、中性醋酸铅等。例如，肿节风注射液的制法中，"滤液回收乙醇并浓缩至每1ml含生药10g，加入适量新配制的卵蛋白溶液，搅拌，使沉淀，冷藏48小时，滤过，滤液煮沸，使过量的卵蛋白凝固，滤过，滤液加乙醇"；复方风湿宁注射液的制法中，"浓缩后的清膏放至室温，加水至相对密度为1.02（25℃），加入药液量1%的中性醋酸铅，搅拌均匀，静置24小时，滤过"。

（四）液液萃取法

中药提取液 —萃取溶剂→ 中等极性成分萃取分离

液液萃取法，又称溶剂分配法，是利用混合物中的不同成分在两种互不相溶的溶剂中分配系数不同，而达到分离有效成分的一种方法。其工艺设计关键是选择适宜的溶剂。各成分在二相溶剂中分配系数相差越大，则分离速度越快，效率也越高。

灯盏细辛注射液的制法中，"取碱水层用10%盐酸溶液调节pH值至2~3，用乙酸乙酯萃取2次，每次3倍量，收集乙酸乙酯提取液，减压回收乙酸乙酯溶液"；肝炎灵注射液的制法中，"滤液减压回收乙醇至无醇味，浓缩液加水适量，用醋酸乙酯振摇提取，弃去醋酸乙酯液，取水层加热挥尽醋酸乙酯"。

（五）盐析法

中药提取液 —加入盐→ 溶解度下降的成分沉淀分离

盐析法是指在中药提取溶液中加入大量易溶于水的无机盐，使某些高分子物质在水中的溶解度降低沉淀析出，而与其他成分分离的方法。最常用的无机盐是氯化钠。

盐析作用的实质是高浓度的强电解质破坏蛋白质分子表面的水化膜，同时电解质离子中和了蛋白质所带的电荷，蛋白质的稳定因素被消除，使蛋白质分子相互碰撞而凝聚沉淀。

该法还可用于挥发油的提取分离，在浸泡药材的水中加入适量的盐，然后蒸馏，可以加速挥发油的馏出。

黄藤素注射液的制法中，"取黄藤粗粉1000g，加0.3%~0.5%硫酸溶液浸泡2次，每次24小时，第一次5倍量，第二次4倍量，合并提取液，滤过，滤液加食盐约800g，搅匀，静置，滤过，滤渣干燥，即得黄藤素粗品"。

（六）结晶法

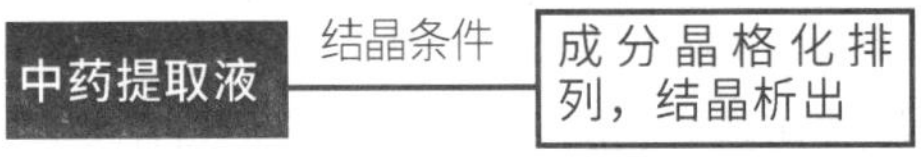

结晶法是指利用提取液中各成分在同一种溶剂里溶解度的不同或在冷热情况下溶解度显著差异，而采用结晶方法加以分离的操作方法。初析出的结晶往往不纯，进行再次结晶的过程称为重结晶。结晶法是纯化物质最后阶段常采用的方法。

中药注射剂的制备中采用结晶法的目的通常是为了纯化。例如，注射用灯盏花素的原料灯盏花素制法中，"再用水洗涤至中性，加入20倍量85%~95%乙醇及1%量的活性炭，或加入适量甲醇溶解后，加入0.1%量的活性炭，加热回流1小时，滤过，滤液浓缩至原体积的60%~80%，静置使析出结晶，滤过，将所得结晶用45%乙醇洗涤5次，于50~80℃减压真空干燥"；黄藤素注射液的原料黄藤素制法中，"取黄藤素粗品1000g，加85%乙醇30 000ml及活性炭100g，加热回流30分钟，趁热滤过，滤液浓缩至15 000ml，室温静置48小时使结晶，滤过，结晶置70℃下干燥"。见图1-3。

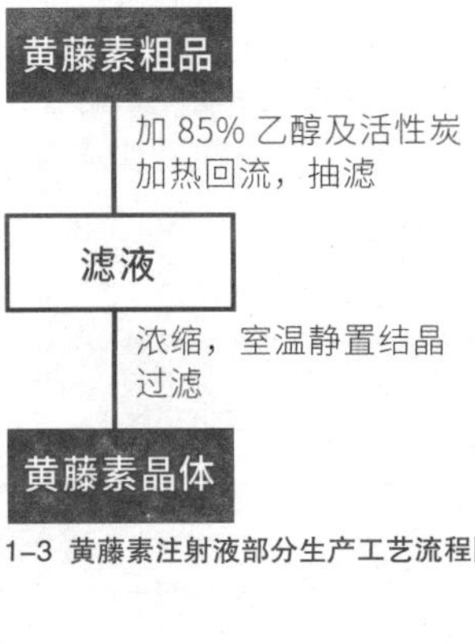

图1-3 黄藤素注射液部分生产工艺流程图

（七）树脂精制法

树脂精制法是中药成分精制纯化中最常用的分离方法。依据树脂类型不同，一般可分为大孔树脂吸附法、离子交换树脂吸附法、聚酰胺树脂吸附法。其原理是利用树脂吸附材料对不同物质吸附能力的差异，使目标物质与其他物质进行分离，达到提纯或浓缩的一种方法。

1. 大孔树脂

大孔吸附树脂是一类具有多孔结构、不溶于水的固体高分子物质。大孔树脂的吸附性主要以色散力为主，这种色散力类似于刷型作用力，对结构大并具有共轭双键或芳环结构、色散力强的物质具有良好的吸附性，如三萜皂苷、黄酮、醌类、芳香酸、二萜及部分环烯醚萜苷等，而对分子结构很小或极性较大的成分如氨基酸、有机酸及糖类等吸附力较弱，对大分子物质不吸附。

人参多糖注射液的制法中，"加水煎煮五次，合并煎煮液，加入0.3%活性炭，搅拌30分钟，静置过夜，滤过，滤液过树脂柱，收集流出液，减压浓缩"；舒血宁注射液的原料银杏叶提取物的制法中，"取银杏叶，粉碎，用稀乙醇加热回流提取，合并提取液，回收乙醇并浓缩至适量，加在已处理好的大孔吸附树脂柱上，依次用水及不同浓度的乙醇洗脱，收集相应的洗脱液，回收乙醇，喷雾干燥；或回收乙醇，浓缩成稠膏，真空干燥，粉碎，即得"。

2. 离子交换树脂

离子交换树脂是一种能与溶液中其他离子进行离子交换或吸附的，具有网状立体结构的高分子聚合物。离子交换树脂也具有一定程度的大孔树脂吸附特征，但吸附力稍弱。简单地说，离子交换吸附树脂是"离子交换"加上稍弱的"大孔树脂"吸附力的一种吸附剂。

> 瓜蒌皮注射液的制法中，"取上清液，滤过，回收乙醇，通过732型阳离子交换树脂柱，用注射用水适量洗涤树脂，再用1mol/L氨溶液洗脱，收集洗脱液"。

3. 聚酰胺树脂

聚酰胺是由酰胺聚合而成的高分子化合物，常用的是聚己内酰胺，是一种白色多孔非晶型粉末，不溶于水和一般有机溶剂，易溶于浓硫酸、甲酸等，是耐碱不耐酸的吸附剂。聚酰胺适合酚类、醌类、黄酮类化合物的分离。

> 灯盏细辛注射液的制法中，"取滤液，通过聚酰胺柱，分别用4倍量水、4倍量40%乙醇、2倍量70%乙醇洗脱，回收乙醇并浓缩至相对密度为1.03~1.08的清膏"。

在原药材质量控制的前提下，中药注射剂的生产工艺决定了其制剂的安全性和有效性。但近些年中药注射剂的不良反应事件时有发生，这与早期收载的中药注射剂标准中落后的生产工艺有着密切的关系。

目前，中药注射剂国家标准制定相对较低，法规中甚至没有针对有害物质去除的要求，这是中药注射剂传统工艺制备的缺陷。中药注射剂的有效性必须建立在安全性的基础上。因此，提高国家法规对中药注射剂工艺标准的要求，特别是有害物质的检测，是现代中药注射剂发展亟待解决的问题。

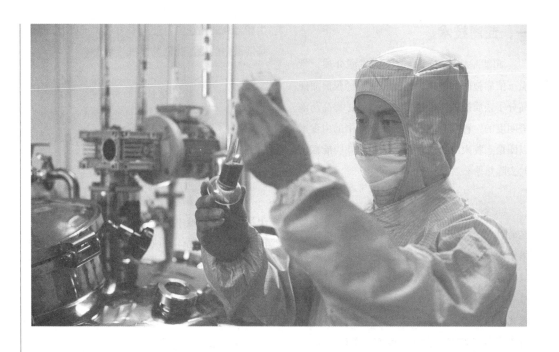

第三节　中药注射剂现代生产技术应用研究

　　中药注射剂的制备工艺，一般为水醇法等，但因其不能适应不同处方中不同有效成分的需要，导致杂质难以除尽，从而影响中药注射剂的质量。在现有制备工艺不变的前提下，越来越多的新技术新方法应用于中药注射剂的生产。

	名　称	特　点
中药注射剂现代化生产的新技术新方法	超滤技术	去除热原，提高澄明度
	离心分离法	分离比重不同的物质
	冷冻干燥	提高药液稳定性
	真空干燥	成分破坏度低的干燥
	超临界流体萃取法	提取分离挥发性物质
	超高压提取技术	保持原料的生物活性
	高速逆流色谱	两相都是液体，常用于多糖分离
	脂质微球技术	脂溶性成分的药物载体
	注射剂生产的联动化	实现生产承前联后操作，协调工序

一、超滤技术

超滤是以多孔性半透膜为过滤介质，常温下依靠施压和流速，使提取液流经膜面而使高分子杂质被截留，达到除去杂质，提高药液澄明度的一种膜分离技术。注射剂中的内毒素以团聚态胶束的形式存在，采用超滤膜能截留并去除热原。

与常用分离方法相比，超滤技术具有明显的特点：不需加热，热敏性物质不易被破坏，不需添加化学试剂，能有效滤除溶液中的各种微粒、胶体、细菌、热原和大分子溶质，具有对有效成分破坏小、能量消耗少、工艺流程短等优点。例如，丹参滴注液的制法中，"加注射用水至规定量，滤过，精滤，超滤，灌封，灭菌，即得"。

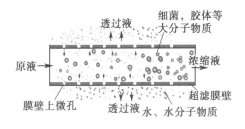

超滤膜过滤原理

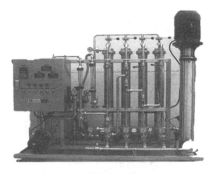

超滤膜生产设备

二、离心分离法

离心分离是指借助于离心力，使比重不同的物质进行分离的方法。离心机等设备可产生相当高的角速度，使离心力远大于重力，于是溶液中的悬浮物便易于沉淀析出。

例如，苦碟子注射液的制法中，"在搅拌下加 10% 氧化钙乳调节 pH 值至 10，放置 12 小时，离心，离心沉淀物称重，悬浮于 5.3 倍量 95% 乙醇中（使含醇量达 80%）"。

在中药注射剂制备过程中离心分离常用于从混悬的药液中分离除去固体沉淀物，从母液中分离出结晶体，或将比重不同的两种不相混溶的液体混合物分离开来。

三、冷冻干燥

中药注射用冻干粉针剂无论是在物理及化学稳定性方面优势是十分明显的，将是中药注射剂发展的主要方向之一。

丹参酮ⅡA是丹参药材的代表成分，是丹参药材的质量控制指标，溶解度低，对光、热、氧等因素均不稳定。长期稳定性试验表明，丹参酮乳剂的系统稳定性和丹参酮ⅡA含量均下降；而丹参酮冻干乳剂则非常稳定，系统稳定性好、丹参酮ⅡA含量没有明显变化。

已上市中药注射剂冻干粉品种就有 12 个（注射用双黄连冻干、双黄连粉针剂、注射用清开灵冻干、注射用蜂毒冻干、注射用丹参冻干、注射用益气复脉冻干、注射用血栓通冻干、注射用血塞通冻干、注射用灯盏花素、注射用丹参多酚酸盐、注射用黄芪多糖、注射用红花黄色素）。

冷冻干燥技术的应用，解决了中药某些有效成分在生产和贮存期间的稳定性问题，而且对中药注射剂有效成分的含量提出了更高的要求，冻干制剂是中药注射剂发展的重要途径和方向。冷冻干燥装置见图 1-4。

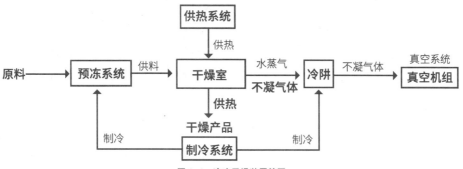

图1-4 冷冻干燥装置简图

据加速稳定性试验证实，粉针剂稳定期是水针剂的65倍。虽然中药粉针在临床操作上比水针更繁琐，但中药粉针剂的质量较水针有所提升，药效较好，减少了不良反应的发生，具有较好的市场前景。因此，越来越多的生产企业开始重视中药冻干粉针的开发。中药粉针不只是对原有水针剂型的简单改变，而有更深层次的作用。水针改变为粉针要对有效成分、毒性成分、杂质等的深入研究，也包括生产设备的更新和制备工艺的升级。由此可见，用粉针代替水针将成为中药注射剂二次开发的重要途径。

四、真空干燥

真空干燥就是将被干燥的物料放置在密闭的干燥室内，在用真空系统抽真空的同时，对被干燥物料适当不断加热，使物料内部的水分通过压力差或浓度差扩散到表面，水分子在物料表面获得足够的动能，在克服分子间的吸引力后，逃逸到真空室的低压空气中，从而被真空泵抽走除去的方法[17]。

中药注射剂中也有个别品种采用了真空干燥方法制作中间体物料。例如，痛安注射液的制法中，"继续浓缩至相对密度1.25~1.35（60℃），真空干燥，加入1.5%盐酸溶液煮沸3次，冷却，滤过，分取酸水，减压浓缩至相对密度1.25~1.35（60℃）的浸膏，真空干燥，即得"；灯盏细辛注射液的制法中，"滤液加

10%盐酸溶液调节pH值至1~2，滤过，沉淀用90%乙醇等量洗涤4次，真空干燥，干膏粉备用"。

真空干燥的主要特点如下：干燥时所采用的真空度和加热温度范围较大，通用性较好；水分易于蒸发，干燥时间短，干燥的温度低，无过热现象；减少物料与空气的接触机会，能避免污染或氧化变质[18]。减压真空干燥生产设备见图1-5。

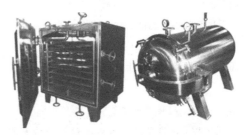

图1-5 减压真空干燥生产设备

五、超临界流体萃取法

超临界流体技术是近年发展起来的一项集提取与分离一体化的新技术。超临界流体是指处于临界温度和临界压力以上的流体，目前应用较多的为二氧化碳。在超临界状态下，超临界流体兼具气相和液相的双重特点，通过调节温度和压力改变超临界CO_2萃取的密度，从而改变目标产物的溶解度，可以实现选择性萃取与分离。

一种丹参注射剂及其制备方法中,"取丹参粗粉,置超临界流体萃取器中,萃取2小时,得丹参超临界萃取物"[19];注射用薏苡仁油的制备方法中,"取薏苡仁粉碎成10~80目,采用600L×2超临界CO_2萃取器萃取,将薏苡仁粉装入萃取釜,用夹套循环热水加热CO_2预热器、萃取釜和分离柱,使萃取温度和分离温度分别达到33~45℃和30~45℃,保持一级解析釜和二级解析釜出口温度分别为20~50℃和15~35℃;液态CO_2以1~3t/h的流量经高压泵加压进入CO_2预热器,成为超临界状态下的流体,进入萃取釜,保持压力19~23Mpa,萃取薏苡仁油"[20]。

超临界流体萃取法的特点工艺流程简单,萃取效率高,无有机溶剂残留,产品质量好,无环境污染。与传统的水蒸气蒸馏法相比,二氧化碳超临界流体提取时温度低,挥发油损失少,而且可以提供惰性环境,避免氧化、分解。通常使用二氧化碳作为超临界萃取剂,具有临界温度与临界压力低、化学惰性等特点,适合于提取分离挥发性物质及含热敏性组分的物质。超临界萃取技术生产设备见图1-6。

但是,超临界流体萃取法也有其局限性,二氧化碳-超临界流体萃取法较适合于亲脂性、相对分子量较小的物质萃取,超临界流体萃取法设备属高压设备,投资较大。

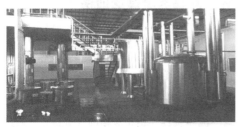

图1-6 超临界萃取技术生产设备

六、超高压提取技术（HPPE）

超高压中药有效成分提取技术是基于超高压加工技术发展起来的一项新的常温提取技术,是在常温或较低温度（通常低于100℃）的条件下,对原料药迅速施加100~1000MPa的流体静压力,并保持一段时间,从而达到快速、高效提取的目的。

超高压提取过程主要包括升压、保压、卸压三个过程。在超高压提取过程中,高分子物质（如蛋白质、酶等）发生变化,但对小分子物质（如维生素、色素、香味成分、生物碱、皂苷、黄酮类化合物等）却没有影响,所以超高压提取技术可以较好的保持原料提取物的生物活性。该法适用于生物碱、活性多糖和低聚糖等水溶性、醇溶性、脂溶性和溶于其他有机溶剂中的小分子成分。相比回流、超声提取,白花蛇舌草超高压提取液的稳定性高、澄明度好、有效成分含量高[21]。

七、高速逆流色谱（HSCCC）

高速逆流色谱（high speed counter current chromatography,HSCCC）是一种液-液色谱分离技术,它的固定相和流动相都是液体,没有不可逆吸附,具有样品无损失、无污染、高效、快速和大制备量分离等优点。由于HSCCC与传统的分离纯化方法相比具有明显的优点,因此此项技术已被广泛应用于中药成分分离,我国是继美国、日本之后最早开展逆流色谱应用的国家。高速逆流色谱分离流程及原理见图1-7。

高速逆流色谱是20世纪80年代发展起来的一种连续高效的液-液分配色谱分离技术,它不用任何固态的支撑物或载体。它利用两相溶剂体系在高速旋转的螺旋管内建立起一种特殊的单向性流体动力学平衡,当其中一相作为固定相,另一相作为流动相,在连续洗脱的过程中能保留大量固定相。它相对于传统的固-液柱色谱技术,具有适用范围广、操作灵活、高效、快速、制备量大、费用低等优点。香菇多糖注射液中的原料香菇多糖，利用高速逆流色谱得到比较好的产量[22]。

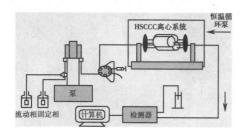

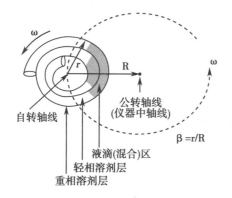

图 1-7　高速逆流色谱分离流程及原理

八、脂质微球技术

脂质微球是指难溶性或脂溶性药物被包裹于脂质核心或吸附在乳化剂构成的界面相中所形成的分散体。脂质体结构示意图见图 1-8。

脂溶性的有效成分在中药注射剂的制作过程中不易分散于水溶液中，其制剂制备有一些困难。同时，脂溶性药物直接注射进入人体血管中，对机体有一定刺激性。脂溶性药物溶于乳剂颗粒核心脂质部分，随着油滴的代谢而维持血药浓度，这一过程可通过改变乳剂颗粒大小、组成成分等理化性质调节[23]。

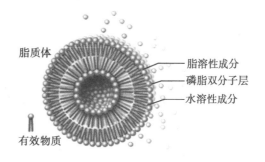

图 1-8　脂质体结构示意图

九、注射剂生产的联动化

为了提高注射剂的质量和生产效率，现在将多道工序连接起来，组成联动机。目前已经制成的联动机包括洗、灌、封联动机和割、洗、灌、封联动机。联动机的成功，在一定程度上也有助于无菌的控制。

联动机实现了注射剂生产的承前联后操作，同步协调工序，节省了空间投入，减少了半成品的中间周转，减少了药物污染的发生。联动机考虑了中药注射剂生产运转的稳定可靠和自动化程度，采用先进电子技术和电脑控制，实现了机电一体化，使整个过程达到自动平衡、自动控温、自动记录、自动报警、监控保护和故障显示。

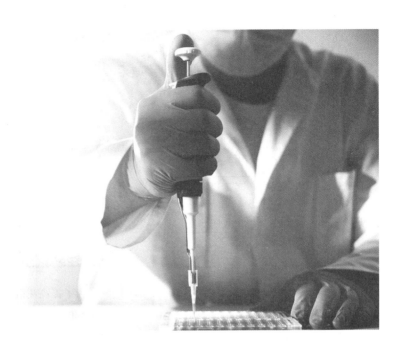

第四节　现代中药注射剂的应用与展望

中药注射剂的特点是起效快、作用强，适用于急救或危重患者的治疗，是传统中药的发展与创新，也是临床急症治疗的需要，中药注射剂是中药现代化的重要组成部分，具有不可或缺性。同时由于历史的原因，中药注射剂尚需对制备工艺、质量标准进行全面的改善及提高。中药注射剂"再评价"及"再研究"是一项复杂、艰巨的系统工程，既需要扎实的基础研究作支撑，也需要合理的使用新技术与新工艺，才能使中药注射剂成为真正意义上的创新中药。

一、现代中药注射剂的应用优势

（一）中药注射剂是中药现代化的产物

中药注射剂是传统医药理论与现代生产工艺相结合的产物，在中医药学继承和发展的基础上建立的中药新剂型，它打破了中药传统的给药方式，是中药现代化的重要产物，对中华医学宝库有着重要的贡献。随着疾病的变化，防治疾病的方式和手段也在变化，与其他中药剂型相比，注射剂具有生物利用度高、疗效确切、作用迅速的特点，在抢救神志昏迷、不能口服的重症病人和急救等情况下，一直发挥着独特作用。

中药注射剂是在中药制剂基础上发展起来的一种新剂型，它在中药制剂基础上结合了现代制剂技术，在临床实践和疾病治疗中起着越来越重要的作用。中药注射剂的发展对推动中药的发展和医疗体系的完善都有着重要的意义。中药注射剂为我国独创，具有巨大的研发价值和开拓国际市场的潜力。中药注射剂是一种创新，也是今后开发新药的一个途径。

中药注射剂是中医药现代化的产物，因其独特的功效及特点，被广泛应用于临床疾病治疗；而中药注射剂的发展也经历了从混乱、浮躁到谨慎、理性的过程。随着我国科技的发展和对中药注射剂基础研究力度的加大，对有效成分进行纯化或结构修饰改造，将是创新中药注射剂的重要途径[24]。

（二）中药注射剂是治疗急重症及疑难杂症的良方

中药注射剂是中医治疗急症的一种良好剂型，它吸收现代药物制剂的特点，遵循中医理论体系而发展。由于其生物利用度高，作用迅速，较好地发挥了中药治疗急病重症及疑难病的良好作用，具有良好的发展前景。

中药注射剂有中药急救的作用，和西药优势互补，在某些治疗领域有其不可替代性。在2003年抗击SARS时，生脉注射液起到重要作用；参麦、醒脑静、清开灵注射液在抗击"非典"中均取得了令人瞩目的成绩；临床上遇到休克病人，用参附注射液效果也很好；在治疗革兰氏阴性菌导致的脓毒血症时，血必净＋抗生素的治疗效果非常好，中华急救学会经过循证评价，将血必净列入临床路径和指南，这些都体现了中药注射剂的不可替代性。

中药注射剂，尤其是抗肿瘤中药注射液因其能提高机体免疫力，增加机体营养，特别适用于能量消耗大的中、晚期癌症患者，并且在抑制瘤体生长的同时不良反应较少。此外，许多抗肿瘤中药注射液具有镇痛作用，而且无成瘾性，所以日益受到青睐。目前，抗肿瘤中药注射液在抗肿瘤治疗中发挥越来越重要的作用。

目前，中药注射液在临床上的使用已较为普遍，在一些疾病治疗时表现出了显著的临床疗效，如丹参注射液、生脉注射液、参麦注射液是临床心脑血管疾病的常用药；康莱特注射液和参芪扶正注射液在治疗肿瘤方面也具有较好作用；鱼腥草注射液是常用的抗病毒产品；清开灵注射液等更是被列入内地中医医院急诊必要中成药目录[25]。

（三）中药注射剂产业具有巨大的经济效益

随着临床对中药注射剂的认知，中药注射剂产业已经发展成为中药行业重要组成部分。

中药注射剂一直是中药研发的重要领域，在心脑血管疾病、抗肿瘤、抗病毒以及一些急症的治疗领域，中药注射剂发挥着十分重要甚至是不可替代的作用。

中国医药工业信息中心医院处方分析系统（Rx Analysis System，RAS）数据显示，中药注射剂已成为患者需求的重要类型：中药注射剂销售金额约占中成药销售总金额的30%，约占注射剂销售总金额的10%。其均次费用更是高达168.52元，是同期中成药均次费用的1.4倍，注射剂的1.7倍，全部药品的2.3倍。以舒血宁为例，中国医疗保险研究会的报告显示，它在内科使用费用24.93亿，位列第一，治疗疾病数量由2010年的138个增加到2011年的154个。不止局限于个别品种，几乎每种中药注射剂治疗疾病数量都在100种以上，而且还在不断增加。

二、现代中药注射剂的生产展望

（一）中药注射剂生产数字化、智能化

中药注射剂质量均一可控是其临床用药安全有效的重要保障，而数字化、智能化技术的应用可以最大程度地减少中药注射剂在生产过程中由人员、设备带来的质量差异，同时由于减少了人员在生产中的实际参与，可以大大避免生产环境的污染，减少注射剂生产风险。因此中药数字化生产过程知识管理系统开发及产业化势在必行。

自动化控制系统，突破了传统的提取工艺，分别对注射液中的每一味中药材的有效成分进行提取，将传统中医药的优势、特色与现代科学技术相结合，不断完善提高数字化提取技术。通过实时监控中药产品内在质量的关键性工艺参数（如温度、压力、液位、体积、密度、时间、pH值等），使药品质量得到不断提升。中药提取自动化技术和传统的制药工艺相比具有以下突出优势：自动化操作避免人为误差，工序之间物料转移自动化，数字化提取，生产数据报表可追溯，提高设备利用率及完善的安全连锁设置。

中药注射剂生产数字化项目完成后，将实现中药注射剂品种制药过程海量数据的存储、查询、检索和统计分析，为企业实施高水平的中药注射剂数字化生产提供技术支撑，从而实现中药注射剂品种自动化与过程质量控制系统的集成。中药注射剂生产工程的自动化与智能化，推进我国建立中药标准化研究体系和生产体系，为实现中药现代化提供示范样本。

1. 可见异物在线检测

注射剂中的不溶性微粒一般在溶液状态下可通过肉眼观察到，这些异物在进入人体血液后危害患者健康，严重者危及病人的生命。在生产过程中，胶塞屑进入输液，玻璃瓶间的碰撞形成的玻璃屑均属于不溶性微粒。

针对这些可见异物，制药过程中采用人工灯检的方法进行检测，但易产生疏漏。目前，基于机器视觉的大输液可见异物智能在线检测系统已经研发成功。该系统利用先进的视觉成像设备和特定的硬件平台完成对原始被检输液产品的拍摄。在图像处理方面，选用改进后的均值滤波器对图像进行处理，并利用序列图像在时间和空间上的相关性，利用流水线管道结构，实现微小异物的提取，最后采用自适应阈值法分割出运动异物[26]。

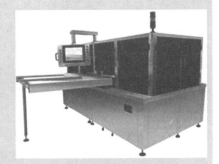

全自动可见异物在线检测仪

2. 近红外（near infrared spectro-scopy，NIR）在线检测

近红外技术是通过快速检测药物体系的光谱信息，通过数学模型转换为指纹图谱数据，实现对药物体系中化学成分群的实时监测，从而对中药生产过程进行智能控制[27]，近红外在线检测示意图见图1-9。近年来，近红外光谱分析技术在中药制药工业的应用日益广泛，成为生产过程在线检测的首选，欧洲药典、美国药典及中国药典都出台了与近红外应用相关的指导文件。

近红外以其检测速度快、高准确度、非破坏性、检测对象状态多样性、多通道多成分同时检测等特点[28]。近红外在线检测技术提供了实时的、对中药药效成分群作定性、定量分析的能力，因此，集成NIR在线检测技术的中药生产智能化控制系统将是中药注射剂行业发展的一个重要方向。但是，光谱范围和光谱处理方法的选择对所建模型的准确度影响很大，应对各种情况分析结果进行对比，以选择合适的光谱范围和处理方法[29]。

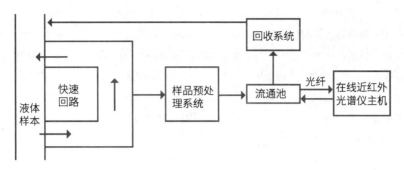

图1-9 近红外在线检测示意图

3. 超频振动膜滤技术（vibratory shear enhanced processing membrane filtration technique，VSP）

超频振动膜滤技术是基于机械的高频振动，在滤膜表面产生高剪切力的新型、高效的"动态"膜分离技术。VSP技术应用范围很广，适用性强，非常适合中药复杂溶液体系。该技术可有效解决目前困扰"静态"膜分离技术的膜污染、堵塞等问题，加大滤过效率，并减少膜的清洗周期，延长膜的使用寿命。常规错流过滤与超频震动膜过滤原理图见图1-10。

与传统的水提醇沉、加热浓缩工艺比较，超频振动膜滤技术具有提高生产效率，降低环境污染、减少能耗、提高中药制剂的质量的优势，具有良好的应用前景。VSP技术替代水提醇沉、加热浓缩等传统工艺应用于制剂的除杂澄清、药液的脱水浓缩、无菌制剂的除菌、热原等，有着较大的可行性和优势[30]。

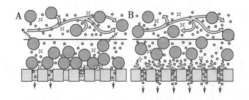

图1-10 常规错流过滤（A）与超频震动膜过滤（B）原理图

（二）风险控制体系

1. 危害分析与关键控制点（HACCP）

危害分析与关键控制点（hazard analysis critical control point，HACCP）是药品质量风险管理的主要工具，有助于监控生产过程的关键控制点。应用HACCP原理建立中药注射剂综合标准化质量控制体系，就是将以往那种单纯用标准把握产品质量的做法，改为对中药注射剂产品的原料、生产、贮藏、运输、临床使用等整个过程采用HACCP原理进行分析，确定关键控制点，单独制定中药注射剂一系列的特定标准、技术指导原则、规范性文件，达到综合标准化控制产品质量的目的。

近年来，HACCP作为一种有效的控制体系，在保证产品安全的预防性管理中得到了广泛运用。药品生产企业建立中药注射剂综合标准化质量控制体系，也是通过对自己产品质量的设计和研究，将国家发布的药材生产管理规范GAP(good agrioulture practice)、药品生产质量管理规范GMP(Good Manufacturing Practice)、药品经营质量管理规范GSP（Good Supply Practice）等一系列规章制度和规范性文件中有关条款进一步明确细化的过程。主要包括危害分析、确定关键控制点、确定关键控制点的关键限制、建立程序监测关键控制点、确定纠偏措施、建立有效的记录保持体系以使HACCP体系文件化、建立验证审核程序等原理。

2. 多工序多指标统计质量控制法

多工序多指标统计质量控制（multistage multivariate statistical quality control，MMSQC）方法对多个批次的各个工序中间体的成分指标含量数据做多向主成分分析（multi-way principle component analysis，MPCA），计算各个工序中间体的 Hotelling T^2 和 SPE（squared prediction error）统计量，建立多变量控制图，用于监控批次的中间体质量。当中间体质量超出控制限度时，通过分析 Hotelling T^2 或 SPE 的贡献图，易于发现哪些成分指标的含量或成分含量的比例关系与建模批次相比有明显变化。

和传统的单指标监控方法相比，MMSQC方法具有较多优点。中药成分复杂，产品质量不仅与有效成分有关，也与其他成分（如糖类和蛋白质）的含量有关，这就使得对中间体质量的监控需要大量的指标成分，此时多指标监控方法就能体现出更大的优势。此外，多指标监控是对多个成分指标含量的综合监控，当中间体质量超出控制限时，可以在贡献图上分析各个成分指标对中间体质量异常的影响大小，运用单指标监控进行分析则较为困难[31]。

（三）可溯源系统

中药注射剂可追溯管理或其系统的建立、数据收集应包含整个制药生产链的全过程，从原材料的产地信息到产品的加工过程、直到终端用户的各个环节。可追溯管理，能够为患者提供准确而详细的有关产品的信息。可追溯是有效的监督工具。中药生产全过程溯源示意图见图1-11。

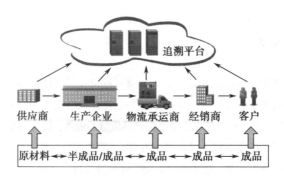

图1-11　中药生产全过程溯源示意图

在实践中，"可追溯性"指的是对商品供应体系中商品构成与流向的信息与文件记录系统。目前，许多国家的政府机构和消费者都要求建立食品供应链的可追溯机制，并且许多国家已开始制定相关的法律，以法规的形式将可追溯纳入食品物流体系中。在欧美的许多国家，不具有可追溯功能的食品已被禁止进入市场。

国际食品法典委员会（codex alimentarius commission，CAC）与国际标准化组织 ISO（8042：1994）把可追溯性的概念定义为"通过登记的识别码，对商品或行为的历史和使用或位置予以追踪的能力"。可追溯性是利用已记录的标识（这种标识对每一批产品都是唯一的，即标识和被追溯对象有一一对应关系，同时，这类标识已作为记录保存）追溯产品的历史（包括用于该产品的原材料、零部件的来历）、应用情况、所处场所或类似产品或活动的能力。

实施可追溯性管理的一个重要方法就是在产品上粘贴可追溯性标签。可追溯性标签记载了可读性标识，通过标签中的编码可方便地到药品数据库中查找有关药品的详细信息。通过可追溯性标签也可帮助企业确定产品的流向，便于对产品进行追踪和管理。就中药注射剂而言，建立追溯体系，更利于高风险药品的质监监管与责任追责。

参考文献

1. 叶时英，李认书，黄水雅.中药注射剂发展现状及开发思路探讨.中国中医药信息杂志，2004，11（9）：832-833

2. 黄江虹.影响中药注射剂稳定性的相关因素研究.时珍国医国药，2007，18（5）：1271-1272.

3. 安英子，崔明花.探讨中药注射剂的特点、不良反应原因及其预防.中国实用医药，2010，5（4）：176-177.

4. 吴志娟.减轻注射剂局部刺激性的一些方法.江苏药学与临床研究，1997，5（2）：55.

5. 王英姿，张兆旺，孙秀梅.浅谈中药注射剂目前存在的问题与对策.中华中医药杂志，2010，25（5）：717-720.

6. 阎爱荣，彭芳辰.10种中药注射液的不良反应及相关因素分析.中国医院药学杂志，2008，28（9）：765-766.

7. 汪芳，李存玉，郑云枫，等.双黄连注射液中8种主要成分对RBL-2H3细胞的影响.中成药，2016，38（7）：1615-1617.

8. 周超凡，徐植灵，林育华.从功能主治看中药注射剂.中国中药杂志，2006，31（23）：2013-2016.

9. 邓凤云，苏延春，王建芳，等.3种常用中药注射剂使用情况调查.临床合理用药，2016，9（3）：76-78.

10. 肖保国.安全合理应用中药注射剂经验总结.光明中医，2015，30（7）：1569-1570.

11. 姜志戎.中药注射剂临床应用中存在问题分析.临床合理用药，2016，9（4）：86.

12. 马静，李学林，唐进法.中药注射剂的定位与特点.中国现代中药，2016，18（2）：259-262.

13. 孙世光.中国已上市中药注射剂品种分析报告.中国医院药学杂志，2015，35（5）：369-374.

14. 曾聪彦，梅全喜.从"鱼腥草注射液事件"看中药注射剂不良反应产生的根源.中国药房，2007，18（6）：401-403.

15. 王梅，刘国强，王志锋.中药注射剂的发展现状与分析展望.临床合理用药杂志，2010，3（22）：156-158.

16. 曾聪彦，欧秀玲，张瑜.浅谈影响中药注射液内在质的主要因素.江西中医药，2003，34（6）：108.

17. 梁艺英.保健食品研发与审评.北京：中国医药科学技术出版社，2012：436-437.

18. 刘红英，齐凤生.水产品加工与贮藏.2版.北京：化学工业出版社，2012：110.

19. 张正生.一种丹参注射剂及其制备方法.中国专利：200310124170.2，2008-06-04.

20. 浙江康莱特集团有限公司.含有13种甘油酯的薏苡仁油、制剂及其应用.中国专利：105267776 B，2016-11-30.

21. 闫洪森.白花蛇舌草有效成分的超高压提取工艺及提取物研究.吉林：吉林大学，2009.

22. 蒋志国，杜琪珍，盛利燚.制备型高速逆流色谱分离纯化香菇多糖.分析化学，2009，37（3）：412-416.

23. 王涛.蟾酥脂质微球注射液的研究.沈阳：沈阳药科大学，2007.

24. 叶时英，李认书，黄水雅.中药注射剂发展现状及开发思路探讨.中国中医药信息杂志，2004，11（9）：832-833.

25. 彭燕，宋金春，刘环香.2008—2010年我院抗肿瘤中药注射液应用分析，中国医院用药评价与分析，2011，11（8）：708-710.

26. 鲁娟，王耀南，余洪山，等.大输液中可见异物智能在线检测系统设计.计算机测量与控制，2008，16（12）：1802-1805.

27. 罗国安，杨辉华，王勇，等.现代中药生产的近红外在线检测及智能控制系统.全国近红外光谱学术会议，2006：47-53.

28. 吴志升.中药过程分析中NIR技术的基本理论和方法研究.北京：北京中医药大学，2012.

29. 吕琳昂，师涛，杨辉华，等.NIR在线检测监控安神补脑液水提过程的研究.中草药，2009，40（2）：224-228.

30. 刘峰.超频振动膜过滤技术在清开灵注射液药材金银花和栀子提取分离工艺中的应用研究.广东药学院，2008，16（12）：1802-1805.

31. 熊皓舒，傅迎，聂晶，等.中药生产多工序多指标统计质量控制（MMSQC）方法.中国中药杂志，2012，37（13）：1935-1940.

02

第二章　中药注射剂生产过程的成分转移

由于中药注射剂临床使用时直接注射至人体内，为了保证制剂的安全，其生产过程应将有效成分尽量提取纯化，同时将对人体有害的大量杂质有效地去除。从工艺角度来看，成分的精制纯化及针对性地去除杂质，是中药注射剂生产过程的两大根本任务，也就是说，中药注射剂有效成分的转移（包含有效成分的保留和有害成分的去除）存在于中药注射剂生产的各个环节，并直接影响到中药注射剂的质量和疗效。

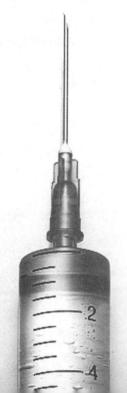

直接影响成分转移的因素是成分理化性质，如溶解性、挥发性或升华性、酸碱性及大分子物质特征。但是成分理化性质是由分子结构决定的，其根本是分子的作用力特征：溶解性是分子作用力平衡竞争的结果；酸碱化合物可电离成离子，离子与其游离时的作用力完全不同，存在离子作用力的影响；而挥发性或升华性的分子，因易于集聚分子碰撞能量，一旦能量增大到突破分子作用力限制时就发生相变；大分子特征本身是由大分子的作用力特点决定的，其分子间巨大的色散力使大分子间的分子聚集趋向增强，醇溶性降低。

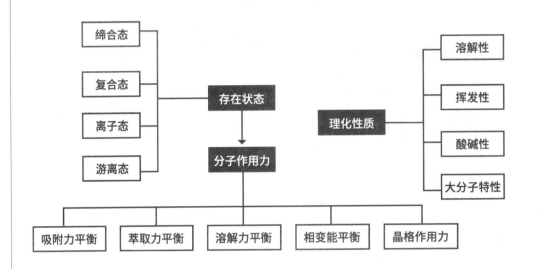

中药溶液复杂体系中，分子会存在不同状态，如中性分子缔合态、离子间复合态、酸碱化合物电离成离子态以及分子的自由状态——游离态。分子的存在状态不同会影响分子间作用力的大小，进而影响成分的理化性质；同时也会影响成分的精制分离，如吸附分离、萃取分离、提取分离以及成分的结晶分离。

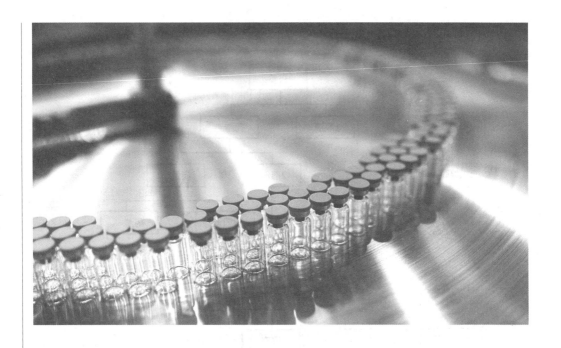

第一节　成分理化性质与成分转移

中药注射剂属于特殊的制剂类型，其生产过程长、步骤多、工艺复杂。生产过程的主要工艺步骤任务是成分转移：一是将中药材中的有效成分转移到制剂之中，二是将原料中的无效甚至有害物质，如大分子物质、杂质成分以及引起刺激、过敏等不良反应的成分有效地除去，使其不转移到最终制剂中。

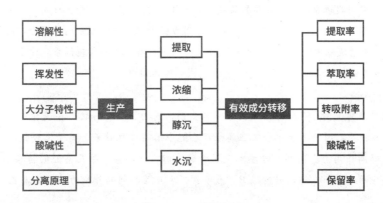

所谓成分转移，是指在中药生产过程中成分进入到下一步工艺时所占的比例，如提取率、萃取率、吸附率、保留率、去杂率、转移率等，均是不同工艺步骤对成分转移率的表述。其中，影响成分转移的主要因素是成分的理化性质，如溶解性、挥发性、大分子物质特性、酸碱性以及其吸附或溶剂分配的分离特性，分子的理化性质决定了如提取、溶剂法沉淀甚至吸附精制生产过程中的成分转移率，而成分理化性质及其吸附原理的理论基石是分子作用力。

例如丹参注射液工艺:

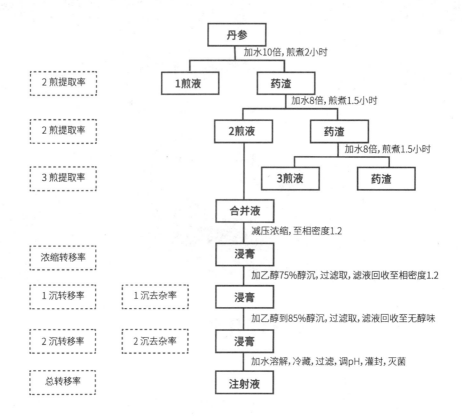

提取率

丹参水煎煮时提取率高的是丹参酚酸类,也是丹参的主要有效成分,这类成分的极性大,为水溶性成分。其原理是丹参酚酸类成分与水的作用力强于它与植物成分间作用力。同样,丹参水煎煮时丹参酮类的提取率很低,因为这类成分的极性小,有较大的共轭体系,为脂溶性成分。其原理是丹参酮类成分与水的作用力弱于它与植物成分间作用力。

醇沉转移率

丹参浓缩液醇沉时,丹酚酸B的转移率不太高,因为多数丹酚酸B在浸膏中呈离子态,醇溶性不好,易损失。因为离子化合物在高浓度乙醇中溶解度也较差,离子化合物间的作用力高于离子与乙醇间作用力。同样,丹参水煎浸膏醇沉时,丹参素、原儿茶醛的转移率相对较高,因为这类成分的分子小,相比丹酚酸B,丹参素、原儿茶醛间的作用力减弱而与乙醇间作用力增强。

醇沉去杂率

丹参浓缩液醇沉时,去除的杂质主要是大分子物质,如多糖、蛋白质,及部分寡糖如水苏糖,是利用大分子物质醇溶解度差的原理进行去杂,即大分子物质与醇的作用力远远小于大分子间的作用力。

因此,分子作用力是决定成分转移的基本理论。

一、分子间作用力平衡理论

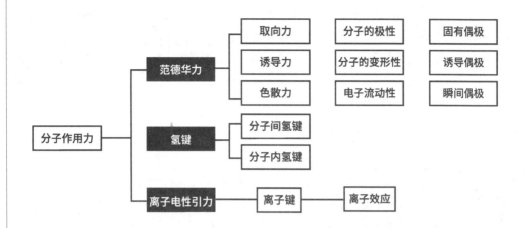

（一）分子作用力

分子间作用力是指存在于分子与分子之间的作用力，其实质是一种电性的吸引力，主要是分子具有偶极，表现出正负极的电性特征，从而产生静电吸引力。主要包括范德华力、氢键和离子电性引力等。

1. 范德华力

范德华力是分子间的一种自然的吸引力，它比化学键弱得多。一般来说，物质的范德华力越大，则它的熔点、沸点就越高。对于组成和结构相似的物质，范德华力一般随着相对分子质量的增大而增强。

范德华力可分为取向力、诱导力、色散力三种。

取向力

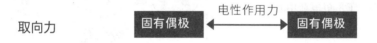

发生在极性分子与极性分子之间。由于极性分子的电性分布不均匀，一端带正电，一端带负电，形成偶极，当两个极性分子相互接近时，一个偶极分子的正极吸引另一个偶极分子的负极，产生静电引力。这种由于极性分子固有偶极产生的作用力，叫做取向力。分子的极性愈大，极性分子的偶极矩愈大，取向力也愈大。

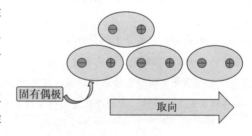

例如，氯仿，由于氯原子吸电子能力强，使之带有负电荷，而形成固有偶极，具有取向力。

诱导力

电性作用力

固有偶极 ←——→ 诱导偶极

在极性分子和非极性分子之间，由于极性分子偶极所产生的电场对非极性分子造成影响，使非极性分子电子云变形，结果使非极性分子的电子云发生偏移，本来非极性分子中的正、负电荷重心是重合的，相对位移后就不再重合，从而产生了诱导偶极。因极性分子诱导变形而产生的偶极，叫做诱导偶极，由诱导偶极而产生的作用力，叫做诱导力。

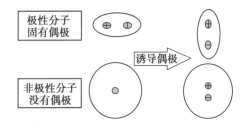

极性分子间也产生诱导力，但是由于诱导偶极远远小于分子极性偶极，因此极性分子的诱导力可忽略不计。

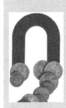

例如，超临界CO_2，是非极性溶剂，但加入挟带剂乙醇后，因乙醇诱导，CO_2变成弱极性溶剂，因此CO_2-乙醇混合流体从"非极性-极性"混合变成了"弱极性-极性"的混合超临界流体特征，溶解性能显著提高。

诱导力产生原理就如吸铁石吸起一串硬币。硬币本身没有磁性，但是在吸铁石磁场的作用下，硬币的磁场发生改变产生诱导磁性，吸铁石诱导使硬币具有磁性作用吸引其他硬币，所以吸铁石能够同时吸起一串硬币。

色散力

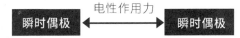

非极性分子之间也有相互作用力。从宏观上看，非极性分子的正、负电荷中心是重合在一起的，电子云是对称分布的。但电荷的这种对称分布只是统计平均值，原子核外的电子总是处于不断运动之中，在某个一瞬间，正、负电荷中心是不重合的，这种瞬间电子偏移产生的偶极叫瞬时偶极，瞬时偶极之间的相互作用力，叫做色散力。

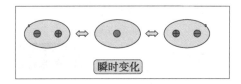

色散力的大小与分子的变形性相关，一般分子量越大或分子所含的双键以及共轭双键越多，分子的电子流动性就越大，色散力亦越大。

大分子物质间的色散力特别强，因此它们的聚集能力很强，多糖的分子量大到一定程度时，如纤维素就不溶于水；大分子物质的醇溶性差也是其特性之一。

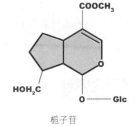

栀子苷

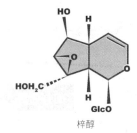

梓醇

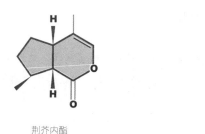

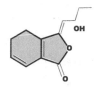

荆芥内酯   藁本内酯

例如，栀子苷与梓醇，前者有共轭双键，电子流动性要强，而后者只有孤立双键，电子流动性要差，栀子苷色散力明显强于梓醇，这也是一般大孔树脂能吸附栀子苷而不能吸附梓醇的原因。同样，荆芥内酯无共轭双键，分子间色散力弱，而藁本内酯有共轭双键，色散力明显增强，分子间作用力变强，这也是藁本内酯挥发性明显弱于荆芥内酯的原因。

2. 分子间氢键

当氢原子与电负性很强、原子半径很小的杂原子 X 形成共价键时，X 原子和氢原子之间的共用电子对绝大部分偏向了 X 杂原子，这样氢原子带部分正电荷，当它和另一个基团中的电负性较大的 Y（或 X）杂原子产生的静电引力是氢键，天然产物中其 X、Y 主要是 O、N、S。

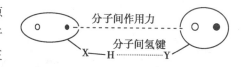

氢键形成有两个基本条件：一是存在"裸露"氢原子及电负性强、半径小的杂原子；二是两者之间在空间上能相互接近。氢键具有方向性、饱和性，这一点和一般分子间作用力有所不同。同时，由于氢键形成的电荷偏移程度大，作用距离近，电性作用较强，因此一般氢键的作用力比较大。

氢键可以发生在分子之间或分子内部，如果氢键发生在两个分子之间，这种力的实质就属于分子间作用力。分子间氢键具有一定的键能，类似于部分键的特性，属于作用力比较强的分子作用力。

例如，乙腈、一氯甲烷与水之间作用力，前者除了分子间作用力（取向力为主）外，还有氢键，后者只是分子间作用力，主要为取向力。

$$CH_3—C≡N \qquad\qquad CH_3—Cl$$

3. 离子电性引力

酸碱性化合物，可电离成离子。离子化合物中，正负离子间存在离子间的电性作用力，甚至形成离子交换。一般情况下，离子化合物的离子电性引力会远远大于氢键。

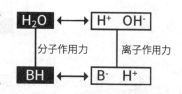

由于水能电离成氢正离子及氢氧根负离子，大多数离子化合物因能与水形成比较强的离子力，因此天然产物离子的水溶性比较大。离子化合物的中性结构部分，也与其他分子一样，存在一般的分子间范德华作用力。

具体到不同天然产物的分子间作用力的大小，要具体分析其分子结构特征。

一般情况下，如果分子存在离子效应，则离子作用力成为分子作用力的决定因素，分子具有水溶性。中药酸碱类成分可以通过调节溶液 pH 值来调整分子的电离，当化合物呈离子态时，水溶性较强，当呈游离态时表现常规的分子作用力。

如夏天无注射液中延胡索甲素、正清风痛宁注射液中盐酸青藤碱、双黄连注射液中黄芩苷，均是溶液离子态，如果调 pH 值（前两个调至碱性，而后者调至酸性）使它们呈游离态后，则成分不溶于水而析出沉淀。

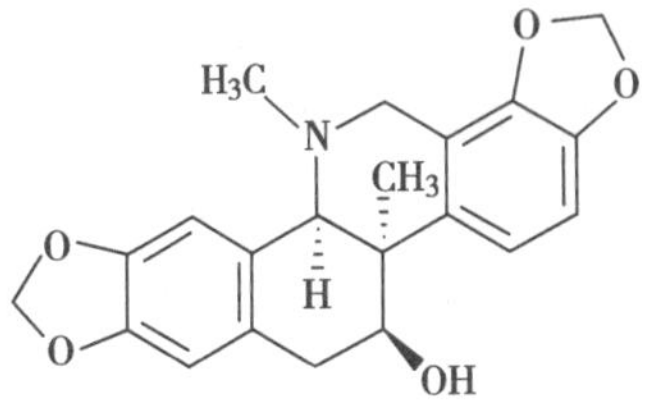

延胡索甲素

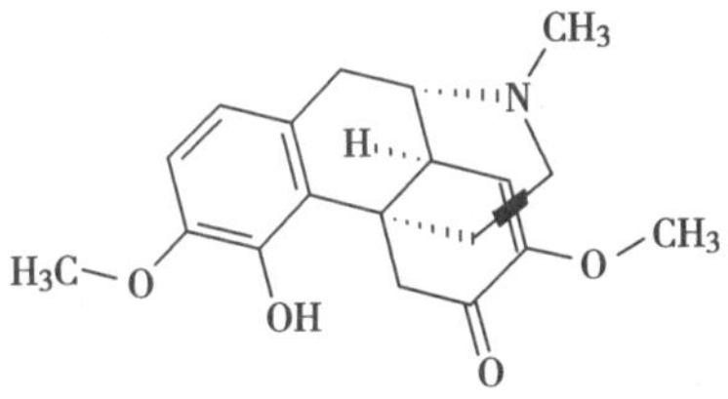

盐酸青藤碱

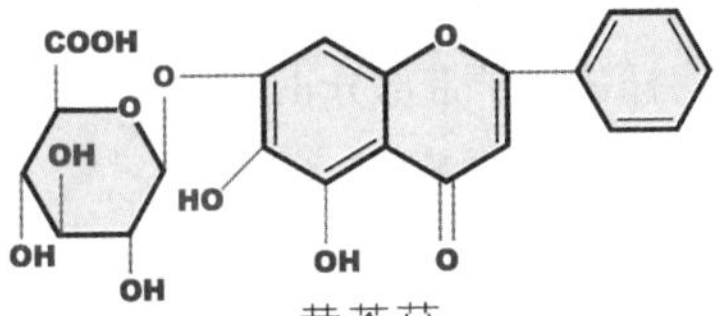

黄芩苷

通常情况下，分子间的氢键作用力比较强，且分子的取向力大于色散力，但是，色散力特别大（如大分子物质、大共轭体系）时，其色散力成为主导作用力。

（二）分子间作用力平衡理论

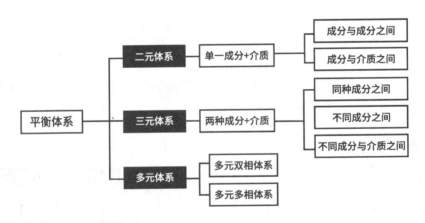

1. 分子作用力的平衡体系

（1）二元体系：同一成分之间与介质之间的作用力平衡

本体系主要是指溶解度的平衡。

如芍药苷的水溶液，为芍药苷之间作用力和芍药苷与水之间作用力的二元作用力竞争体系，芍药苷能溶于水不仅仅是与水的作用力大小，而是芍药苷与水的作用力大于芍药苷分子间的作用力。

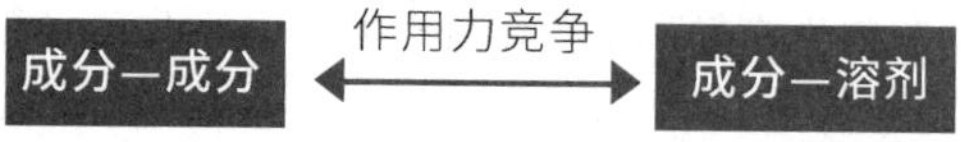

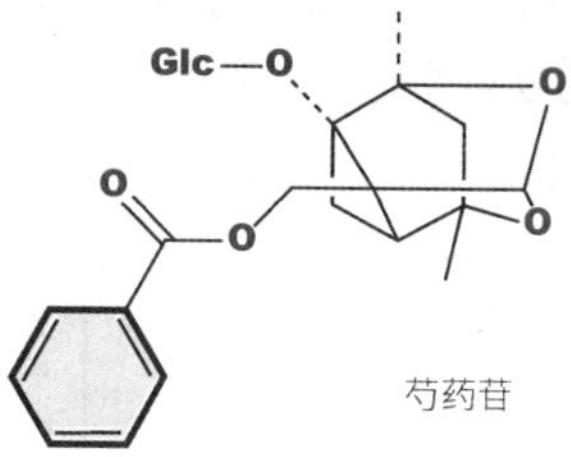

作用力竞争
成分—成分 ⟷ 成分—溶剂

芍药苷

芍药苷 ⟵分子作用力⟶ 芍药苷 ⟵氢键⟶ 水

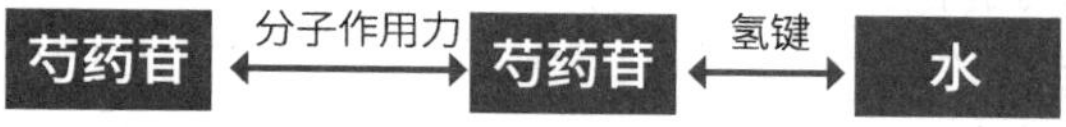

与芍药苷相比，芦丁为双糖苷，芦丁与水的作用力比芍药苷与水的作用力强，但是芦丁的水溶性要比芍药苷差，是由于芦丁之间作用力更强且芦丁分子之间的距离近，强于芦丁与水的作用力。

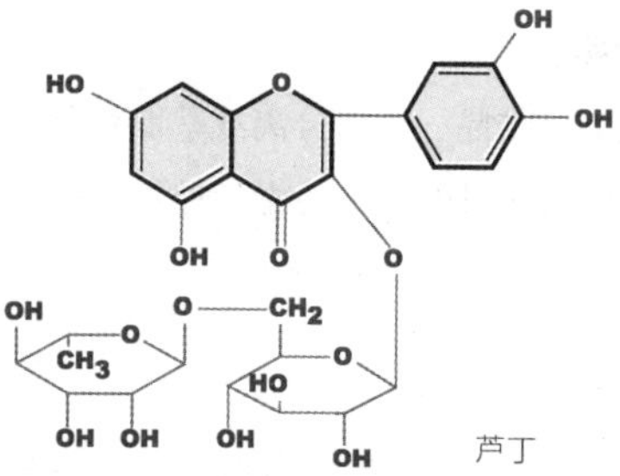

芦丁

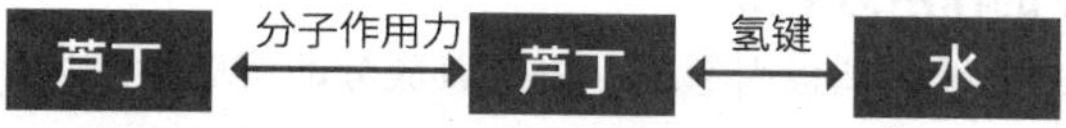

芦丁 ⟵分子作用力⟶ 芦丁 ⟵氢键⟶ 水

同样，同一化合物的不同晶型，会有不同的溶解度。因为不同结晶，分子间结合的作用力不同，而化合物与水的作用力不变，因此溶解度发生变化。

（2）三元体系：不同成分、相同成分与成分介质之间的作用力平衡

本体系适用于混合物溶液或混合溶剂溶解成分的平衡。

如银杏内酯结晶，不溶于或微溶于水，但银杏提取物（混合物）的银杏内酯可以溶于水，是因为混合物是银杏内酯与其他化合物间的作用为主，远远大于结晶的作用力。一般情况下混合物溶解度大于其纯品溶解度。

同样，如果芦丁不溶于水，但在水中加入乙醇，会增加溶解度，是因为乙醇与芦丁间的作用力比水大，二者叠加，超过了芦丁分子间的作用力。

醇沉则是反过来利用大分子物质的醇溶性差进行的分离。

在中药提取过程中，中药成分的提取、沉淀、增溶等，这些都是三元体系。

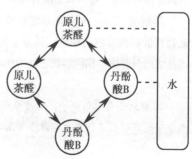

例如，丹参注射液的制剂生产过程中存在丹酚酸 B 与原儿茶醛在注射液中作用力的动态平衡。

（3）多元体系：复杂成分、吸附剂（或另一相的介质）与介质之间的平衡体系

不同成分、吸附剂与介质之间的复杂作用是多元体系，如丹参水煎液的聚酰胺吸附，是混合成分、吸附剂、水等之间的多元体系，相互间存在作用力的竞争。

同样，混合物在二相溶剂萃取时，也是多元作用体系，如丹参中丹参酮、丹参酚酸在水溶液中，用乙酸乙酯萃取时，存在多元间的作用力竞争平衡。

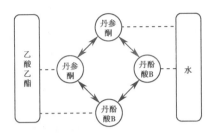

2.分子作用力理论

（1）分子作用力决定成分理化性质

中药成分的理化性质归根到底是由分子间作用力决定的。

如溶解度就是化合物与溶剂二元体系平衡的竞争结果，同样，成分的挥发性与升华性如同沸点、熔点等一样，是分子间作用力与相变间的关系，是分子在一定环境下作用力平衡结果的具体体现。

（2）分子作用力决定成分转移

无论是中药提取、溶解、沉淀、结晶、色谱分离或萃取精制，包括分子筛分离，均是利用对中药成分作用力差异而实现成分分离的目的。中药生产过程中的成分转移，是成分在各种环境中的作用力竞争结果。

二、成分溶解性

（一）溶解过程中的作用力平衡

分子间作用力是由分子的偶极引起的，决定着成分的溶解性，从而进一步决定了成分的转移。

溶解性是药物成分的基本理化性质之一，决定了中药制药生产中提取溶剂、提取方法、纯化方法、工艺流程、剂型的配制方法，也直接影响成品制剂进入机体后的吸收、分布、代谢、排泄等过程，是中药注射剂成分最需要关注的主要理化性质之一。

溶解性 是指物质溶解在另一种溶剂里的能力，这个物质可以是单一成分，也可以是混合物。

溶解度 是指一种物质溶解在另一种溶剂里的能力，反映此物质能够被溶解的程度；从分子作用力的角度来看，其实质是溶剂与溶质、相同溶质之间的作用力竞争作用的结果。

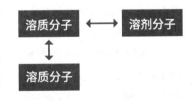

溶质分子与溶剂分子、溶质分子之间的作用力大致相等时，溶质较易溶解；如溶质分子与溶剂分子之间的相互作用力明显小于溶质分子之间的作用力，则较难溶解。

因此，不能单方面考虑溶质与溶剂间作用力的大小，而是要基于“溶质与溶剂间作用力”与“溶质分子之间作用力”的差值大小。

丹参酸B是由3分子的丹参素和1分子的咖啡酸缩合形成的，具有两个羧基，为丹参中主要水溶性有效成分。而丹参酮类成分为脂溶性菲醌化合物，在注射剂中含量几乎没有，从上面的平衡中，很容易理解，丹参酮的水溶性差。

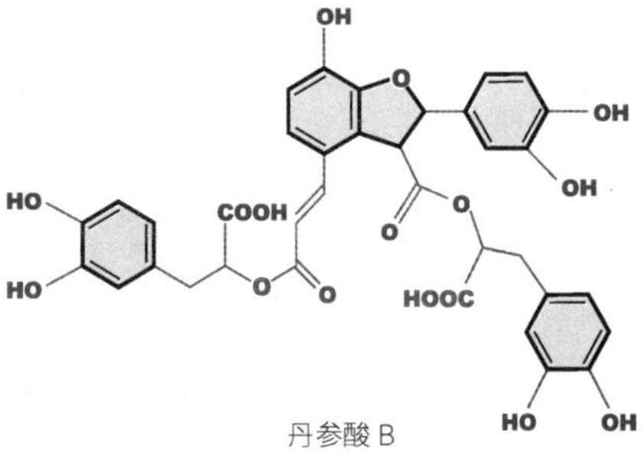

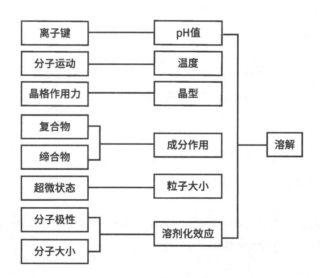

OH
OH
OH
HO
HO
COOH
O
O
O
O
HOOC
HO
OH

丹参酸B

O
O
O

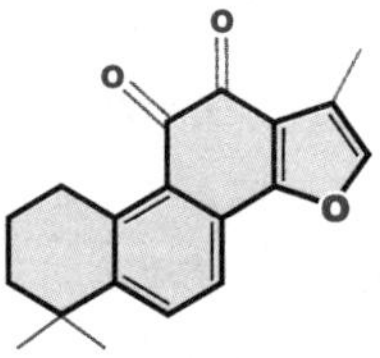

丹参酮II A

（二）影响溶解度或溶解过程的因素

离子键
分子运动
晶格作用力
复合物
缔合物
超微状态
分子极性
分子大小
pH值
温度
晶型
成分作用
粒子大小
溶剂化效应
溶解

在这个平衡体系中，影响成分溶解度的主要因素可以归纳如下：

1. 温度

温度——→分子震动

温度对溶解度影响很大，温度的升高加速了分子的热运动，增加了分子之间发生碰撞的可能，促进了分子间旧键的断裂与新键的生成，使成分与溶剂间的接触机会增加，从而增加物质的溶解度。

相反，降低溶液温度，如降低贮存温度，可以充分沉淀去除难溶性成分。

例如，注射用清开灵（冻干）中黄芩苷提取过程中，需降低提取溶液温度至室温静置，使黄芩苷完全析出。

2. pH 值

$$游离态 \xrightarrow{\text{pH 变化}} 离子态$$

药物成分为有机酸、生物碱及其盐类时，溶解性受溶液的 pH 值影响很大，降低有机碱溶液的 pH，离子浓度增加，离子间的引力增强，溶解度增加；增高生物碱溶液的 pH，游离浓度增加，其溶解度降低。生物碱的酸提碱沉分离，就是基于此原理。

相反，增高有机酸溶液的 pH，离子浓度增加，离子间的引力增强，溶解度增加；降低有机酸溶液的 pH，游离浓度增加，其溶解度降低。有机酸的碱提酸沉分离，也是基于此原理。例如，夏天无注射剂中夏天无在渗漉提取过程中需加入 1% 的盐酸浸泡提取，以调 pH 方式促进药材中生物碱类药效成分转移至提取液中。

3. 溶剂化效应

药物成分或离子的水合作用较强时，成分或离子和水之间作用力较强，故成分、离子的周围常保持一层水分子，成分溶解度增加或提高了溶液的稳定性。成分的大小及其表面积是水分子极化的主要因素，分子越小或极性越大，越容易形成溶剂化效应。

例如，银杏内酯注射液为以乙醇、甘油等为溶剂的注射液，但在输液配制后，短时间内仍然在水中很好地溶解，由于其分子较小，容易形成溶剂化效应，可以使其在一定的时间内保持稳定。

4. 粒子大小

一般情况下，溶解度与粒子大小无关，但当药物粒径处于超微状态时，粒子大小就会对溶解度产生影响。粒子粒度越小，溶解度越大，即小粒子拥有更大的溶解度。

例如，银杏内酯水溶性差，在制剂配液时，经超微粉碎后，能够显著提高比表面积、增加成分的溶出速率，提高药效成分的溶解度。

5. 晶型

药物的不同晶型在同一溶剂中具有不同的溶解度，物质的溶解性不但与结构相关，还与晶型、晶格有关。晶型不同，溶质的分子间作用力不同，晶格不同，溶解度、溶解速度也有差异。

例如，化学单体药物有时有多种结晶，不同晶型在提取液中溶解度不同，有不同的生物利用度，因此很多化药进行晶型研究。

6. 成分作用

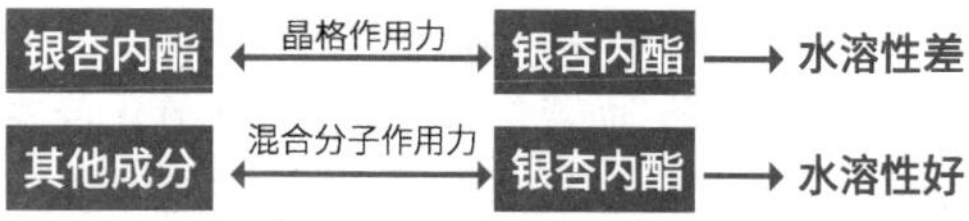

影响物质溶解度的因素是多方面的，既有物质自身结构方面的原因，也包括外界因素的作用。中药复杂体系中，成分之间相互影响较为复杂，存在着缔合、复合等效应，从而改变了化合物的溶解特性。一般情况下，混合物的溶解性要大于单一化合物。

> 例如，银杏内酯的水溶性很差，微溶于水，但是银杏叶提取物（黄酮、内酯混合物）中的银杏内酯（含量 7%）可以很好地溶解在水溶液中。

（三）常见注射剂成分溶解性

1. 苷类成分

栀子苷：属于环烯醚萜苷类化合物中的一种，具有羰基、羟基等，与水之间作用力大，易溶于水。

三七皂苷：三七皂苷是三七中主要有效成分之一，大多数为达玛烷型四环三萜，为天然的非离子型增溶剂，易形成胶束。三七皂苷与水分子间作用力大，具有一定的水溶性。

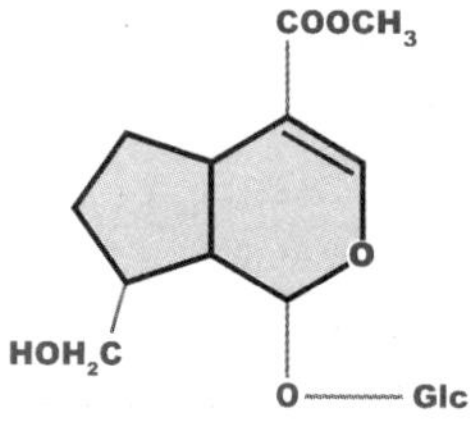

栀子苷

2. 有机酸类

丹酚酸 B：丹酚酸 B 是丹参中主要的水溶性成分，分子中具有多个酚羟基、羧基等，分子之间距离远，作用力小，水溶性强。

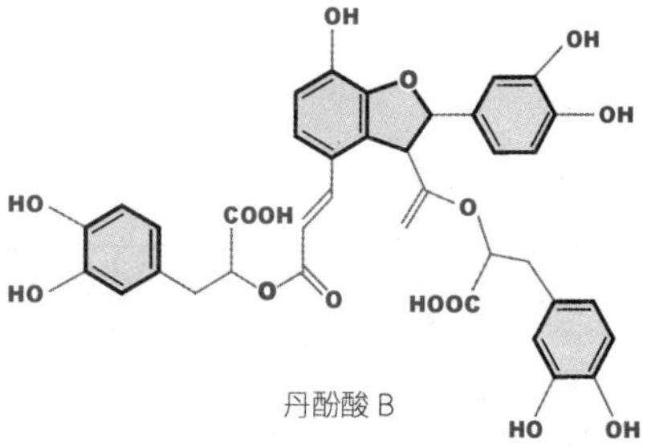

丹酚酸 B

绿原酸：绿原酸是金银花中的有效成分，具有多个酚羟基、羟基及羧基，氢键效应强，绿原酸分子间作用力不大，溶于水。

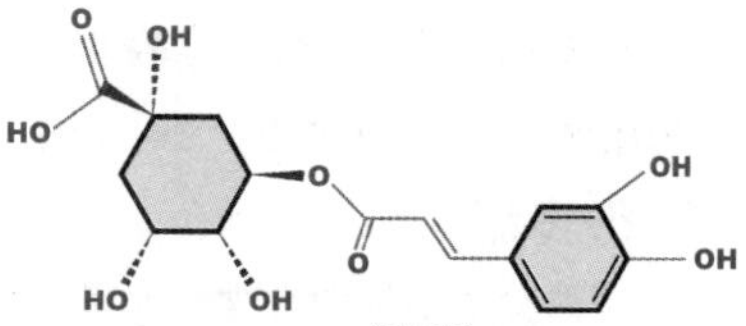

绿原酸

阿魏酸：阿魏酸直接溶于水溶解度不高。调 pH 至中性，离子态增加，溶解度变大。

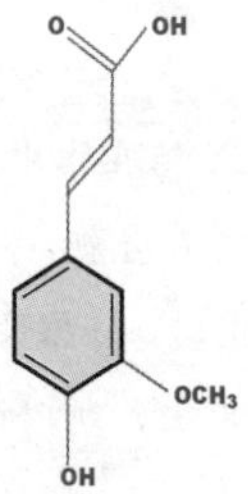

阿魏酸

3. 生物碱类

氧化苦参碱：氧化苦参碱含羰基等，分子间距离远，水溶性强，而苦参碱的水溶性比氧化苦参碱水溶性弱一些。

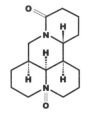

氧化苦参碱

青风藤碱：青风藤碱存在于防己科植物青风藤和毛青藤的干燥藤茎中，分子之间作用力强，微溶于水。

青风藤碱

4. 大共轭体系类

丹参酮：丹参酮类成分存在大 π 体系，为脂溶性成分，分子之间作用力大于氢键作用，难溶于水。

丹参酮 II A

大黄蒽醌：大黄中游离蒽醌主要有大黄酚、大黄素、大黄素甲醚、芦荟大黄素、大黄酸，均为大共轭体系的平面结构，分子间能相互贴近，分子间作用力很强，溶剂不容易渗透至平面叠加的分子之间，成分不容易溶于水。

5. 挥发油

挥发油一般为小分子脂溶性化合物，但仍然具有一定的水溶解性；为了改善挥发油的水溶性，多采用聚山梨酯 80 助溶，还可以通过具有分子内腔结构的 β - 环糊精类辅料增溶。

6. 多糖

多糖分子结构中常含有大量的极性基团，对水分子有较大的亲和力，但随着多糖分子量的增大，其分子间结合作用力也随之增大。

因此，分子量小、分支程度低的多糖成分在水或稀醇中有一定溶解性，而分子量大、分支程度高的高分子多糖在水中溶解度相对较低。在制备多糖粗提取物时常常采用水提、醇沉的方法，如人参多糖、香菇多糖、猪苓多糖等。当分子量大到一定程度时，分子间作用力大形成刚性结构，无溶解性，如淀粉、纤维素等。纤维素分子越大，分子间的作用力越强，强于与水分子之间的氢键，水分子只能在表面，所以纤维素没有溶解性

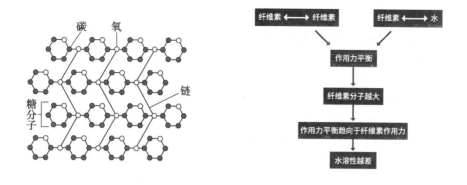

三、溶解性与成分转移

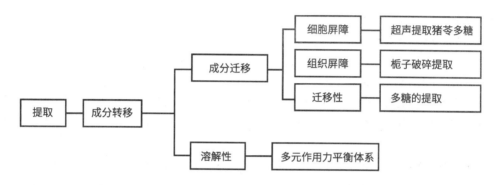

（一）提取

从热力学角度来看，中药成分的提取是利用溶解性原理进行的，是分子间作用力竞争的结果。中药成分在提取过程中，首先是成分在溶剂中的溶解性。中药成分与溶剂间作用力与成分和成分间作用力存在平衡，当成分与溶剂间作用力大于成分与各种成分之间作用力时，植物中的成分溶于溶剂。

> 在溶解过程中，成分与溶剂的作用同时，也存在植物组织作为类似吸附剂性质的作用力竞争。如果成分与植物纤维、细胞组织的作用力较强，那么植物细胞内溶液分子被植物组织吸附，仍然难以提取出来。当成分与溶剂间的作用力突破成分间作用力，同时突破植物组织的吸附作用时，才能被提取出来。分子作用力的平衡竞争，是成分提取的基本原理。

从动力学角度，还存在成分在植物组织中迁移的问题。中药中大部分成分被细胞膜阻隔或被植物组织包裹，成分在组织内溶解成溶液后，要透过植物组织隔离层，才能从药材内渗透到提取液中。

> 例如，猪苓多糖注射剂制剂工艺中提取猪苓多糖时，通过超声提取来破坏细胞屏障从而提高成分的迁移。
>
> 中药栀子在提取时，需通过破碎种皮，破坏组织屏障，从而提高成分的迁移率。
>
> 多糖虽然水溶性很好，但由于其分子很大，迁移性能较弱，很难煎煮出来，故常常提取率较低，而分子量小的低分子糖较容易提取出来。在多糖提取时，粉碎药材使成分迁移路程变小或微波法以增加分子运动能力，能有效地提高成分提取率。

特别是酸碱类化合物共煎时，如果在植物内形成复盐（尽管大部分复盐不会形成沉淀，具有水溶性），因复盐分子增大，在植物组织内的迁移性能会大大下降，从而使生物碱及有机酸的提取率也显著下降。

通过提取过程的描述，溶剂与成分间的分子作用力平衡竞争在提取过程中起到决定性作用，因此提取效果的好坏，常常与提取溶剂直接相关。常用的提取溶剂有水、乙醇等有机溶剂。选择适宜的提取溶剂，关系到有效成分的充分浸出，关系到制剂的有效性、安全性、稳定性及经济效益。

例如，在丹参药材水提过程中，由于丹酚酸 B 与水分子作用力强，植物组织内外丹酚酸 B 浓度差大，从植物中向溶液中迁移能力强，易被提取转移至溶液中，而丹参酮类成分与水作用力小于其分子之间作用力，迁移能力弱，不易被水提取。

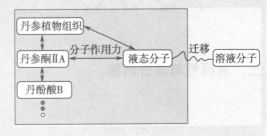

目前，中药注射剂的提取方法可以分为两种情况。一种是有效成分已经明确的，可根据有效成分的理化性质进行针对性地提取，再进一步分离、精制得到比较纯的药用部位。另一种是有效成分尚不清楚的，且大多数情况下有效成分相当复杂，特别是复方制剂。

为了保持原有疗效，缩小剂量，通常用水或者乙醇提取中药成分，然后再用醇或者水以及其他溶剂调节溶解度，进行沉淀、溶解的方法最大限度地除去杂质，保留有效物质。有时，药材提取时还会按药物配伍特征、用药目的、药物的性状质地及有效成分的性质等几个方面综合考虑其提取工艺路线，并研究其工艺线路及影响因素，设计合理的操作步骤进行提取物中主要成分的含量测定，优选出最佳提取方式。

许多药材的提取是用水或不同比例的乙醇混合液作为溶剂，单一溶剂提取时，由于其溶解范围的局限性，某些情况下不能完全提取活性成分。在这种情况下，采用复合溶媒可得到满意的效果。因为溶剂间互相影响、作用力相互叠加，大幅度地增强了其溶解能力，使各溶剂的优点得到充分发挥。

酸碱类成分，还通过改变溶液 pH 来调节成分与溶剂间的作用力，改善作用力竞争平衡，增加溶解性，常能明显改善提取效果。

（二）萃取

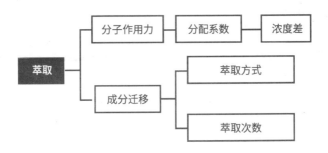

热力学角度，中药成分的溶剂萃取，其萃取率大小的决定因素是成分在溶剂中的分配系数。而中药成分的分配常数实质是成分与不同溶剂间作用力的竞争结果，成分与溶剂间作用力差别大，分配系数差异就大，成分间就越能通过溶剂萃取相互分离。不同成分与不同溶剂的作用力竞争，是成分萃取的基本原理。根据相似相溶的原理，选择与目标产物极性相近的有机溶剂为萃取剂，可以得到较大的分配系数（K）。

选用的有机溶剂应与水不互溶，与水有较大的密度差，黏度小，表面张力适中，相分散和相分离容易。常用于萃取的有机溶剂有正丁醇、丁酮、乙酸乙酯等。pH 低有利于酸性物质分配在有机相，碱性物质分配在水相。对弱酸随 pH 降低 K 增大，对弱碱随 pH 降低 K 减小。

从动力学角度，还存在成分转移的问题。萃取过程会影响成分的转移。一是萃取方式，如萃取混匀方式及萃取次数，影响中药成分与多种溶剂接触与竞争程度，从而影响成分的转移。二是萃取过程，如果采用动态的、连续的萃取方式，则大大提高成分的萃取率。温度升高，分子扩散速度增加，故萃取速度加快。

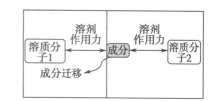

乙酸乙酯是萃取绿原酸的适用溶剂，在 pH 值小于 2 的酸性条件下绿原酸萃取收率高。

（三）醇沉

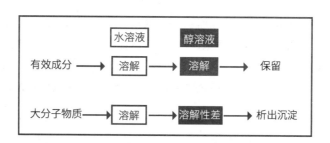

例如，丹参注射液制备工艺中药效成分丹酚酸 B 与丹参酮等小分子成分溶于水溶于醇保留在溶液中，而其中丹参多糖、蛋白质等大分子物质因溶解性差或不溶而析出沉淀。

醇沉是利用一般中药有效成分在 70%~90% 的乙醇溶液中具有良好的溶解性，而大分子物质在乙醇的溶解性差的特性，将水浸膏逐渐加入乙醇调节醇浓度，使大分子物质或醇不溶性物质醇沉去除而有效精制过程的工艺。

醇沉是反向利用相似相溶法，使化合物在醇水混合溶剂中因溶解度降低而析出，通过增加乙醇的浓度来降低水溶性成分的溶解性，这也是分子间作用力决定的结果。中药注射剂生产中，醇沉工艺是最常用的去除大分子物质的精制方法。多糖类成分也可以通过不同浓度的醇将不同分子量的多糖分级沉淀出来。

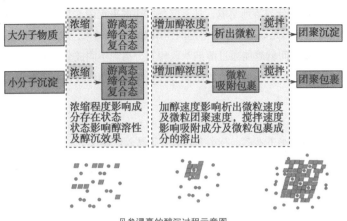

丹参浸膏的醇沉过程示意图

1. 丹参浸膏中成分如丹酚酸B、丹参酮ⅡA、隐丹参酮等，以分子态、离子态及缔合态、复合物等分子状态存在。

2. 浸膏相对密度越高，其中缔合态、复合物增多，低分子缔合态逐步形成多分子缔合态，分子态的分子量增加，醇溶性降低。醇沉前，浸膏中分子态、离子态、缔合态、复合态、多分子缔合态的存在量与浸膏相对密度、温度等相关。

3. 丹参浸膏中的大分子及醇溶性差的分子态、离子态、缔合态、复合态、多分子缔合态成分随溶液醇浓度逐步增加，溶解度降低而析出固态微粒。

4. 丹参醇溶液中的固态微粒如丹参多糖、甾体、甾醇等与溶液间存在成分溶出与吸附的平衡。

5. 固态微粒凝聚成团块并逐步形成沉淀，快速凝聚时会将微粒表面成分包裹成团块，团块形成越快，越容易包裹溶液成分如迷迭香酸；一旦成分包裹在团块里面，由于界面效应，成分很难再向溶液中迁移溶出。

6. 醇沉溶液pH越高，丹酚酸B等酚酸盐或复盐的浓度越高，醇沉损失越多。

醇浓度	去除成分
40%~60%	多糖、蛋白、多肽、大分子盐
60%~75%	小分子多肽、寡糖、离子化合物
75%	大部分四糖（如水苏糖）、三糖
85%	部分双糖、单糖
85%，pH > 8	酸性成盐成分：多酚、黄酮、鞣质等

醇沉操作直接影响醇沉效果，醇沉过程控制或操作时应注意以下问题：

1. 药液应适当浓缩，以减少乙醇用量。但应控制浓缩程度，若过浓，有效成分易包裹于沉淀中而造成损失。

2. 浓缩的药液冷却后方可加入乙醇，以免乙醇受热挥发损失。

3. 选择适宜的醇沉浓度。一般药液中含醇量达 50%~60% 可除去淀粉等杂质，含醇量达 75% 以上大部分杂质均可沉淀除去。

4. 慢加快搅。应快速搅动药液，缓缓加入乙醇，以避免局部醇浓度过高造成有效成分被包裹损失。

5. 密闭冷藏。可防止乙醇挥发，促进析出沉淀的沉降，便于滤过操作。

6. 洗涤沉淀。沉淀采用乙醇（浓度与药液中的乙醇浓度相同）洗涤可减少有效成分在沉淀中的包裹损失。

醇沉工艺是中药制剂生产中的重要工序，对制剂的质量有明显的影响。成分在复杂溶液体系中的存在状态会影响醇沉效果，因此影响成分在溶液中状态的一切因素也会影响醇沉效果，如醇沉前浓缩比例、药液温度等。醇沉过程中，溶液体系中先形成微粒、混悬粒子，再凝聚成沉淀，在此过程中，经历复杂多相体系转化，其中混悬粒子的界面效应起着重要作用，形成混悬粒子的过程直接影响醇沉的效果，影响成分的损失。因为一旦形成混悬粒子，包裹在混悬物里面的成分很难再被溶出，将随着沉淀损失掉，这将大大降低制剂的固含物和有效成分的保留。

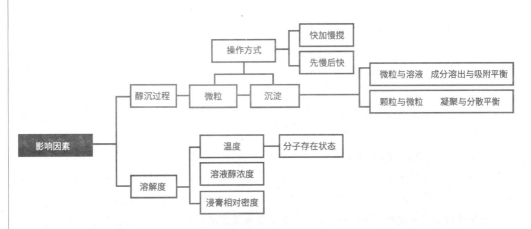

如果在醇沉过程中，直接将大量95%乙醇与中药制剂提取液混合，出现药液局部乙醇浓度过高，而造成局部溶液瞬间析出形成大量微粒，在微粒凝聚的过程中对周围的中药成分进行包裹，出现固含物明显下降、有效成分损失且杂质去除不充分等结果。

在醇沉过程中，乙醇的加入速度和搅拌决定了醇沉的效果，在乙醇的加入过程中，要在短时间内使得加入的乙醇分散到整个混合溶液体系内，尽可能避免局部醇浓度过高，减少局部微粒大量析出的现象，在析出微粒时让成分渗透到溶液，避免成分在快速凝聚时被包裹，从而保证醇沉效果。

（四）水溶解（水沉）

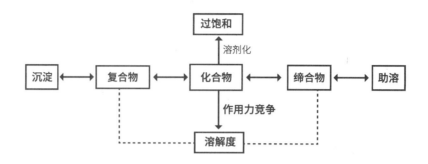

以黄芩苷为例，黄芩苷与其他化合物混合，在混合物溶解的过程中，黄芩苷能否溶解主要取决于它的溶解度，而溶解度主要跟化合物之间作用力与水竞争的平衡有关。某些情况下，黄芩苷可以溶剂化形成过饱和溶液，如加热溶解，冷却之后短时间内不会立即析出，这就是溶剂化效应。还有其他成分（如表面活性剂）的影响，与黄芩苷形成缔合物，增加黄芩苷的溶解度，所以通过一些化合物不同存在状态会影响到成分的溶解度比如产生助溶，增溶主要取决于化合物能否与其他化合物形成缔合增溶。但是还有种情况，比如有些生物碱与黄芩苷混合时，形成复盐，黄芩苷溶解度下降。黄芩苷溶解度主要与过饱和状态溶剂化、是否形成缔合物增溶和复合物形成的沉淀有关。

通过水沉工艺，特别是低温水沉，可以尽量去除部分因助溶或过饱和溶解的脂溶性成分，增加制剂澄明度与稳定性。水沉工艺应注意工艺参数的一致性，特别是药液浓缩程度，将药液浓缩后再用水稀释至一定体积进行水沉。

溶剂化作用是溶剂分子通过它们与离子的相互作用，而累积在离子周围的过程，形成离子与溶剂分子的缔合态，溶剂化作用改变了溶剂和离子的结构，溶液中大分子和溶剂分子上的基团能够相互吸引，从而促进聚合物的溶解。

去溶剂化是溶胶胶粒的溶剂化层在受热或加入其他溶剂（它和原始溶剂有较强的结合力）的条件下，溶剂化层被削弱，导致胶体聚沉。如加乙醇、丙酮可去掉溶胶的水层而得到沉淀。

水沉法经常与醇提取方法配合使用。醇提水沉法系指将中药原料用一定浓度的乙醇采用渗漉法、回流法提取，即可提取出生物碱及其盐、苷类、挥发油及有机酸类等，虽然多糖类、蛋白质、淀粉等无效成分不易溶出，但树脂、油脂、色素等杂质却仍可提出。为此，醇提取液经回收乙醇后，再加水处理，并冷藏一定时间，可使杂质沉淀而除去。40%~50% 的乙醇可提取强心苷、鞣质、蒽醌及其苷、苦味质等；60%~70% 乙醇可提取苷类；更高浓度乙醇则可用于生物碱、挥发油、树脂和叶绿素的提取。

四、酸碱性与成分转移

中药酸性成分大多含羧基、酚羟基等酸性基团，主要化合物类型为有机酸类、酸性皂苷类、蒽醌类、苯丙酸类、香豆素类及黄酮类化合物等。

中药所含的碱性成分主要指含 N 化合物，N 原子的孤对电子对 H$^+$ 有更强的结合力，显示出碱性。

（一）酸碱成分的离子态与游离态

$$\boxed{\text{作用}} = \boxed{\text{分子作用}} + \boxed{\text{离子作用}}$$

中药的提取过程中，可根据所含成分的酸碱性选择适宜的 pH 调节溶剂，利用成分存在状态的不同进行提取、分离。

酸性化合物存在以下电离平衡，可以通过调节溶液的 pH 值，从而使其呈分子态或离子态，进而改变其溶解性。以咖啡酸为例：

$$C_8H_7O_2COOH \rightleftharpoons H^+ + C_8H_7O_2COO^-$$

$$Ka = \frac{[H^+][C_8H_7O_2COO^-]}{[C_8H_7O_2COOH]}$$

$$pKa = -lgKa$$

代入得

$$pKa = -lg\frac{[H^+][C_8H_7O_2COO^-]}{[C_8H_7O_2COOH]}$$

即

$$pKa = pH - lg\frac{[C_8H_7O_2COO^-]}{[C_8H_7O_2COOH]}$$

移项得：

$$pH = pKa - lg\frac{[C_8H_7O_2COOH]}{[C_8H_7O_2COO^-]}$$

咖啡酸的 pKa 为 4.04，当咖啡酸溶液 pH=2.04 时，咖啡酸根离子只占极少部分（约为 1%），而咖啡酸分子占绝大部分（约为 99%），其成分溶解性主要表现为亲脂性；相反，当溶液 pH= 6.04 时，咖啡酸分子只占极少比例（约为 1%），咖啡酸根离子占绝大部分（约为 99%），其溶解性主要表现为亲水性。

例如，绿原酸在 pH < 2 溶液中呈游离态，可以被大孔树脂或者聚酰胺吸附；而中性溶液或水煎液（pH 4.5~5.5）时主要以离子态存在，吸附时流失严重。

同样，碱性化合物也可通过调节体系的 pH 来改变其溶解性。以麻黄碱为例：

$$C_{10}H_{15}NOH^+ + H_2O \rightleftharpoons C_{10}H_{15}NO + H_3O^+$$

代入得

$$pKa = -lg \frac{[H_3O^+][C_{10}H_{15}NO]}{[C_{10}H_{15}NOH^+]}$$

即

$$pKa = pH - lg \frac{[C_{10}H_{15}NO]}{[C_{10}H_{15}NOH^+]}$$

移项得：

$$pH = pKa - lg \frac{[C_{10}H_{15}NOH^+]}{[C_{10}H_{15}NO]}$$

麻黄碱的 pKa 为 9.58，当溶液 pH 为 12 时，麻黄碱分子占绝大部分（约为 99%），麻黄碱根离子只占极少部分（约为 1%），其溶解性主要表现为亲脂性；而当溶液 pH= 7 时，麻黄碱分子只占极少比例（约为 1%），麻黄碱根离子占绝大部分（约为 99%），此时其溶解性主要表现为亲水性。

例如川芎嗪碱性很弱，在溶液 pH 值小于 3.5 时才能以离子态存在，所以在水煎提取浓缩过程中，以游离态形式存在的川芎嗪会挥发损失。

	pH 值	存在状态
酸性化合物	pH<pKa-2	99% 以上游离态
	pH=pKa-2	游离态与离子态等浓度
	pH>pKa-2	99% 以上离子态
碱性化合物	pH<pKa-2	99% 以上离了态
	pH=pKa-2	游离态与离子态等浓度
	pH>pKa-2	99% 以上游离态

（二）化合物的酸碱性及其存在状态

酸性	-SO₃H>-COOH>-Ar-OH	含羧基：诱导效应、共轭效应 含酚羟基：分子内氢键酸性降低、共轭体系
碱性	季铵碱 >SP³> 芳胺 >SP²>SP> 酰胺碱	N 的杂化方式、N 的内氢键碱性增强

强酸和强碱在水溶液中完全电离，弱酸和弱碱则部分电离，在不同 pH 水溶液的电离程度与溶液 pH 及化合物的 pK_a 直接相关。

例如，苯甲酸的 pKa 为 4.17，当溶液 pH 在 2.17 时 99% 以上的苯甲酸是游离态，当溶液 pH 在 6.17 时 99% 以上的是苯甲酸根离子，当 pH 为 4.17 时，离子浓度与游离分子浓度相等，比 4.17 小，游离态含量高于离子态，pH 值越小，游离态含量越高；相反，当 pH 大于 4.17 时，离子浓度高于游离分子浓度，pH 值越大，离子态含量越高。

不同酸碱在不同 pH 值水溶液中的存在状态

	基团	实例	游离态（pH 值）	离子态（pH 值）
酸	-SO₃H	芥子苷（pKa =1.8）	/	离子态
	-COOH	黄芩苷（pKa =5.1）	< 2	≥ 6
	强 Ar-OH	蛇葡萄素（pKa =6.8）	< 4.5	≥ 8.5
	中 Ar-OH	大黄酚（pKa =8.5）	< 6	≥ 10
	弱 Ar-OH	对甲基苯酚（pKa=10.2）	< 7.5	≥ 11.5
碱	季铵碱	小檗碱（pKa =11.53）	/	离子态
	sp³-NH	可卡因（pKa =8.3）	≥ 10	≤ 6
	Ar-NH	和钩藤碱（pKa =6.3）	≥ 7	≤ 3
	sp²=NH	吡啶（pKa =5.2）	≥ 6	≤ 2
	CO-NH	咖啡因（pKa =1.2）	≥ 6	≤ 1

多元酸和多元碱在水溶液中分步解离，能电离出多个氢离子的酸是多元酸；能电离出多个氢氧根离子的碱是多元碱，它们在电离时都是分几步进行的。同样的羧基，在一级电离与二级电离的 pK_a 不同。例如，柠檬酸 pK_{a1} 为 3.13，而 pK_{a2} 为 4.76。

共轭体系越大，共轭效应越强，酚羟基的酸性越强，β-酚羟基-蒽醌、7,4′-酚羟基-黄酮 > 大共轭体系酚羟基（黄酮、蒽醌）> 单苯酚羟基，分子内氢键效应越强，酸性越弱。

常见有机酸的酸性强弱

类别	pK$_a$ 范围	酸基团特点	实例
强酸	1~2	$-SO_3H$	黑介子苷（pKa =1.8）
羧酸	3~5	$-COOH$	柠檬酸（pKa$_1$=3.13 pKa$_2$=4.76 pKa$_3$=6.4）
强酚	6~7	黄酮、蒽醌酚	木犀草素（pKa =6.5）
中酚	8~9	黄酮、蒽醌酚	大黄酚（pKa =8.5）
弱酚	9~11	单苯环酚	对苯二酚（pKa=9.96）

碱性化合物中，以季铵碱碱性最强，一般情况下均呈离子态。而 sp^3 类杂化 N 的胺类（伯胺、仲胺或叔胺）的碱性也比较强，一般弱酸性条件下即可成盐。如果有双键与 N 共轭，则碱性下降，芳胺碱性较弱。而 sp^2 类杂化 N 的碱性比芳胺还弱，一般情况下在强酸条件下才成盐。而酰胺碱性非常弱，有时呈现酸碱两性特征。如果是 sp 类杂化 N（ –CN）则几乎没有碱性。

常见生物碱的碱性强弱

类别	pK$_a$ 范围	N 特点	实例
强碱	11~12	季铵碱	小檗碱（pKa =11.53）
中强碱	7~10	sp^3 氮（伯、仲胺）	异丙苯胺（pKa =9.8） 四氢异喹啉（pKa =9.5）
弱碱	3~5	sp^2 氮或芳胺	异喹啉（pKa =5.4）
极弱碱	1~2	sp 氮或酰胺	胡椒碱（pKa=1.42）

黄芩苷在溶液 pH < 2 的溶液中才能呈游离态，一般中药水煎液（pH 值 4.5~5.5 之间）黄芩苷会有部分以离子形式存在，需要调 pH 大于 8 使黄芩苷处于离子态，使其充分提取。在采用大孔树脂吸附前，需调节溶液 pH 值至 2 左右使黄芩苷呈分子态才能被大孔树脂更大程度地吸附。

在生物碱类成分中，季铵型生物碱，碱性较强，如小檗碱、水苏碱、厚朴碱，在中药水煎液中无须调 pH 值就呈现离子状态；sp^3 类杂化 N 的胺类的碱性也比较强，pK$_a$ 在 7~10 间，如莨菪碱在水煎液中也无须调 pH 使之成盐；而芳胺或 sp^2 类杂化 N 的 pK$_a$ 在 3~5 间，要看碱性强弱，一般芳胺大部分呈游离态，而 sp^2 类杂化生物碱少量呈离子态，大部分为游离态；酰胺类基本以游离态形式存在。

（三）酸碱性与提取分离

对于中药酸性或碱性成分，可以通过调节溶液的 pH 值，使其呈离子态增加水溶性来进行提取。具体来看，不同的酸性成分可以采用不同 pH 值的碱水溶液提取，使其以离子态存在而溶解于水。

黄连中的小檗碱为季铵型生物碱，碱性强，水溶性较大，在加热过程中小檗碱会脱去一个甲基变成小檗红碱，所以将其转化成更稳定的盐酸小檗碱，且盐酸小檗碱易溶于热水。

富含有机酸的中药如果与富含生物碱的中药混合提取时，有机酸与生物碱会形成复盐，影响成分的迁移，而使提取率大幅度下降，有时如采用多价有机酸如草酸、柠檬酸，由于能与生物碱形成多价的更大分子的复盐，会使生物碱几乎提取不出来。

另一种情况是，采用调节 pH 值至酸性使生物碱呈游离态，用有机溶剂进行提取、分离，如 pH 值萃取法，氨水碱化药材粉末后进行超临界提取等均是碱化游离生物碱，采用溶剂法提取分离。甚至可以采用酸水提取、碱水沉淀的方法精制生物碱成分部位。

含有 -COOH 的有机酸 pKa 在 3~5 之间，部分呈离子态，如果是水溶性不大的成分如大黄酸，直接水煎煮提取时，只能提取出少部分成分，一般情况下弱碱如 $NaHCO_3$、Na_2CO_3 或氨水可与之成盐增加其水溶性，因此可以采用弱碱液进行提取。而酚类成分，则要采用强碱才能提取，强酚类化合物如黄酮、蒽醌类成分才能被 Na_2CO_3 提取。

药材中的酸性成分提取时，可以先将药材粗粉润湿，再用碱水溶液提取（常用石灰乳或氨水），滤过，用盐酸调 pH 值至酸性，析出。药材中的碱性成分，可以先将药材粗粉润湿，用酸性水溶液提取（常用盐酸或硫酸），滤过，用氢氧化钠调 pH 值至碱性，析出。

银黄注射液、双黄连注射液等多种中药复方注射剂均含有金银花，在中药注射剂制备时，金银花的提取工艺常为石硫法，即在金银花水煎液中加入石灰乳使绿原酸类成分沉淀，然后用稀酸分解得到提取物。因为在碱性条件下绿原酸会发生水解，导致得率不稳定，总提取物得率低，且绿原酸的含量也不高[1]。

酸碱渗漉也是常用的酸碱提取方式，酸性成分可以用碱溶液或碱性缓冲液进行渗漉；碱性成分用酸性溶液或酸性缓冲液进行渗漉。

酸碱成分的游离态与离子态的分子作用力特征不同，其溶解性或吸附力也不同。因此在分离过程中需调节 pH 值使之成一种状态，才能进行分离纯化；如大孔径树脂吸附时需调节 pH 值使之呈游离态才能吸附，反过来也可以用碱液或酸液洗脱，使之离子态使成分从树脂上洗脱下来。

离子树脂吸附时有时需要调 pH 值使成分完全呈离子态，进行离子交换才能吸附完全。

从槐米中提取芦丁时，由于药材中含有大量果胶、黏液等含羧基分子的水溶性杂质，提取时加入石灰水或石灰乳，使含羧基的杂质生成钙盐复合物而不溶出，有利于芦丁的后期纯化处理。同样，在精制金银花中有机酸（绿原酸）时，用到了石灰乳沉淀工艺，也是因为绿原酸钙盐水溶性差而沉淀分离，通过酸处理后可得到精制的绿原酸。

在中药注射剂的质量控制中，如果鞣质未除尽，注射后易引起过敏、注射部位疼痛等不良反应。因此，在《中国药典》中药注射剂有关物质检查项下中，鞣质是通过与蛋清或明胶是否反应进行鉴别，其反应机制是鞣质中的羧酸和蛋清或明胶中的碱性基团生成复合物，从而降低水溶性，生成沉淀。存在这类物质的中药复方提取物会产生同样现象。

（四）酸碱性与注射剂成型

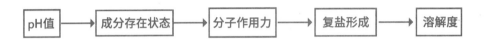

中药成分以离子态存在时有利于液体制剂的澄清，故溶液 pH 值很重要。中药注射剂的澄明度与药液的 pH 值关系密切，若 pH 值不适当，有些成分的溶解性发生变化易产生沉淀，影响制剂的稳定性。

一般情况下，调低制剂溶液的 pH 值，利于含生物碱注射剂的制剂稳定；而调高制剂溶液的 pH 值，利于含有机酸注射剂的制剂稳定。但是多数情况下由于中药成分中含有大量酚性成分，而 pH 值过高会使酚羟基呈离子态易发生氧化，从而降低成分的稳定，因此大多数中药复杂成分注射液的 pH 值不超过 7.5。

在双黄连注射液中，首先要调节 pH 大于 8 使黄芩苷和绿原酸处于离子状态，使其更大程度地被提取出来。研究表明，用 30kD 超滤膜进行超滤的工艺研究过程中，发现溶液 pH 大于 7.5 时，黄芩苷的透过率较高（大于 90%），而 pH 小于 7.4 后成分透过率明显逐步降低，如 pH=7.0 时小于 60%。

中药注射剂生产过程中，最难控制的工艺问题是注射剂灭菌或产品存放后出现不溶性微粒，其中有个重要原因是复合物沉淀，并且还涉及人们常常忽略的无机盐与中药酸性成分复合物的析出。因此，此类工艺攻关中除了考虑通过水沉去除脂溶性成分外，还要多因素研究，包括无机盐的影响，控制复合沉淀物（析出物以白点或类结晶性颗粒为特征）的形成，特别是富含有机酸或酚类注射剂的稳定性。

注射剂的内包装材质如玻璃瓶也会对注射剂质量产生影响，特别是玻璃瓶中的离子如与中药酸性成分形成复合物，会在瓶壁析出白点，此时要注意考察包材的兼容性。

五、挥发性与成分转移

挥发性是指液体常温下变成气体的现象，是液体表面分子与空气分子碰撞积聚能量而突破液体分子间作用力约束转变成气体的结果。

常见的芳香类、辛味类中药，如当归、降香、川芎等都含有挥发油，具有发汗、解表、驱风、镇痛、止咳、平喘以及抗菌和消炎等功效，临床应用十分广泛。其中挥发油类成分所占的比例最大，一般含量在1%以下，但含量高的可达10%以上，如丁香油含量可高达14%以上。挥发性成分是中药产生药效的物质基础之一，很多中药注射剂都对其挥发油成分进行提取，并通过助溶制备到制剂中去。

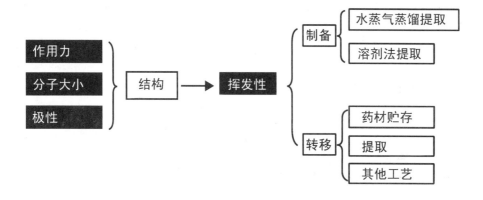

（一）挥发性与分子结构的关系

1. 挥发性与分子间作用力的关系

挥发性通常是针对液体而言，挥发性和沸腾本质上是相似的，均是由分子间作用力的强弱决定的，其中主要为分子间氢键。

不管是水、乙醇、酸等，还是麻黄碱、薄荷醇、水苏碱等，分子中都含有O和H，所以分子间氢键作用力的大小是决定其是否具有挥发性的主要因素。氢键越多越强，分子间作用越强，分子越倾向于聚集在一起不易挥发；反之就越容易挥发。

2. 挥发性与分子大小的关系

挥发性与分子的大小有关。分子越小，越容易挥发；分子越大，越难挥发。

例如，黄芩中的异戊二烯，其分子较小，具有一定的挥发性；而杏仁油中的油酸，其分子结构较大而难以挥发。小分子的烷烃，如甲烷、乙烷等常温下为气态，己烷、戊烷等为液态，有较好的挥发性，而柏油等长链烷烃为固态，不具有挥发性。这是由于分子增大，分子色散力增强，挥发性降低甚至消失。又如挥发性萜类成分中，单萜（如薄荷醇）的挥发性大于倍半萜（如桉叶醇）。

3. 挥发性与极性大小的关系

一般情况下，分子极性越小，越易挥发；极性越大，越难挥发。

如含氧的单萜类成分其沸点随官能团极性的增大而升高，即甲乙醚（7.9℃）＜醛（48℃）＜丙酮（56.2℃）＜丙醇（97.4℃）＜丙酸（141.1℃），酯比相应的醇沸点高。极性大小与分子大小综合体现出分子的挥发性，有些化合物虽然具有一定的极性，但是分子很小，其挥发性仍然很高，如乙醇。有些化合物虽然是非极性的，但是分子比较大，使得分子的沸点比较高，挥发性相对较差，比如长链脂肪酸。

单萜或倍半萜类成分，其挥发性和分子含氧量直接相关，含氧量越多，极性相对越大，挥发性越差。例如，紫苏中紫苏醛结构中含有一个氧原子，分子结构小，具有挥发性，迷迭香酸结构中有4个酚羟基，2个酯键，含氧量高，分子量大，极性大，没有挥发性。

如正己烷和草酸，前者属于非极性分子，易挥发；而后者由于有羧基，极性较大，不易挥发。

（二）挥发性与制备工艺

1. 水蒸气蒸馏提取挥发油

水蒸气蒸馏法是将水蒸气通入不溶或难溶于水但有一定挥发性的有机物质中，使该有机物质在100℃下，随着水蒸气一起蒸馏出来。由于其具有设备简单、操作安全、不污染环境、成本低、避免了提取过程中有机溶剂残留对油质造成影响等特点，是有效提取中药挥发油的重要方法[2]。

醒脑静注射液具有清热泻火、凉血解毒、开窍醒脑的功效，是由郁金、麝香、冰片、栀子四味中药经水蒸气蒸馏等工艺制成，在临床上有着广泛的应用。由于其治疗中风疗效确切，目前已被卫生部确定为临床急救常用中成药之一。

金银花注射液是用蒸馏法提取其挥发油制成的灭菌水溶液，为无色的澄明液体。取金银花干品，加适量蒸馏水浸渍后，蒸馏，收集蒸馏液，蒸馏液再进行重蒸馏收集重蒸馏液，冷藏，加入氯化钠使溶解，测定pH值，加配制量的0.1%~0.2%活性炭，搅匀，精滤，灌封、灭菌即得[3]。据文献报道[4]，用金银花饱和蒸馏液肌内或静脉注射，治疗痈疖、丹毒、阑尾炎穿孔、局限性腹膜炎、急性乳腺炎等10余种外科化脓性疾患，均有效果。

2. 溶剂法提取

复方当归注射液、川参通注射液、当归寄生注射液、血必净注射液、伊痛舒注射液等均含有当归药材，当归挥发油的提取方法有水蒸气蒸馏法、溶剂超声提取法、超临界流体萃取法等。研究发现，常压水蒸气蒸馏法提取当归挥发油种类稍多于乙醚超声提取与超临界萃取法，当归挥发油主要成分藁本内酯含量乙醚超声提取法中占78.27%，常压水蒸气蒸馏法中占55.89%，超临界萃取法中占78.19%[5]。

（三）挥发性与成分转移

1. 药材贮存

丹香冠心注射液、伊痛舒注射液、生脉注射液等中药注射液中均含有挥发性成分，此类植物药材在室温下即可自行挥发，空气中可闻到强烈的特殊气味，因此，对这类药材的储存与保管必须将外界影响因素（阳光、空气、温度与湿度）降至最低。根据不同药材的不同性能采取科学合理的储存方法，降低其挥发；不宜长期暴露在空气中，应选择双层无毒塑料袋，袋中放适量木炭或明矾封严后，置于避光干燥的地方贮藏。只有对中药材的性能、药材属性加以充分了解，并在其储存过程中结合实际情况合理储存，才能确保药材效用不受影响，保证患者用药安全[6]。

2. 提取

含挥发性成分的药材在提取过程中挥发性成分易损失从而降低药效，因此这一类药材的提取多采用水蒸气蒸馏法，挥发性成分通过与水蒸气分子之间的分子作用力从药材中向蒸馏液中转移，从而提取出来。

例如，复方麝香注射液在生产提取过程中，通过将郁金、石菖蒲、广藿香水蒸气蒸馏得初馏液，初馏液再进行重蒸馏，收集重蒸馏液，备用；将人工麝香单独用热压容器蒸馏提取，得人工麝香提取液，备用；将冰片、薄荷脑充分研磨，加入聚山梨酯80混匀，转移至重蒸馏液中，加入人工麝香提取液，定容后经过分装、灭菌，即得。

3. 成分转移

例如，蒙药木香挥发油组分经水蒸气蒸馏，在β-CD包和过程中成分转移率过低，蒙药木香中木香烃内酯成分在包合条件为β-CD：挥发油=4：1、包合温度40℃、包合反应时间1h时，转移率为44.65%。同时蒙药木香挥发油中其他组分转移率也有不同程度过低[7]。

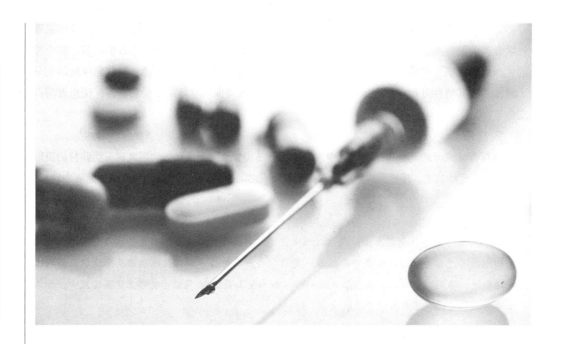

第二节 分子作用力与注射剂成分精制

中药药效成分分子间作用力的差异会影响注射剂成分的精制过程，本节主要从色谱分离与静态分析、吸附分离原理、萃取分配原理、微滤与超滤几个方面分析作用力的影响，其中吸附分离常用的吸附剂有氧化铝、大孔树脂、活性炭、离子交换树脂、聚酰胺等。

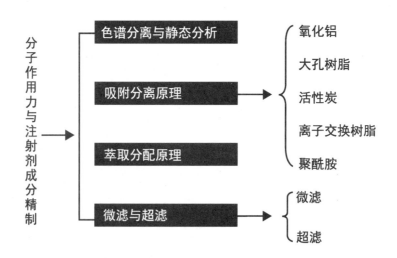

一、色谱分离与静态吸附分离

色谱这一概念首先是由俄国著名植物学家 Tswett 提出，在研究植物色素组成时发现了色谱分离的潜力，并第一次提出了"色谱法"概念，它是利用不同物质在由固定相和流动相构成的体系中具有不同的分配系数，当两相相对运动时，这些物质随流动相一起运动，并在两相间进行反复多次的分配，从而使各物质达到分离的方法。

静态吸附分离是指在溶剂中成分被吸附剂吸附并采用另一种溶剂解吸附的分离过程。静态吸附也可称为选择性吸附或竞争性吸附，其基本特征是通过成分与吸附剂、溶剂之间作用力的一次平衡实现完全分离。在吸附分离过程中，与吸附剂作用力强的成分会竞争它作用力弱的成分而抢占结合位点，若吸附饱和后继续上样，将产生顶替色谱的效果，与吸附剂作用力强的成分顶替与吸附剂作用力弱的成分，后者吸附量骤降而容易泄漏损失。

二、吸附分离原理

吸附分离是利用混合物中各个组分在吸附剂固体表面吸附能力差异来进行分离的操作。吸附是利用吸附剂对液体或气体中某一组分具有选择性吸附的能力，使其富集在吸附剂表面，再用适当的洗脱剂将其解吸达到分离纯化的目的。被吸附到固体表面的组分称吸附质；吸附质从吸附剂表面逃逸到另一相的过程称解吸。

吸附过程通常包括待分离料液与吸附剂混合、吸附质被吸附到吸附剂表面、料液流出、吸附质解吸回收等四个过程。

吸附过程发生在"气-固"或"液-固"非均相界面。吸附过程的影响因素有吸附剂的特性（组成结构、容量、稳定性），吸附质的性质（熔点、缔合、离解、氢键等）和溶剂。

当溶液中某组分的分子在运动中碰到固体表面时，分子会贴在固体表面上（吸附）。一般来说，任何一种固体表面都有一定程度的吸引力。这是因为固体表面上的质点（离子或原子）和内部质点所处的环境不同。内部质点间的相互作用力是对称的，其力场是相互抵消的。而处在固体表面的质点所受的力是不对称的，其向内的一面受到固体内部质点的作用力大，而表面层所受的作用力小，于是产生固体表面的剩余作用力。这就是固体可以吸附溶液组分分子的原因，也是吸附作用的本质。

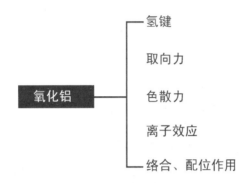

选择性吸附

由于固体吸附剂表面和气体分子之间性质的差异造成同一吸附剂对不同吸附质分子吸附能力的差异，有的组分吸附能力强，有的组分吸附能力弱，直接利用吸附能力大小差异进行分离的吸附为选择性吸附。工业上分离过程大都属于这种分离原理。

分子筛效应

固体吸附剂是多孔材料，如果吸附剂的孔径大小均一，并且与吸附质分子尺寸大小相当，当分子尺寸小于孔径时，分子可进入吸附剂被吸附，而比孔径大的吸附质分子被排斥在外，利用分子大小进行的吸附分离原理称分子筛分。

（一）氧化铝

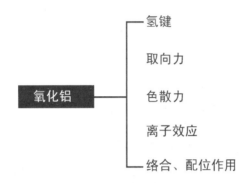

1. 结构及作用力特征

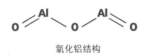

氧化铝结构

活性氧化铝的化学式是 $Al_2O_3 \cdot xH_2O$，具有酸、碱两性，易形成离子键；同时结构中还含有活泼的孤对电子，易与大 π 共轭体系形成配位效应。氧化铝吸附剂为白色球状多孔性颗粒，粒度均匀，表面光滑，机械强度大，吸湿性强。氧化铝多为无规则粉末，粒度一般为 100~160 目。氧化铝结构中含有氧原子，因此氧化铝也是以氢键效应为主的极性吸附剂。由于氧化铝活性基团不能提供形成氢键的氢原子，不存在结晶水的助氢键化效应。氧化铝结构中具有单、双键两种形式，偶极矩较大，因此具有较强的取向力和色散力。同时，氧化铝中含有铝原子，还具有离子效应和配位效应。

（1）氢键效应：与硅胶类似，氧化铝也是以氢键效应为主的极性吸附剂，但它形成氢键的结构不是"铝醇基"，而是结构中的氧原子（Y）与被吸附成分中的 X–H 形成氢键。由于氧化铝活性基团不能提供形成氢键的氢原子，不存在结晶水的助氢键化效应，因此在其活化时不需要考虑结晶水的保护，含水量越低其活度越高。

（2）范德华力效应：氧化铝结构中铝氧键（单、双键）有两种形式，存在取向力及色散力，由于氧化铝比硅胶（硅氧烷）的偶极距大，加上双键的色散力更强，因此氧化铝除氢键吸附外，具有比硅胶更强的取向力与色散力，因此吸附低极性化合物时，其吸附力比一般硅胶还强。

由于氧化铝中水分的含量越低活性越高，因此氧化铝的活化温度一般较高，可以在 160 ℃以上进行。高温活化是氧化铝使用的优点，因为高温活化的同时可破坏一些有机成分，利于吸附剂再生利用，所以氧化铝更适宜于生产中的重复利用。

2. 适用范围

类型	适用范围
碱性氧化铝（pH9~10）	适用于碱性和中性成分如生物碱不宜用于醛、酮、内酯等的分离
中性氧化铝（pH7.5）	适用于生物碱、萜类、甾体、挥发油，在酸碱中不稳定的苷类、内酯等
酸性氧化铝（pH4~5）	适用于分离酸性物质，如酸性色素、氨基酸等

常用氧化铝吸附剂是由氢氧化铝在 400~500℃灼烧而成，因制备方法和处理方法的差异，分为碱性、中性和酸性 3 种。与硅胶相比，氧化铝的作用力更为复杂，而且其具有酸、碱二重性质，在中药复杂成分分离中的选择性比硅胶还要弱，因此在实际分离操作中，应用相对较窄。氧化铝吸附色谱主要为正相层析，受流动相极性或作用力特征的影响，氧化铝同样适合于中等极性与弱极性化合物的分离。

此外，由于结构中铝离子的配位作用，氧化铝对多酚羟基化合物会发生不可逆吸附，对大共轭体系具有络合作用，故可用于吸附多酚羟基类成分而起到脱色作用。如中药提取液中去除鞣质时，甚至可以用含水的溶剂洗脱，因为离子键作用极强，强于水与鞣质的氢键作用，因而不能被洗脱。

（二）大孔树脂

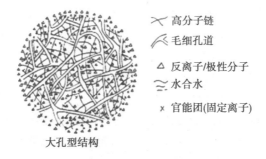

高分子链
毛细孔道
反离子/极性分子
水合水
官能团(固定离子)

大孔型结构

结构及作用力特征

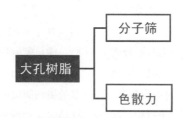

大孔树脂
分子筛
色散力

大孔吸附树脂是一类具有多孔结构、不溶于水的固体高分子物质，主要以苯乙烯、α-甲基苯乙烯、甲基丙烯酸甲酯、丙腈等为原料加入一定量致孔剂二乙烯苯聚合而成。

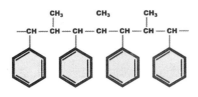

一方面大孔吸附树脂具有网状孔穴结构，分子筛原理使它们对通过孔径的化合物有一定的选择性；另一方面具有以芳环结构为特征的范德华力吸附性，如果在树脂合成原料中增加一些极性基团可增加取向力及氢键效应，在水溶液中可增加对极性成分的吸附力，范德华力强的洗脱剂，对树脂的洗脱能力也较强。

一般来说，大孔树脂的孔径大小是不均匀的，在 10~1000nm 之间，故称为大孔吸附树脂。

大孔树脂是由带苯环的烯烃结构聚合而成的大分子化合物，形象地看是通过聚合链将一个个苯环串连起来，因此大孔树脂的吸附性主要以色散力为主，这种色散力类似于刷型作用力，对结构大并具有共轭双键或芳环结构、色散力强的物质具有良好的吸附性，如三萜皂苷、黄酮、醌类、芳香酸、二萜及部分环烯醚萜苷等，而对分子结构较小、极性较大的成分如氨基酸、有机酸及糖类等吸附力较弱。

大孔吸附树脂根据极性不同可分为非极性、弱极性和极性三大类，大孔吸附树脂极性的增加不能简单理解为氢键吸附增强，树脂极性的增加主要是化合物与树脂间色散力、氢键及取向力的总和增加，所以能吸附极性更大的化合物。

（1）静态（选择性）吸附：静态吸附分离是大孔树脂应用最广的分离方式，依靠吸附树脂的选择性将具有不同吸附能力的物质分开，这种分离方法只包括吸附－洗脱两个过程，操作简单。技术的关键是吸附树脂类型的选择，工艺条件的影响相对较小。目前，中药及天然药物中吸附树脂分离绝大部分属于这类应用。

> 以大孔树脂纯化银杏叶中总黄酮提取工艺为例，取银杏叶，粉碎，加 10 倍量 65% 乙醇提取 2 次，每次 3 小时，过滤，合并滤液，减压浓缩，备用，取适量银杏叶提取物，70% 乙醇溶解，过预处理好的 D101 大孔吸附树脂，取续滤液，检测，即得。D101 型大孔吸附树脂对银杏黄酮静态吸附的吸附率与解吸率分别为 52.73% 与 64.32%，对银杏叶总黄酮具有较好的吸附解吸能力[8]。

①有机物与无机物的分离：一般大孔吸附树脂对溶液中的无机离子没有吸附能力，在混合物经过树脂时，有机物被树脂吸附，无机离子则随水流出。在中药成分的提取中，此特性可使提取物中的重金属和灰分大幅度降低。

②解离物与非解离物的分离：吸附树脂对有机解离物与非解离物的吸附能力不同，在一定的条件下可以将两者分离。如有机酸在碱性条件下成盐形成离子化合物，此时就很难被树脂吸附，因此碱性水溶液可以把有机酸从树脂上洗脱下来。生物碱在酸性介质中可以成盐，因而也能通过调节溶液 pH 值进行分离。

③一般有机物与强水溶性物质的分离：大多数中药有效成分是有一定水溶性，但溶解度不大的物质，这些物质容易被树脂吸附。强水溶性物质如低级醇类、低级胺类、糖及多糖、多数氨基酸、肽类、蛋白质等，难被普通吸附树脂吸附。用普通吸附树脂可很容易地将此两类物质分离。

④键合分离：亦称亲和分离，这是一种选择性很高的分离方式。使用特殊的吸附树脂，使被吸附物与树脂的官能团进行键合，而不能键合的物质则不被吸附而分离。如含有醛基的树脂能以形成席夫碱（–C=N–）机理选择性地吸附伯胺类化合物；含酚羟基和含羰基、酰胺基的树脂可分别与酯类、伯胺、仲胺类和

多酚类化合物形成氢键，从而使其与其他物质分离。上述这些成键的吸附，由于键合力不是很强，仍然能够用有机溶剂进行洗脱，是一类有发展前途的分离方法。

（2）色谱分离： 在分离物质的性质比较接近时，用选择性吸附法不能将它们分离，可根据它们在结构和性质上的微小差别选择适当的吸附树脂，进行色谱分离。色谱分离法应用于色谱分析和实验室少量纯物质的制备，工业化的树脂吸附色谱应用较少。

> 采用大孔树脂吸附法对注射用人参总皂苷进行分离纯化，并用氧化铝与活性炭除色素，得到人参总皂苷纯度达 85% 以上，其他指标符合注射剂的质量要求[9]。

（三）活性炭

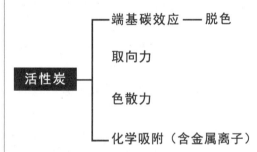

结构及作用力特征

活性炭是一种具有多孔结构的吸附剂。由于其具有比表面积大和多微孔结构的特点，因而具有较强的吸附能力，属非极性吸附剂，其吸附力主要为范德华力，作用力相对较弱，适用于具有一定水溶性的中等极性物质的吸附分离。

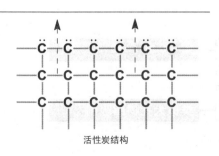

活性炭结构

由于活性炭的表面碳拥有不对称结构，使它具有一定极性，形成端基碳效应，因而它与成分之间的作用力主要以取向力和色散力为主的范德华力。

与大孔树脂相比，其取向力更强。因此，其吸附的成分比大孔吸附树脂（非极性吸附）吸附的成分极性更大，比如梓醇，一般经过大孔树脂时被泄漏而不能吸附，但可以用活性炭吸附（极性更大的成分）。

活性炭的吸附作用类似于反相色谱，主要适用于分离中等极性至大极性的成分，在水溶液中吸附力最强，在有机溶剂中吸附力较弱，洗脱能力以水最弱，随着有机溶剂极性变小而加强。例如，以水－醇进行梯度洗脱时，则随乙醇浓度的递增而洗脱力增加。

一般来说，极性基团越多的化合物活性炭的吸附力相对越强；对芳香化合物的吸附力大于脂肪族化合物；对大分子化合物的吸附力大于小分子化合物。例如，对羟基脯氨酸的吸附力大于对脯氨酸的吸附力；对多糖的吸附力大于对单糖的吸附力。利用这些吸附性的差别，可将水溶性芳香族物质与脂肪族物质分开，单糖与多糖分开，氨基酸与多肽分开等。

类型及适用范围

类型	适用范围
粉末状	注射液中热原的吸附去除
颗粒状	活性炭层析
锦纶状	吸附剂、分子筛等

活性炭是一种最常用的吸附剂，它具有非极性表面、比表面积大（500~1000m²/g）、孔径分布宽、化学稳定性好、抗酸耐碱、热稳定性好、再生容易等优点。由于结构中端基碳具有活性，有一定配位效应，适用于大 π 体系化合物的吸附，常常用于脱色。活性炭的脱色与氧化铝不同，一般在水溶液中进行脱色。

活性炭还是最常用的热原吸附剂，常在

注射剂生产时用于去除热原，主要由于热原为脂多糖结构，其结构中含疏水链，与活性炭之间具有较强的取向力及色散力而被吸附。

活性炭在使用时一般需要先用稀盐酸洗涤，其次用乙醇洗，再以水洗净，于80℃干燥后即可供层析用。吸附用的活性炭，一般分为以下3类。

（1）粉末状活性炭：颗粒极细，呈粉末状，比表面积特别大，因此吸附力和吸附量也大，是活性炭中吸附力最强的一类。但由于颗粒太细，色谱过程中流速极慢，需加压或减压操作。常需加入适量硅藻土作为助滤剂一并装柱，以免流速太慢。

粉末状活性炭是药液脱色或注射剂去除热原最常用的吸附剂，由于其颗粒大小不一，甚至有些为极微小的粉末，尤其在注射剂生产过程中要注意脱炭完全，脱炭是活性炭脱色及吸附热原后的重要工艺。

（2）颗粒状活性炭：颗粒较前者大，比表面积相对减小，吸附力和吸附量也较前者弱，但在色谱过程中流速易于控制，不需加压或减压操作，所以是柱层析最常选用的活性炭。

（3）锦纶活性炭：以锦纶为黏合剂，将粉末状活性炭制成颗粒状活性炭。比表面积介于两者之间，吸附力比两者皆弱。

需要注意的是，活性炭在制备过程中常残留金属离子，加上端基碳的活性，活性炭对有些结构会产生催化反应。

例如，对生地煎液浓缩、醇沉、水溶解后经活性炭吸附分离可得到较纯的梓醇，而且其吸附量远大于大孔树脂，分离效果与大孔树脂相当。

在制备中药注射剂时，常以活性炭作为吸附剂，去除杂质。但由于活性炭的用量及使用方法等因素，往往在吸附杂质的同时，也能吸附中药中生物碱、黄酮等有效成分，从而使注射剂中成分含量下降，影响质量，降低疗效，在使用时，必须选择合适的方法及用量[10]。

在复方苦参注射剂制备过程中，采用活性炭吸附处理不仅能脱色而且还能去除热原、减少不溶性微粒，故在注射液生产中普遍使用。活性炭用量4‰~8‰对有效成分吸附量均较低，同时发现温度对脱色效果影响较大[11]。

银杏二萜内酯葡胺注射液是江苏康缘药业股份有限公司研发生产的新型中药注射剂，临床用于脑梗死疾病的治疗，主要药效成分为银杏内酯A，B，C，K。采用活性炭吸附除去银杏二萜内酯葡胺注射液中杂质、色素和热原，提高了注射液中银杏内酯类成分的转移率[12]。

（四）离子交换树脂

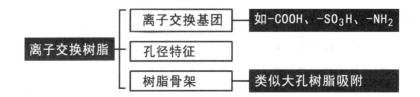

1. 结构与作用力特征

离子交换树脂是一种能与溶液中其他离子进行离子交换或吸附的，具有网状立体结构的高分子聚合物。其母核部分是苯乙烯通过二乙烯苯交联而成的大分子网状结构，在此结构上以共价键连接不同的功能基团；电荷与活性基团相反的活性离子（如 H^+、Cl^-）即可与活性基团进行交换。

离子交换树脂主要以离子键作用力来吸附，离子作用力要强于氢键及一般分子间作用力，所以其吸附相对牢固。同时由于其骨架结构类似于大孔树脂，因此离子交换树脂也具有一定程度的大孔树脂吸附特征，但吸附力稍弱。简单地说，离子交换吸附树脂是"离子交换"加上稍弱的"大孔树脂"吸附力的一种吸附剂。

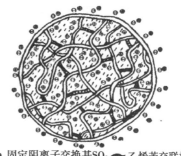

● 固定阴离子交换基SO_2 ～乙烯苯交联桥
● 交换离子Na^+等 ▨ 水合水
─ 苯乙烯链

聚苯乙烯型阳离子交换树脂结构示意图

但是，这两种吸附力的差异较大，可以很容易将其分离。因为离子作用力最强，必须通过酸或碱的"离子替换"进行洗脱，而以色散力为主的范德华力吸附可以用有机溶剂洗脱。如药材含有黄酮及水溶性生物碱，上阳离子交换树脂后，离子能被很好地吸附，同时大部分黄酮也被吸附，但黄酮可以用乙醇洗脱，而生物碱要再用氨水洗脱。若将混合物溶解在乙醇水溶液中进行阳离子交换树脂吸附，此时只有生物碱才被树脂吸附。

离子交换时，离子价数越高，与树脂间功能基团的静电作用力越强，亲和力越大；对同价离子而言，原子序数增加，树脂对其选择性也增加。

2. 离子交换树脂的类型

阳离子交换基团	阴离子交换基团
$-SO_3H$, $-COOH$, $-PO_3H_2$, $-PO_2H_2$, $-OH$	$-NH_2$, $-NR_3OH$, $-NHR$, $-NR_2$

（1）阳离子（酸性）交换树脂：含有活泼的酸性基团，能交换阳离子。根据其活性基团的解离度不同，又分为强酸型、弱酸型和中等酸型。强酸型含有强酸性离子交换基团，通式为：R—SO_3H；中等酸型含有中等酸性离子交换基团，通式为 R—COOH，R—PO_2H_2；弱酸性离子交换树脂用于中药分离的很少。

（2）阴离子（碱性）交换树脂：含有活泼的碱性基团，能交换阴离子。据碱性强弱可分为强碱型、弱碱型和中等碱型。强碱型含有强碱性离子交换基团，如季铵基团〔—N^+（CH_3）$_3$〕，通式为 R—$NR_1R_2R_3OH$；弱碱型含有弱碱性离子交换基团伯胺、仲胺或叔胺基团，通式为 R—NH_3OH，R—NH_2ROH，R—NHR_1R_2OH；中等碱型主体结构上既结合有强碱性离子交换基团，又结合有弱碱性离子交换基团。

3. 应用范围

离子交换树脂的离子吸附力强于一般分子间作用力，主要应用形式也是以竞争吸附为主，但也有以色谱分离形式的色谱柱，但分离度不如其他吸附剂。

常见的离子交换柱色谱本质上是竞争吸附，是以离子交换树脂为固定相，以水或含水溶剂为流动相，当上样后流动相流过交换树脂柱时，离子交换基团相反电荷的离子将不被交换，从柱子下端随流动相一起流出，而具有与离子交换基团相同电荷的离子则被交换吸附到柱子上，用适当流动相洗脱下来，即可达到混合物分离的目的。

在离子交换树脂中，强酸型和强碱型的应用范围最广。在中药制药分离过程中，更多是用于含氮类成分的分离纯化，如氨基酸、肽类、生物碱等；有机酸吸附后解离率一般较低，大多不适用。根据分离物质的电荷性质选择离子交换树脂的类型，如果待分离物质是阳离子，则选择阳离子交换树脂；如果是阴离子，则选择阴离子交换树脂。此外，还可根据样品分子的大小，选择合适的离子交换树脂孔径。如在分离大分子的情况下，一般选用交联度小，网孔较大的离子交换树脂，而分离生物碱、有机酸、氨基酸等小分子时，则选用交联度大，网孔较小的离子交换树脂；分离生物碱时，可用强酸型树脂，以氨水或氨性乙醇洗脱；对有机酸的分离，可将粗提取液直接通过强碱型离子交换树脂。

复方黄连注射剂是以黄连解毒汤为基础，采用现代制剂生产工艺制备的复方中药注射剂，主要成分为黄连、黄柏、黄芩、栀子4味中药。这4种药材都含有大量有色物质，导致制备的注射剂颜色太深，一方面影响制剂的澄明度，另一方面也影响产品的稳定性。通过比较活性炭吸附法、氧化铝吸附法、铅盐沉淀法、石灰乳沉淀法、硅胶吸附法5种脱色工艺方法的脱色效率，所得结果是硅胶脱色效率最佳，说明复方黄连注射剂中的色素主要是亲水性色素，氧化铝虽然也是极性吸附剂，但吸水性大，而且其吸附能力与被吸附物质的极性有关，所以对复方黄连注射剂中的色素物质吸附性较差。同时硅胶脱色后药液的色泽、气味的变化及脱色后期处理等都优于其他脱色方法[13]。

（五）聚酰胺

聚酰胺是一类结构中含有重复单位酰胺键（—CONH—）的高分子聚合物，结构通式为［NHRNH—COR₂CO］ₙ，酰胺基团上的O、N原子在酸性介质中的阴离子，可与酚类、酸类、醌类、黄酮类等富含酚羟基的化合物形成氢键而吸附，吸附的强度主要取决于化合物中羟基的位置和数目，以及溶剂与化合物或溶剂与聚酰胺之间形成氢键的缔合能力大小[14]。

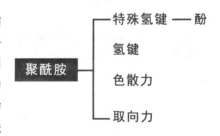

注射用辛芍冻干粉针是由灯盏细辛和赤芍经提取纯化制成的中药冻干粉针剂，具有活血化瘀，痛经活络的功效，主要有效成分为芍药苷和野黄芩苷。原药材中鞣质成分较多，通过聚酰胺除鞣质吸附，能有效去除样品中的鞣质，芍药苷的转移率明显高于其他方法，而且异常毒性显著降低，制剂的安全性得到有效保证[15]。

例如，咖啡酸、阿魏酸、苯甲酸过聚酰胺柱时，没有酚羟基的苯甲酸最先流出，而咖啡酸与阿魏酸被吸附，继续上样后，含2个酚羟基的咖啡酸会与含1个酚羟基的阿魏酸竞争与聚酰胺结合，进而阿魏酸被洗脱流出。

复方当归注射液、血必净注射液、复方川芎注射液等中药注射液中均含有川芎药材，川芎中主要有效成分为阿魏酸，一般采用大孔树脂吸附，用酸水清洗时可将蛋白质、多糖、树脂的杂质一步除去，但鞣质与大孔树脂结合紧密，不易被洗脱下来，当用不同浓度的乙醇作为洗脱剂时，乙醇浓度越高，阿魏酸的解吸率与解吸速率越高，但原来吸附在大孔树脂上的鞣质也被一并洗脱

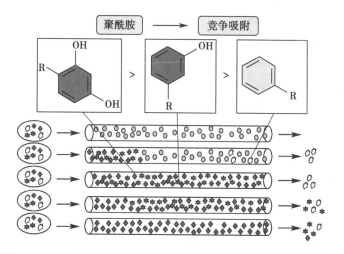

下来，降低乙醇浓度，阿魏酸的解吸率降低，解吸速率明显下降，而聚酰胺对鞣质有极强的吸附能力，可将注射剂中鞣质的去除。因此可将大孔树脂与聚酰胺吸附联用，对大孔树脂纯化后的川芎提取物，进一步采用聚酰胺吸附的方法清除鞣质[16]。

三、萃取分配原理

萃取（extraction）是依据目标物在互不相溶的两相中分配不等的原理，利用液体或超临界流体为溶剂，使混合物中目标物完全或部分分离纯化的操作。萃取是传质的过程。

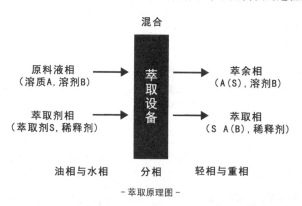

- 萃取原理图 -

反萃取（back extraction） 当完成萃取操作后，向萃取相中加入另一种萃取剂（如不同 pH 的水相），将目标产物从萃取相转入到第二种萃取剂中的萃取操作称为反萃取，第二种萃取剂称为反萃取剂。反萃取操作是为了进一步纯化目标产物或便于下一步分离操作。

对于一个完整的萃取过程，常常在萃取和反萃取操作之间交替进行，并增加洗涤操作，洗涤操作的目的是除去与目标产物同时萃取到有机相的杂质，提高反萃液中目标产物的纯度。

萃取过程实际上就是被萃取物在两相中的作用力平衡的过程，分子间作用力直接与溶质的溶解有关，包括静电作用、范德华力、氢键等。当萃取体系的性质不同时，物质进入两相体系后，由于表面性质、电荷作用和各种作用力（氢键、离子键和范德华力等）的存在和环境因素的影响，使其在上、下相的浓度不同，从而达到分离的目的。

溶质的分配定律（Nernst）

在恒温恒压条件下，溶质在互不相溶的两相中达到分配平衡时，则其在两相中的平衡浓度之比为常数。

即　$K = \dfrac{c_1}{c_2}$

K 称为分配系数

c_1——平衡时萃取相中溶质的浓度

c_2——平衡时料液相溶质的浓度

萃取相中起萃取作用的组分称为萃取剂 S，起溶剂作用的组分称为稀释剂 B 或原溶剂。待分离的一相称为被萃相，萃取后成为萃余相 R，以稀释剂为主；用做分离剂的相称为萃取相 E，以萃取剂为主。

萃取率：表示一种溶剂对某种溶质的萃取能力。

$$\eta = \frac{\text{萃取相中溶质总量}}{\text{原始料液中溶质总量}} \times 100\%$$

萃余率：一种溶剂对某种溶质的萃取能力的另一种表示方式（用萃余相中溶质总量与原始料液中溶质总量之比表示）。

萃取剂通常需要回收后循环使用，萃取剂回收的难易直接影响萃取的操作费用。回收萃取剂所用的方法主要是蒸馏。若被萃取的溶质是不挥发的，而物系中各组分的热稳定性有较好，可采用蒸发操作回收萃取剂。在一般萃取操作中，回收萃取剂往往是费用最多的环节，有时某种萃取剂具有许多良好的性能，仅由于回收困难而不能选用。

四、微滤与超滤

（一）微滤

微滤是最早使用的膜技术，是以多孔薄膜为过滤介质，使不溶物浓缩的过滤操作。微滤膜通常截留粒径大于 $0.05\,\mu m$ 的微粒，膜孔径范围为 $0.1\sim5\,\mu m$，介于常规过滤和超滤之间。既可用于中药液体制剂的澄清，也可以用于中药的精制分离。

在中药注射液的生产中，选用合适的过滤膜，可去除液体中的细小微粒以及蛋白质、淀粉、多糖等无效大分子成分，这样既可以提高药物制剂的纯度和澄明度，又能最大限度地保留有效成分。

（二）超滤

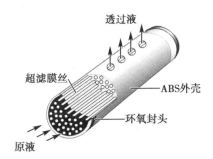

超滤是一种利用膜分离技术的筛分过程，以膜两侧的压力差为驱动力，以超滤膜为过滤介质，在一定的压力下，当原液流过膜表面时，超滤膜表面密布的许多细小的微孔只允许水及小分子物质通过而成为透过液，而原液中体积大于膜表面微孔径的物质则被截留在膜的进液侧，成为浓缩液，因而实现对原液的净化、分离和浓缩的目的。超滤过程中，膜表面机械截留（筛分）、孔中停留（阻塞）及孔内的膜吸附（一次吸附）三种方式影响成分的透过。

超滤膜的截留相对分子质量范围 $1000\sim1\,000\,000Da$，而中药有效成分的分子量大多数不超过 1000Da，而无效成分如淀粉、蛋白质、树脂等属于相对分子质量在 50\,000Da 以上的高分子物质。因此，选择一定截留分子量的超滤膜可以实现有效成分和杂质的分离，还能够保留中药原有的复方特色，最大程度上发挥药效。目前，超滤膜在中药注射剂生产应用中主要涉及过敏性物质和高分子物质的去除。

1. 超滤技术提高中药注射剂的澄清度

中药注射剂中残留的鞣质、蛋白质、黏液质、色素、淀粉、树胶等大分子化合物，久置后能够造成注射剂浑浊。为防止杂质析出产生沉淀，生产厂家广泛使用吐温 80 作为增溶剂。吐温 80 虽然可以明显改善药液的澄明度，增加药物的稳定性，然而使用不当却能引起降压、溶血等不良反应，甚至还能够导致严重的非免疫学过敏反应。超滤技术可以将残留在中药注射剂中的鞣质、蛋白质、黏液质、色素、淀粉、树胶等大分子化合物滤除，采用这种技术制备的中药注射剂其澄清度大大改善，不溶性微粒数明显少于采用常规三级过滤法滤过的注射剂。用超滤技术制备的丹参注射液，不采用助溶剂吐温 80 也可以获得较好的澄明度。

2. 超滤技术去除中药注射剂中的热原

中药注射剂中的热原主要是细菌内毒素，为革兰氏阴性菌外壁层的脂多糖物质，此类物质具有较强的耐热性和化学稳定性，不易被除灭。传统的热原去除法是活性炭吸附法，其缺点是操作时间长、活性炭对有效成分有一定吸附作用、药液需要加热。而超滤技术是利用热原的可滤过性，选用截留相对分子质量小于热原孔径的膜来去除热原，在此过程中，无相变、无需加热，能最大程度地保留有效成分。

> 采用截留相对分子质量为 10 000~30 000Da 的超滤膜可较好地去除清开灵注射液、川参通注射液、刺五加注射液中的热原。甘草素是一种从甘草中提取的二氢黄酮单体成分，在自然界中主要以糖苷的形式存在，在甘草素注射液制备工艺中，采用超滤法去除细菌内毒素，与活性炭吸附法相比，其主药吸附率和细菌内毒素去除率均较优。

3. 超滤技术对中药注射剂有效成分的影响

超滤技术作为一种膜分离技术，能够滤过小分子物质，而将大分子杂质截留，从而实现分离，该技术对于中药有效成分影响的研究已有大量报道，在一些制剂的制备过程中，该方法对中药有效成分的保留远远优于醇沉法和渗漉法。

五、超临界流体萃取

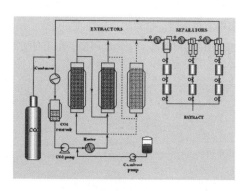

超临界流体是指在临界温度（Tc）和临界压力（Pc）以上，以流体形式存在的物质，这种流体同时具液体的高密度和气体的低黏度的双重特性。超临界流体萃取（supercritical fluid extraction，SFE）的原理是利用超临界流体的溶解能力与其密度的关系，即利用压力和温度对超临界流体溶解能力的影响而进行的。在超临界状态下，将超临界流体与待分离的物质接触，使其有选择性地把不同极性、沸点和分子量的成分依次萃取出来。当然，对应各压力范围所得到的萃取物不可能是单一的，但可以控制条件得到最佳比例的混合成分，然后借助减压、升温的方法使超临界流体变成普通气体，被萃取物质则完全或基本析出，从而达到分离提纯的目的。所以，超临界流体萃取过程是由萃取和分离过程组合而成的。

常用二氧化碳、氧化亚氮、乙烷、乙烯、甲苯等物质作为超临界流体提取天然产物。其中CO_2最受青睐。其特点在于[17]：

① CO_2的临界温度接近室温（31.06℃），对易挥发性或生理活性物质极少损失和破坏，特别适合于天然活性物质成分的萃取分离；

② CO_2安全无毒，适于食品药物，萃取分离一次完成，且无溶剂残留；

③ CO_2是不易燃的惰性气体，操作安全，价廉易得；

④ CO_2在室温下的液化压力仅为4~6MPa，便于储存和运输，临界压力适中（7.14MPa），操作条件易达到；

⑤ 压力和温度都可以成为调节萃取过程的参数，压力固定，改变温度可将物质分离；反之温度固定，降低压力使萃取物分离，因此工艺流程短、耗时少；

⑥ 对环境无污染，流体可循环使用，真正实现生产过程绿色化。

例如，小檗碱是多种中药注射液（复方茵陈注射液、复方穿琥宁注射液等）的原料成分之一，可以利用超临界流体萃取。将超临界流体CO_2与原药材粗粉接触，使小檗碱充分溶解，然后减压、升温，使超临界流体CO_2变成气体，小檗碱析出。全过程不用有机溶剂，萃取物无残留溶媒，安全性好，萃取效率高且能耗较少，节约成本，工艺简单易掌握，萃取速度快[18-19]。

六、结晶与晶型

从动力学上讲，范德华力即分子间的吸引力，因没有方向性和饱和性，使分子有序排列的趋向降低，影响结晶能力，或使结晶变得很缓慢，分子链的刚性可以具有一定的结晶性表现。从热力学上讲，氢键是有方向性的分子间力，利于分子有序排列形成稳定的结晶。

晶型的不同，分子间作用力也不同，物质的理化性质如熔点、溶解度、稳定性也不同。有些化合物结晶直接影响药物在体内的溶出速度、生物利用度、作用时间以及毒副作用等。

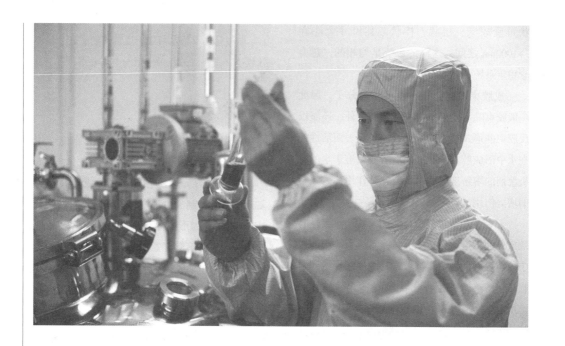

第三节　注射剂制备与增加水溶性原理

药材中药效成分提取与中药注射剂药效直接相关，在中药注射剂制备过程中很多药效成分因分子存在状态、成分难溶或不溶造成注射剂产品不达标。本节主要从增加药效成分水溶性方面出发，分别通过改变分子状态、分子成盐、溶剂潜溶来提高药效成分转移率。

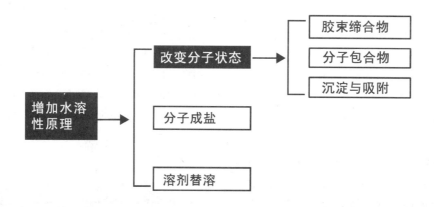

一、改变分子状态

化合物分子在水中的存在状态直接影响着化合物的溶解性，分子存在状态改变，溶解度随之改变。

1. 胶束缔合物

表面活性剂分子的亲脂尾端聚于胶束内部，避免与极性的水分子接触；分子的极性亲水头端则露于外部，与极性的水分子发生作用，并对胶束内部的憎水基团产生保护作用。胶束的形状可呈球状、层状、棒状，其尺寸大小在1~1000nm之间，这样的系统是均相的，热力学稳定系统，称为缔合胶束溶液。

成胶束的化合物一般为两亲分子，因此一般胶束除可溶于水等极性溶剂以外，还能以反胶束的形式溶于非极性溶剂中。表面活性剂在水中形成胶束后，能使不溶或微溶于水的有机溶剂的溶解度显著增大，这种作用称为胶束的增溶作用。

目前，胶束已经广泛应用于中药难溶性有效成分的增溶，如黄酮类、挥发油类等难溶性中药经表面活性剂增溶后，其浓度已经达到了临床治疗有效浓度。吐温80是中药注射剂的常用增溶性辅料。《中国药典》2005版一部、《中药部颁标准》和《中药注射剂标准2002试行版》共计收载102个中药注射剂品种，其中注明含有增溶性辅料的有35个，且全部为吐温80。

2. 分子包合物

包合物结构中含有两种结构单位：一种是能将其他化合物"限定"在它的结构空穴里的物质，称为包合剂或主体分子；另一种是被"限定"在包合剂的结构空穴中的化合物，称为客体分子。对于中药中水溶性差的化合物，为了改善其在水溶液中的溶解性，通过选择不同辅料包合，将难溶性分子包入水溶性包合剂的内腔结构中，从而增加其水溶性。

环糊精分子具有略呈锥形的中空圆筒立体环状结构，表现出外端亲水，内部疏水的特征。环糊精能有效增加一些水溶性不良的药物在水中的溶解度，提高药物（如挥发油）的稳定性和生物利用度；减少药物（如穿心莲）的不良气味或苦味；降低药物的刺激和毒副作用；以及使药物（如盐酸小檗碱）缓释和改善剂型。

采用羟丙基β-环糊精包合可以显著增加薄荷脑在水中的溶解度，随着羟丙基β-环糊精浓度从5%增加到30%，薄荷脑在水中溶解度增加172~2631倍。从而有利于其制成水溶液制剂；而且动物药效实验证明：薄荷脑羟丙基

β-环糊精包合物水剂注射液镇痛效果好，刺激性较小，是一种无色的长效局部镇痛剂[20]。

二、分子成盐

成盐增加水溶性原理是离子与水的作用力大于分子与水间的分子作用力。

中药复方为性质各异、多种成分共存的复杂体系，在制药过程中，酸碱成分通过调节pH值使化合物形成离子态而增加水溶性是处理酸碱性成分溶解度常用的方法。植物间的有机酸（碱）如果成盐后水溶性增加，则会相互助溶。分子与分子成盐后可以显著地提高成分的水溶性。

复方当归注射液由当归、川芎、红花三味药组成，具有活血通经，祛瘀止痛等功效，其主要药效成分阿魏酸水溶性较差，在制剂生产中使其成盐，从而制成真溶液性质的注射液。由于离子态成分溶于水，制剂稳定，配液长时间放置也不会析出。

三、溶剂潜溶

潜溶剂是混合溶剂的一种特殊的情况。药物在混合溶剂中的溶解度一般是各单一溶剂溶解度的相加平均值。在混合溶剂中各溶剂在某一比例时，药物的溶解度比在各单纯溶剂中溶解度出现极大值，这种现象称为潜溶，这种溶剂称为潜溶剂。

在甘草素注射液中，可以加入适量的丙二醇以提高甘草素的水溶性[21]，以原药材投料的中药注射液，当提取物中含有较难溶于水的有效成分时，常采用复合溶剂。如银杏内酯难溶于水，含银杏叶提取物的银杏叶注射液、银杏达莫注射液均用水-乙醇-甘油（80∶8∶12）复合溶剂以改善其溶解性。

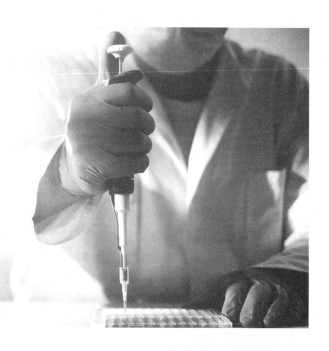

第四节 大分子特性与注射剂制备

　　中药注射剂的安全性问题一直受到社会的广泛关注，根据前期分析，中药注射剂中微量大分子物质如蛋白质、缩合鞣质等可能是导致其安全性的重要原因。因此，去除中药注射剂中大分子物质显得尤为重要。本节主要分为三个部分：大分子特性，大分子去除原理与大分子成分注射液制备。其中，去除大分子方法主要有醇沉、超滤、沉淀与吸附，制备大分子注射液主要以糖肽和多糖类举例讲述。

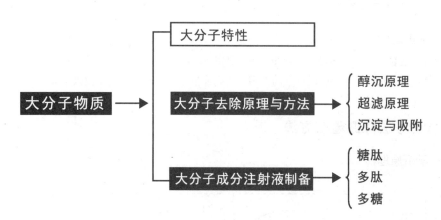

一、大分子特性

大分子特性 {
具有一定水溶性，分子大，水溶性差

迁移性差，有黏性

容易水解

醇溶性差

分子体积大
}

大分子物质是指分子量成千上万的化合物，最典型的就是多糖和蛋白质。大分子物质具有特殊的分子作用力，决定了它的特性。多糖分子量变大了以后就不溶于水了，有机溶剂就更不容易溶解了。分子作用力除了相互作用，还是一个平衡，最后趋向于大分子间作用力强。大分子间的作用力特别强，就容易聚集在一起，溶解就困难。可以利用这一特征将中药中的大部分大分子物质去除掉。最简单的，这些大分子物质在醇里面不溶，就可以用醇沉的方式获得这些大分子物质。

在提取过程中，一些大分子物质是不容易提取的。蛋白质要反复用高压锅蒸，把它做成水解产物才能溶出来。多糖也是一样的，在溶解的基础上还有迁移的问题，运动会影响大分子物质的一些特征。

针对大分子物质，主要讲蛋白质和多糖两类：

蛋白 {
有等电点，局部离子化，局部疏水亲水

离子态

易氧化

胶体，团聚
}

多糖 {
中性多糖

酸性多糖 {
游离态

离子态
}
}

大分子物质还有一个共同特征，就是大，分子体积大，从而存在分子内腔、分子间隙，就会形成缔合、包合、结合。多糖、淀粉也会起到助溶增溶作用。蛋白更能起到助溶增溶作用，因为蛋白本身具有亲水、疏水表面活性剂的作用，否则血液中的"油"就会析出来了。

二、大分子去除原理与方法

1. 醇沉原理

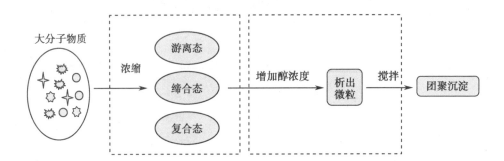

醇沉是中药注射剂最常用的除杂方法之一。药材先经水煎提取，其中生物碱、有机酸盐、氨基酸类等水溶性有效成分被提取出来，同时也浸提出很多水溶性杂质。醇沉法就是利用有效成分能溶于乙醇而杂质不溶于乙醇的特性，在加入乙醇后，有效成分转溶于乙醇中而杂质则被沉淀出来。醇沉的目的是为了除去杂质（如多糖和蛋白质等）而保留药物有效成分，因而醇沉单元操作工艺及其设备的适用性将密切关系着中药注射剂的安全性、稳定性和有效性。

> 丹参滴注液是临床最常用的中药注射剂之一，主要用于心绞痛、心肌梗死等疾病的预防和治疗，疗效显著。但由于中药注射剂成分复杂，常常引起变态反应、心血管系统、中枢神经系统及消化系统等不良反应[22]。目前认为，引起中药注射剂不良反应的成分主要为蛋白、聚合物等大分子物质，采用酶联免疫吸附剂测定法（ELISA 法），以丹参蛋白为检测指标研究丹参滴注液制备工艺中去除蛋白的效果，丹参提取药液经醇沉及超滤工艺后蛋白量大大降低[23]。

2. 超滤原理

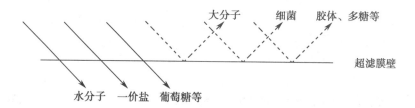

超滤法其独特的特点是有效膜面积大，分离效率高，无二次污染，滤速快，不易形成表面浓度极化现象，无相变，耗能小，可在常温下进行操作，对分离热敏性、保味性的药物尤为适宜[24]。

> 伸筋草有祛风散寒、除湿消肿、舒筋活血等功用，还有较强的抗炎、镇痛等作用。药理实验证明，用水醇法制备的伸筋草注射液对大鼠实验性矽肺的疗效不佳，而用超滤法制备的注射液有较好的疗效，进一步的药理实验也证实了这一点。采用两步超滤法进行伸筋草注射液的中试生产研究，工艺流程简单，可除去药液中小分子杂质，且所得注射液澄明度好[25]。

3. 沉淀与吸附

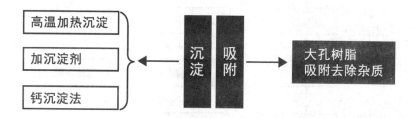

蛋白质属于两性电解质，根据所处溶液 pH 不同，表面净电荷可正可负。研究认为，蛋白质吸附过程中的相互作用包括氢键、静电和疏水等非共价的相互作用[26]。

3 种方法相互作用的本质都与静电作用相关。其中氢键的形成是由于电负性原子与氢形成的基团中，氢原子周围分布的电子少，正电荷氢核与另一电负性强的原子之间产生静电吸引，从而形成氢键。疏水相互作用又称为非极性相互作用，发生于非极性基团之间，蛋白质同时含极性和非极性的基团，当蛋白质处于水溶液中时，极性基团之间以及极性基团与水分子之间易发生静电吸引而排开非极性基团，因此疏水相互作用并非是疏水基团之间有吸引力的缘故，而是非极性基团由于避开水的需要而被迫接近。这些相互作用本身与小分子的吸附没有差别。蛋白质吸附的独特性在于吸附的是大分子，以及吸附过程蛋白质可以发生各种物理（如构象变化）和化学的变化[27]。

多糖是由糖苷键结合的糖链，至少要超过 10 个的单糖组成的聚合糖高分子碳水化合物。多糖作为一种生物活性物质，在诸多方面有着重要作用，比如免疫调节、抗肿瘤、抗病毒、抗氧化、降血糖等；而多糖的吸附一般采用活性炭和树脂吸附，以大孔树脂吸附除杂为例，大孔树脂主要通过色散力（类似于刷型作用力），对结构较大且具有共轭双键或芳环结构、色散力强的物质具有良好的吸附性，如三萜皂苷、黄酮、醌类、芳香酸、二萜及部分环烯醚萜苷等。

三、大分子成分注射剂制备

1. 糖肽

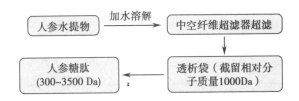

以人参糖肽注射液为例，取人参水提物，加水搅拌至完全溶解，通过中空纤维超滤器超滤，加水稀释，采用截留相对分子质量1000Da的透析袋，加水透析4小时，即得低相对分子质量人参糖肽[28]。

2. 多糖

中药多糖注射剂制备流程图：

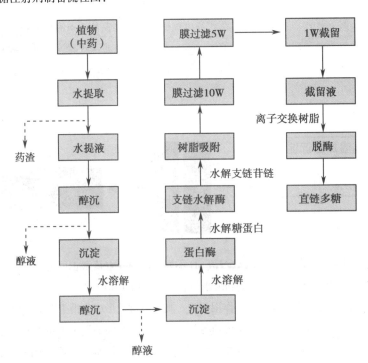

人参多糖注射液工艺流程为:

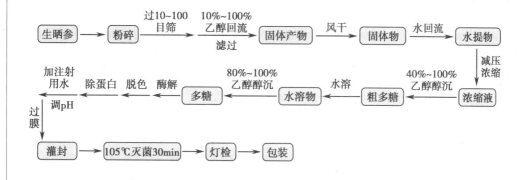

人参多糖注射剂是用乙醇回流法等提取人参多糖类成分制成的人参多糖注射液、注射用人参多糖浓缩液或注射用人参多糖无菌粉末。选取洗净的生晒参,粉碎,过10~100目筛,加10%~100%的乙醇回流提取,过滤,将醇提后得到的固体产物风干,向风干的固体物中加水回流提取,减压浓缩水提液,加40%~100%乙醇醇沉,得粗糖提取物,经水溶再加入80%~100%乙醇醇沉,得精制糖提取物,再经酶解、脱色及除蛋白,柱层脱色分离及膜分离制得人参多糖注射剂[29]。

猪苓多糖冻干粉针剂工艺流程为:

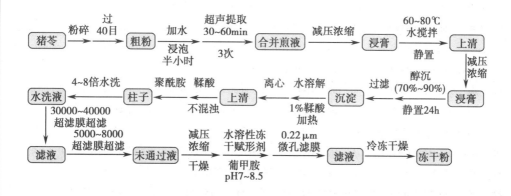

以猪苓多糖冻干粉针剂为例:取猪苓药材,粉碎,过40目筛,加水浸泡半小时,超声提取30~60min,提取3次,合并提取液,减压浓缩成浸膏。在浸膏中加入60~80℃水搅拌,静置,取上清液,减压浓缩,加乙醇至含醇量为70%~90%,静置24小时,过滤,沉淀备用,将沉淀加水溶解,搅拌滴加1%鞣酸的同时加热,煮沸后离心除去沉淀物,继续加鞣酸至不产生混浊,过聚酰胺柱,用4~8倍水洗脱,收集水洗液,用截留分子量为30 000~40 000的超滤膜超滤,滤液再用截留分子量为5000~8000的超滤膜超滤,收集未通过液,减压浓缩,干燥,加入水溶性冻干赋形剂,用葡甲胺调节pH值为7.0~8.5,用0.22μm微孔滤膜过滤,冷冻干燥,即得[30]。

参考文献

1. 陈彦，范晨怡，贾晓斌，等．注射用金银花提取物制备的工艺改革．中成药，2006，28（12）：1816-1817.

2. 刘继鑫，王克霞，李朝品．水蒸气蒸馏法提取中药挥发油存在的问题及解决方法．时珍国医国药，2008，19（1）：97-98.

3. 魏胜华．金银花注射液的制备及应用．中国现代应用药学杂志，2000，17（1）：68-69.

4. 江苏新医学院编．中药大辞典．上海：上海科学技术出版社，1986：1405.

5. 李冬华，马潇，宋平顺，等．三种方法提取当归挥发性成分的气相色谱-质谱联用分析．西部中医药，2013（8）：15-18.

6. 赵华，白成君．易挥发植物中药材种类及储存方法研究．医药卫生，2015，1（8）：17.

7. 孟根达来，谷福根，张爱武，解红霞．蒙药木香挥发油组分在其β-CD包合物中的转移率．内蒙古医科大学学报，2014（1）：49-54.

8. 陈修文，曾峥，唐文文，等．大孔树脂纯化银杏叶中总黄酮的工艺研究．湖南科技学院学报，2015（5）：58-60.

9. 王锦军，潘朝旺．注射用人参总皂苷的制备工艺研究．荆门职业技术学院学报，2009，24（2）：29-38.

10. 罗顺德，王萍．活性炭对中药注射剂中生物碱类成分的影响．中成药研究，1983（05）：3-4.

11. 刘晓谦，王锦玉，仝燕，等．复方苦参注射液关键工艺研究．中国中药杂志，2011，36（6）：666-671.

12. 周恩丽，王仁杰，李淼，等．银杏二萜内酯葡萄胺注射液活性炭吸附工艺的优选．中国中药杂志，2015，40（20）：3993-3997.

13. 徐芳，谭棱新，贺兰，毛宇，贺健华．复方黄连注射剂脱色工艺研究．中草药，2013，44（17）：2386-2390.

14. 薛扬，吴唯．聚酰胺树脂的层析分离应用．化工新型材料，2005，33（4）：50-53.

15. 苏红，兰燕宇，马琳，等．采用聚酰胺除辛芍冻干粉针中赤芍提取物鞣质的工艺研究．中国中药杂志，2008，33（6）：632-635.

16. 初阳，宋洪涛，李丹，等．注射用川芎提取物提取纯化方法的优选．中草药，2009，10：369-374.

17. 斯黎明．超临界流体技术及其在中药生产中的应用．医药工程设计杂志，2004，25（5）：11-13.

18. Liu B，Li W，Chang Y，et al．Extraction of berberine from rhizome of Coptis chinensis Franch using supercritical fluid extraction．J Pharm Biomed Analysis，2006，41（3）：1056-1060.

19. Keiichi Suto，Shinichi Kakinuma，Yuji lto，et al．Determination of berberine and palmatine in Phellodendri Cortex using ionpair supercritical fluid chromatography online coupled with ionpair supercritical fluid extraction by on-column trapping.J Chromatogr A，1997，786（2）：371-376.

20. 陈勤，郭鹏．水溶性薄荷脑羟丙基β-环糊精包合物长效镇痛注射液的研制．广东药学院学报，2009，25（4）：339-342.

21. 黄雨婷，顾杰，姚仲青，等．甘草素注射液制备工艺研究．中国药学杂志，2016，51（4）：289-292.

22. 王桂芝，胡海涛，董大伟，等．中药注射剂不良反应原因与对策．中国伤残医学，2011，19（1）：73-74.

23. 丁宁，郑云枫，程建明，等．酶联免疫吸附测定法考察丹参滴注液去除蛋白工艺的研究．中成药，2012，34（4）：657-660.

24. 张来华，王博，朱盛山．中药水提液纯化技术研究进展．亚太传统医药，2009，5（7）：154-156.

25. 贺立中，徐德云，黄泽华，等．采用超滤技术制备伸筋草注射液的中试生产研究．中成药，2002，24（2）：137.

26. 李学刚，董佳里，张光先．表面张力法研究表面活性剂和肌酸激酶相互作用．西南农业大学学报，1997，19（1）：1-5.

27. 王军，桂红星．蛋白质吸附分离研究进展．热带农业科学，2009，29（1）：59-63.

28. 王颖，陈英红，罗浩铭，姜瑞芝．透析法制备低相对分子质量人参糖肽的工艺及其性质考察．中国实验方剂学杂志，2012，18（18）：14-16.

29. 兰树敏，陶遵威，陈卫平．人参多糖注射剂及其制备方法：CN 101744770 A.2010.

30. 张海峰．一种猪苓多糖冻干粉针剂及其制备方法：CN 1682751.2005.

03

第三章　中药注射剂生产过程的成分转变

大多数中药注射剂都含有复杂化学成分，其有效应物质也是个"复杂成分体系"，在制剂生产过程中，保证药品质量的均一性是极具有挑战性的工作。在生产过程中，除了中药成分转移会影响到其成分组成及含量之外，还有一个重要因素是成分转变。中药在生产过程中如药材加工炮制、提取、精制、浓缩、干燥，始终伴随着成分转变，如水解、氧化反应等。因此，严格控制生产工艺，不仅仅要从影响成分转移的因素来控制，还要在充分理解生产过程对成分转变影响的基础上进行更严格地控制，这样才能真正做到药物质量的均一性。

所谓中药成分转化，是指中药中原有的成分在生产环节中变化成了其他成分。如果是中药成分之间的相互转变，会影响到提取率、萃取率、保留率等，而转变成新的结构时，则会影响药物的疗效或安全性。因此，中药制药过程中每步工艺的实施，均会对产品质量产生较大的影响，这其中化学成分变化也存在一定的规律性，在中药注射剂生产过程中必须对其进行了解、掌握，进而从生产过程中控制化学反应，确保药品批次之间的均一与稳定。

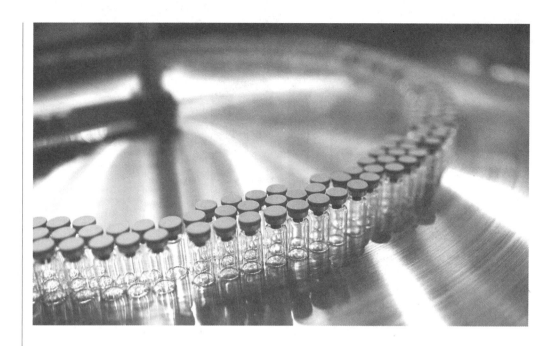

第一节　中药注射剂常见化学反应

　　中药成分的化学稳定性是不一样的，有的成分相对稳定，有的成分化学活泼性强而易于变化。中药大部分是以溶液状态进行生产，加工处理过程中长时间受热，容易发生化学反应，尤其是俗称的热敏性成分，在中药注射剂生产过程中转化率高，成为中药注射剂质量的控制关键。

　　在长期生产实践过程中积累了很多数据，对中药生产过程的主要化学反应进行了总结。本章节将进一步用实例阐述中药注射剂生产过程中的反应与生产控制，针对生产过程中的主要反应如水解反应、氧化反应、美拉德反应、异构化反应、迁移转化反应、脱小分子反应等进行总结，指导生产应用。

一、水解反应

　　水解反应是水与另一种化合物之间的反应，将该化合物分解为两部分，水中氢原子加到其中的一部分，而羟基加到另一部分，因而得到两种或两种以上化合物的反应过程。中药成分的水解大多是在稀碱溶液或稀酸溶液中发生，有些仅在水溶液中就能顺利进行的，而有些则是在加热的条件下发生。水解反应主要包括苷的水解、酯的水解以及肽键的水解。

　　在中药生产过程中水解是最常见的化学反应，其中大分子的主要物质如多糖、蛋白、多肽由于受热即可水解，因此在提取、浓缩等过程中大分子物质的组成呈动态变化。此外，一些小分子物质也会发生水解反应，尤其是芳香苷类成分。

（一）苷类水解

天然产物中苷类化合物是由糖或糖的衍生物与另一非糖物质通过糖的端基碳原子连接而成的一类化合物。从结构上看，绝大多数的苷类化合物是糖的半缩醛羟基与苷元上的羟基脱水缩合，成为具有缩醛结构的物质。苷元上形成苷键以连接糖的原子称为苷键原子，也称苷原子。苷键原子通常是氧原子，少数情况下还有硫原子、氮原子和碳原子，其中以氧、氮苷键较容易水解。

中药注射剂生产中的苷类化合物的水解结构转化，影响到注射剂中苷类成分的结构组成或成分含量组成。

1. 酸水解

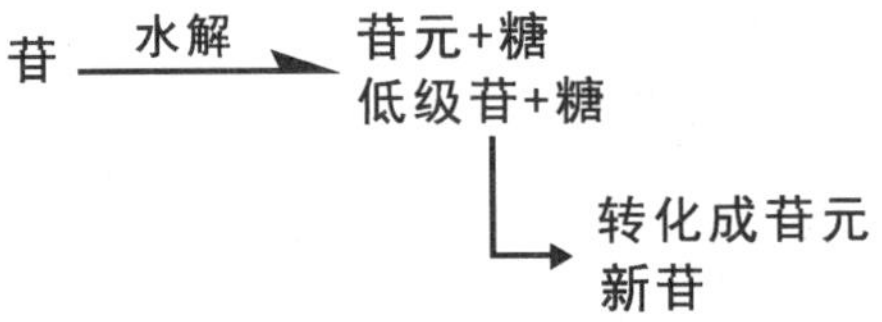

$$苷 \xrightarrow{\;水解\;} \begin{array}{l} 苷元 + 糖 \\ 低级苷 + 糖 \end{array} \longrightarrow \begin{array}{l} 转化成苷元 \\ 新苷 \end{array}$$

苷键易被稀酸催化水解，反应可在水中或者稀醇中进行。酸催化水解的难易与苷键原子的碱度，即苷原子上电子云的密度及其空间环境有密切关系。氮原子碱度高，易于接受电子，故氮苷最易发生酸水解反应。而碳原子上无游离电子对，不能质子化，故碳苷很难发生水解。

在 $O-$ 苷键中，酚苷（如黄酮苷、蒽醌苷、苯醌苷、萘醌苷等）因苷元部分有供电子结构，其水解比醇苷（如萜醇苷、甾醇苷等）容易得多。某些酚苷如蒽醌苷、香豆素苷不用加酸，只需加热就能水解出苷元。

> 苦黄注射液中大黄蒽醌苷，由于氧原子向苯环的供电子效应，使得氧原子裸露，容易与糖基部分分离，较醇苷（如甘草酸）更易水解成苷元。

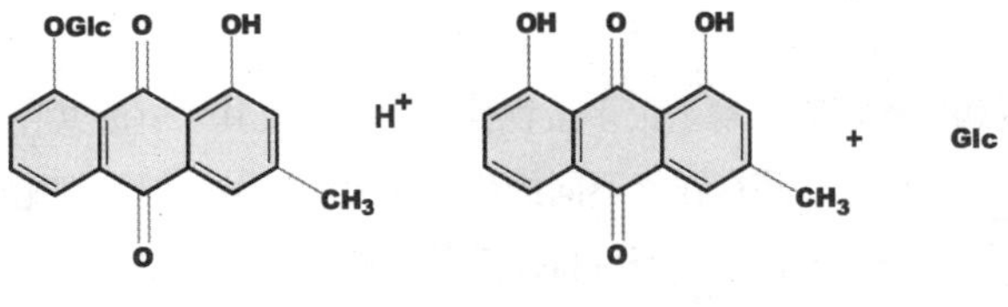

2. 碱水解

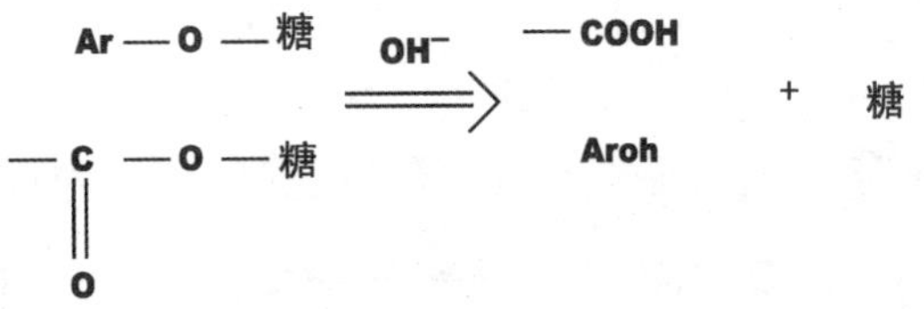

酯苷、酚苷、烯醇苷等，由于使 $\alpha-$ 氢活化，在碱液中易使苷键裂解。影响酯水解的因素主要为电子效应和空间效应，酯的水解速率决定于酯结构中基团的结构和性质。

丹红注射液中的丹酚酸 B 可同时发生酯键及醚键的碱水解，同时伴随着呋喃环的开环，转化生成丹参素、原儿茶醛、丹酚酸 D 等[2-3]。

而丹参滴注液中，以丹参素、原儿茶醛为主要药效物质，因此在工艺中将药液调 pH 至碱性，再加热煮沸，促进成分水解。

3. 酶水解

苷类化合物易受酶的作用而水解。很多植物苷类化合物及其水解酶共存，多数在植物中由于细胞膜的阻隔作用，所含成分与酶存在于不同的部位而无法接触，但当细胞膜破裂后，因所含成分与酶接触而发生酶解反应。如桃仁，药材粉碎后苦杏仁苷大部分被水解。同样，黄芩药材贮存会变绿色也是因为酶解反应。

（二）酯类的水解

酯类分子中 R 和 R′ 基团含吸电子基对碱水解反应有促进作用。同样，内酯环五元环内酯因环张力，比六元内酯环容易水解。

香豆素类成分是一类具有苯骈 α- 吡喃酮母核的天然产物的总称，在结构上可以看成是顺式邻羟基桂皮酸脱水形成的内酯类化合物。香豆素类分子中具有内酯结构，碱性条件下可水解开环，生成顺式邻羟基桂皮酸的盐。顺式羟基桂皮酸盐溶液经酸化至中性或酸性即闭环恢复为内酯结构。

血必净注射液中含有赤芍，而赤芍的主要成分芍药苷结构中含有苯甲酸酯键及糖苷键，对碱性环境和温度非常敏感，所以在提取精制过程中应避免溶液 pH 值过高而使成分发生变化[1]。

（三）肽类的水解

一个氨基酸的羧基与另一个氨基酸的氨基脱水缩合形成的酰胺键，又称为肽键。肽键在酸性或碱性条件下均能水解。中性溶液中加热条件下也会发生水解反应，而酶水解是肽键高效的水解方法，很多动物多肽、氨基酸均采用酶解方法。

动物类中药以蛋白质为主，但植物类中药也含有一定的蛋白、多肽。清开灵注射液的生产工艺中，水牛角中主要成分是角蛋白，以碱水解液入药，其主要药效成分为各种氨基酸。以含量较高的 12 种氨基酸作为研究对象，分析发现水牛角水解过程中除丝氨酸随水解过程的进行含量逐渐减小外，其余 11 种氨基酸均随水解过程的进行含量逐渐升高，最后均达到平衡。但各种氨基酸水解至平衡的时间有一定的差异，最快的如天门冬氨酸与甘氨酸在 150min 左右即达平衡，而丝氨酸、亮氨酸与组氨酸到 500min （8 小时）左右才达平衡，其余氨基酸均在 300min 左右达到平衡。而水牛角的水解时间长达 7~8 小时，这一工艺基本符合要求[4]。

（四）多糖及低聚糖的水解

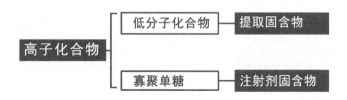

多糖及低聚糖类成分在很多中药中均有存在，且具有多种药理活性，多糖类成分在加热等处理过程中均易发生水解反应，其中中药注射剂生产过程中多糖的水解对产品质量的影响是多数中药生产易于忽略的影响之一。

淀粉冷水搅拌，不会产生粘性，但淀粉用沸水制作成浆糊就具有粘性，这是因为淀粉在热水的搅拌过程中水不断水解生成更低分子的糊精。同样，植物中有大量淀粉、多糖、寡糖存在，在水煎煮过程中，不断水解，其组成物质（成分的分子量）也在不断变化，因此不同批次的浸出物、理化性质也会发生变化，从而影响提取液的浸膏组成、相对密度及后续分离效果。

中药实际生产中，淀粉、多糖的水解是绝大多数中药品种生产时面临的问题，其中主要的一个难题是提取物中固含物的变化。中药生产不同于化学药品，就算处方药材固定，药材在提取过程中，不同生产设备因药材中糖苷键的水解程度不同，其水煎煮提取物的固含量是不同的。中药绝大部分的品种是20世纪80年代之前就已经确定了制法工艺的，而当时的提取设备比较落后，有的甚至用敞口锅提取；随着中药生产设备的现代发展及规模扩大，中药企业的提取设备已经大型化（提取罐大多在5吨规模左右），从科学角度来看，提取锅中（特别是底部）药液的压力与受热情况与之前设备相比，完全发生了变化，因此大部分中药现代生产后，药材在提取过程中淀粉、多糖的水解反应发生率与老设备或小规模设备时相比，发生了巨大变化。据生产经验，中试提取（一般0.5~1吨规模）如放大到大生产的提取设备，固含物得率一般会增加30%以上；同样，现代中药提取设备的固含物得率普遍比30年以前提高了30%以上。

丹参注射液或者丹参滴注液中的丹参含有水苏糖，在生产工艺过程中，水苏糖发生水解。

半乳糖   葡萄糖   果糖

水苏糖

多糖类水解对中药注射剂生产主要影响是因提取物固含物变化，影响到纯化工艺，如因浸膏得率的变化影响醇沉工艺，影响成分在醇沉过程中的成分损失，甚至也会影响到注射剂的固含物。

二、氧化反应

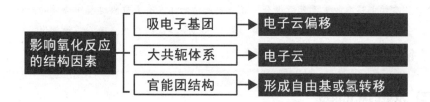

氧化反应指化合物与氧结合或脱去氢的反应，在自然界中发生率高。日常生活中氧化反应普遍存在，中药材和中药制剂中的氧化反应是最常见的化学反应，一般中药成分氧化后，表现为成分含量下降，颜色变深，溶液 pH 值下降，注射剂还因此出现沉淀、不溶性颗粒等，严重影响产品的稳定性及质量。

中药成分的氧化反应机理与其结构和官能团有关，吸电子基团、共轭体系及一些官能团均可以促进氧化反应的进行。中药制剂生产过程中促氧化和抗氧化反应对中药成分含量的影响较大，从而直接影响中药制剂的质量。在制剂生产过程中有效控制氧化反应对提高中药制剂质量有重要意义。

（一）影响氧化反应的结构因素

影响氧化反应的结构因素
- 吸电子基团 → 电子云偏移
- 大共轭体系 → 电子云
- 官能团结构 → 形成自由基或氢转移

1. 吸电子基团

中药成分中，如果存在吸电子基团，如 –OH、–NH– 等存在，使电子云发生偏移，发生氧化反应。

2.大共轭体系

化合物中如果存在共轭，共轭体系越大，电子云密度越高，化学性质越活泼，越容易发生氧化反应。

3.官能团结构

含有醛基、酚羟基、邻二酚、对醌、邻醌等结构，均是易被氧化的功能团，在反应过程中易形成自由基或氢转移。凡是含有此类官能团的中药成分，在生产过程中容易发生氧化反应。

(二) 酚的氧化反应

中药酚类化合物很多，如黄酮、蒽醌、香豆素、苯丙素、芳香酸等，其中很多化合物具有生物活性，如丹参酚酸、丹参素、绿原酸、葛根总黄酮、银杏叶总黄酮等，这些化合物在水溶液中易发生氧化，尤其是在中药注射液的灭菌及贮存过程。

例如丹红注射液中含有红花，红花的花中含有红花苷、新红花苷和醌式红花苷。当红花在开花初期时，由于花中主要含无色的新红花苷及微量的红花苷，故花冠呈淡黄色；开花中期由于花中主要含的是红花苷，故花冠为深黄色；开花后期则氧化变成红色的醌式红花苷，故花冠呈红色[5]。

多元酚类化合物容易发生氧化反应，首先单酚氧化形成邻酚，同时邻酚氧化成相应的邻醌，而邻醌可以相互聚合，生成黄褐色高分子聚合物。

酚酸是有些中药中的重要药效成分，绿原酸是植物体在有氧呼吸过程中合成的一种苯丙素类物质，是含有羧基和邻二酚羟基的有机酸，由于邻二酚羟基的存在，很容易被氧化，绿原酸在空气中首先氧化成醌，然后再进一步氧化形成褐色的聚合物。

(三) 双键的氧化反应

双键能被氧化剂裂解，多数情况下氧化成环氧结构再生成邻二醇，然后再进一步按照邻二醇的方式氧化。共轭体系越大，氧化反应越容易发生。其中环烯醚萜苷是中药中易发生氧化反应的一类有效成分，具有环戊烷并吡喃的特殊环状结构，苷水解成苷元为半缩醛结构，易被氧化。

茵栀黄注射剂中，其中中药组成栀子中含有丰富的栀子苷，栀子苷属于环烯醚萜苷类化合物，容易发生氧化。

（四）醛的氧化反应

醛基是中药有效成分中最容易发生氧化反应的基团，氧化后生成酸类化合物。如原儿茶醛可以被氧化成原儿茶酸。

三、美拉德反应

美拉德反应又称羰氨反应，指含有氨基的化合物和含有羰基的化合物之间经缩合、聚合而生成类黑素的非酶促反应。在日常生活中，美拉德反应随处可见，凡是糖与蛋白或多肽混合加热的过程均会发生。中药中植物多糖常常与植物蛋白共存，在加热如加工、炮制、提取浓缩、热压加热、半成品干燥过程中，均可能发生美拉德反应[6]。

美拉德反应一旦启动后，没有最终产物，其产物形式多样，包括类黑素、还原酮及一系列含氮、硫的挥发性杂环化合物。

中药注射剂生产过程中，尤其是高温灭菌，溶液色泽变深，有相当一部分是因为美拉德反应。

四、异构化反应

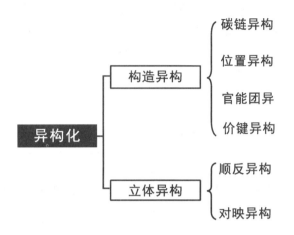

由一个化合物转变为其异构体的反应叫做异构化反应。在中药制药过程中，有些成分在加热、酸碱或见光条件下可发生结构的改变，转变成为其异构体。常见的有构造异构和构型异构两种，生成异构体的物质生物活性会发生改变，应该引起高度重视。

（一） 结构变化的异构化

二氢黄酮类成分在豆科植物中较常见，其往往具有抗氧化、抗炎等生理活性。板蓝根注射液中含有甘草，甘草中的甘草苷就属于二氢黄酮类成分，碱液中该成分可以转化为深黄色的查耳酮类成分异甘草苷，酸性条件下异甘草苷又可转化为甘草苷[1]。

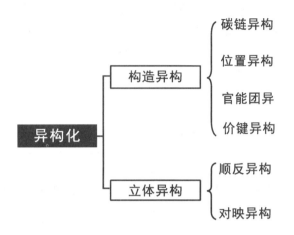

甘草苷　　　　　　　　　　　　　　　　异甘草苷

花色素是一类抗氧化活性较强的中药成分，在不同的pH值条件下会发生结构异化，导致共轭体系的改变，颜色也会发生相应的变化。如红花花色素的结构异构化[5]。

花色素红色结构　　　　　　　　　　花色素紫色结构　　　　　　　　　　花色素蓝色结构

（二） 构型变化的异构化

许多中药化学成分有不对称中心，具有光学活性。在提取分离时经酸碱处理过程中，一些化合物的立体构型往往会发生改变，产生变旋反应或消旋化，同时生物活性也会发生变化。

人参在加热蒸制过程中，部分天然 S 构型人参皂苷在发生水解的同时发生异构化反应，转变成 R 构型的次级苷。如人参皂苷 Rb$_2$（ginsenoside Rb$_2$）脱糖基及 C$_{20}$ 位发生异构化反应，部分转化成 20R- 人参皂苷 Rg$_3$（20R-ginsenoside Rg$_3$）等。

甘草中保肝作用甘草酸类成分利用构型转化制成疗效更好的注射剂甘利辛[7]。

	R1	R2	R3	R4	R5
Licorice−saponin G2	CH$_2$OH	β−H	H	CH$_3$	COOH
18 α −licorice−saponin G2	CH$_2$OH	α−H	H	CH$_3$	COOH

有研究表明，化合物 18α-licorice-saponin G2 表现出较强的抑制磷脂酶 A2 的活性，化合物 18α-licorice-saponin G2 的 18 位上为 α-H，而 licorice-saponin G2 为 β-H，这直接导致三萜皂苷 E 环与 D 环的相对构型发生了变化，在与磷脂酶 A2 作用过程中，这种空间结构的变化可能导致其与靶蛋白上氨基酸结合位点发生了变化，增强了与靶点结合作用，体现出较好的活性抑制，从而发挥更好的保肝作用[6]。

止喘灵注射液中含有洋金花，左旋莨菪碱是洋金花中的成分。左旋莨菪碱在碱液中，甚至在水溶液或氯仿溶液中加热，都易于发生一般的烯醇互变反应，最后转为其消旋化合物——阿托品[1]。

左旋莨菪碱　　　　　　　　　　　　　　　　　　　阿托品

五、缩合或聚合反应

小分子化合物经缩合、聚合形成分子量更大的化合物的过程称为缩合或聚合反应，是复杂成分体系中常见的反应，在中药制药过程中会产生不同反应程度的缩合物或聚合物。这些反应产物往往结构复杂，含量极低，因而对其进行分离与结构鉴定较为困难，中药注射剂生产时要注意此类反应对安全性的影响。例如经过几十年研究，青霉素过敏物质仍然没有明确其缩合反应过程与具体产物结构。中药的缩合与聚合反应对药物有效性、安全性的影响已有初步认识，如注射剂中已重视缩合或聚合大分子的检测，但研究尚未深入。

中药液体溶液中最常见的缩合反应是羟醛缩合及鞣质缩合。羟醛缩合是指在稀碱或稀酸的作用下，含α-氢的醛（酮）可以发生加成反应，生成β-羟基醛（酮）的反应。

清热解毒注射液中含有龙胆药材，龙胆苦苷是龙胆的主要成分。龙胆苦苷在酸性条件下加热水解去糖后，结构中的醛基和双键变得相当活泼，容易发生羟醛缩合、加成、氧化和重排等反应，生成各种结构的化合物[8]。

缩合鞣质经酸处理后可缩合成为不溶于水的高分子化合物鞣酐，又称为鞣红。缩合鞣质在中药中分布较广，可缩合成二聚体、三聚体、四聚体或以上的缩合鞣质。如虎杖、桂皮和麻黄等所含的鞣质均属缩合鞣质，在生产过程中未去除的鞣质会进行缩合，甚至形成影响安全性的不溶性微粒。

冠心宁注射液含有川芎，藁本内酯是中药川芎的主要有效成分之一，川芎在加工过程中，2分子藁本内酯可通过加成反应而聚合[9]。

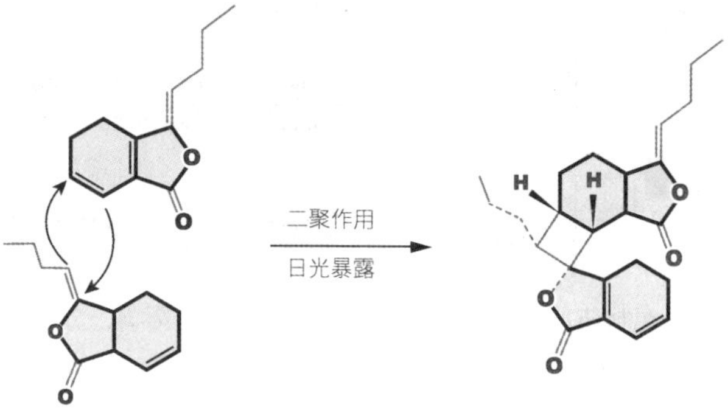

二聚作用
日光暴露

Z- 藁本内酯   藁本内酯二聚物

六、脱小基团反应

中药的某些化学成分在制药过程中可从结构中脱去小分子基团（如 H_2O、HCN、H_2 等），发生的此类化学反应称为脱小基团反应。苦杏仁苷存在于杏的种子中，具有 α- 羟基腈结构。该化合物在酶或酸的存在下可发生苷水解生成杏仁腈，继而发生脱 HCN 反应，生成苯甲酸。

葡萄糖是自然界中最常见的单糖，也是制剂生产过程中常用的辅料。该成分在加热条件下，可脱去 2 分子水生成 5- 羟甲基糠醛。5- 羟甲基糠醛没有明显的毒副作用，制剂中 5- 羟甲基糠醛的含量往往反映了制备工艺中生产条件的控制情况。

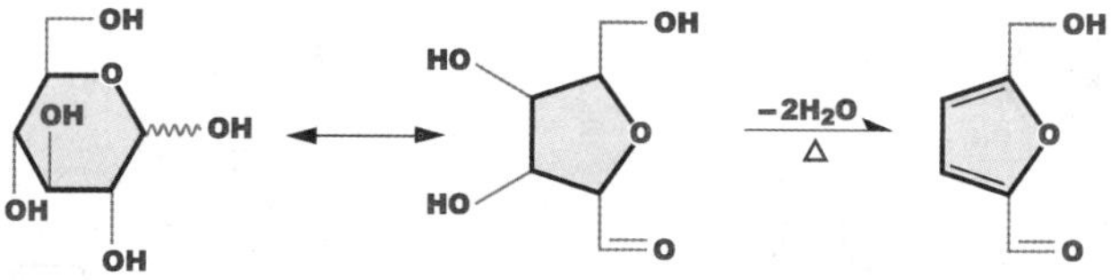

葡萄糖（吡喃型）   葡萄糖（呋喃型）   5- 羟甲基糠醛

冠心宁注射液中川芎，复方当归注射液中的当归，藁本内酯是当归、川芎挥发油中的主要成分，室温条件下贮存一段时间后，即可发生脱氢反应转化成丁烯基苯酞。因此，在当归、川芎挥发油长期贮存时，应将样品低温避光放置。

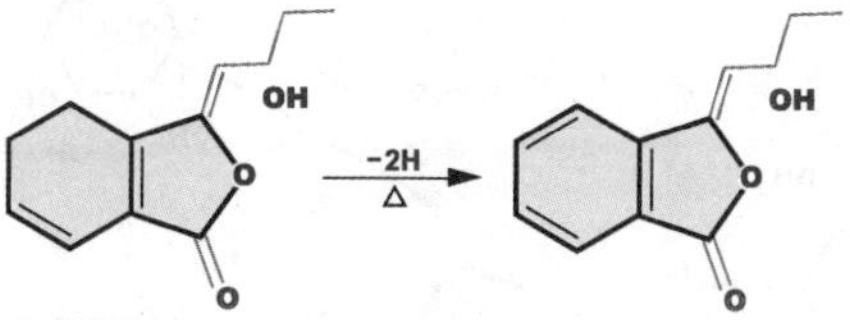

藁本内酯   丁烯基苯酞

七、重排转化反应

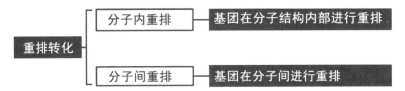

一些中药化学成分在制药过程中，受热、酸或碱等因素的影响，分子中的某些取代基团发生迁移，使得取代基团的位置改变。

绿原酸是金银花中的有效成分，具有多种药理活性，因此常作为含金银花的中药成方制剂的质控指标。但绿原酸稳定性较差，在偏碱性水溶液或在加热过程中都可发生分子内酯基的迁移，生成新绿原酸、隐绿原酸及绿原酸异构体。因此，在含绿原酸成分的中药生产过程中，应特别注意温度、成盐条件及溶液 pH 值的控制，减少绿原酸成分的转变。

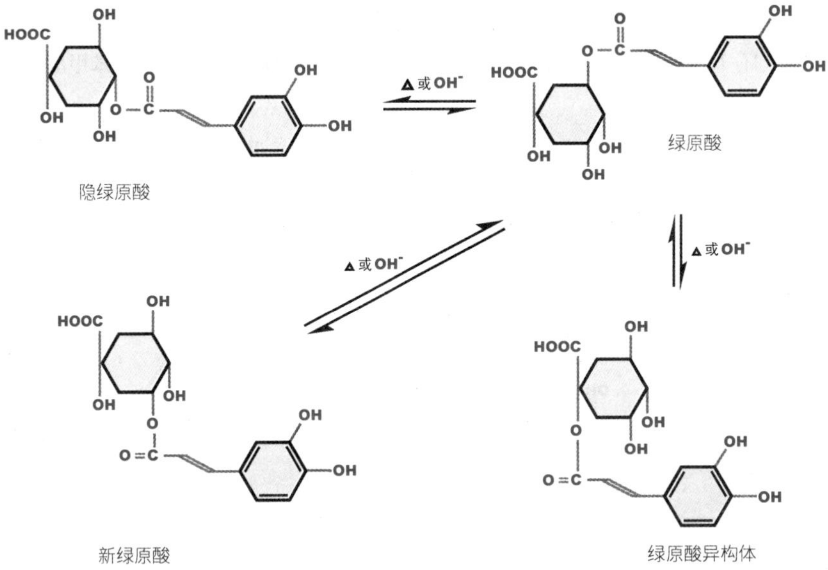

隐绿原酸 ⇌ (Δ 或 OH⁻) 绿原酸

Δ 或 OH⁻

Δ 或 OH⁻

新绿原酸   绿原酸异构体

而在脉络宁注射剂生产过程中，采用葡萄糖调节注射剂的渗透压，在此种情况下，葡萄糖失去水转化成五羟基糠醛，而绿原酸可以和五羟基糠醛发生分子间转化反应[10]。

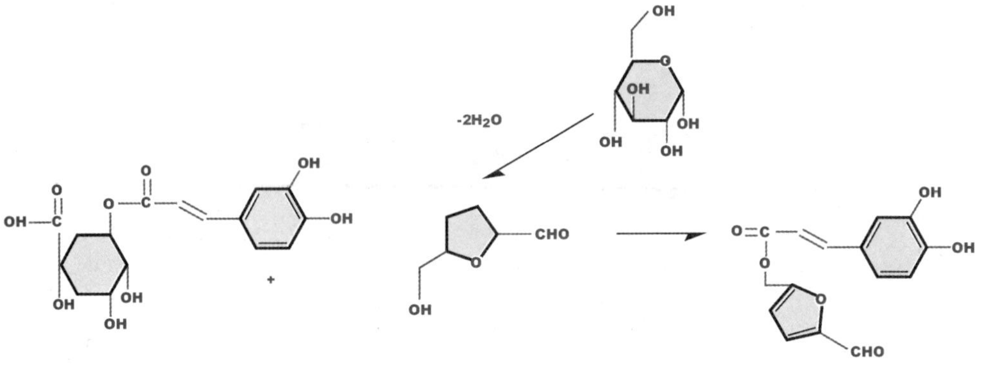

-2H₂O

参考文献

1. 彭国平. 中药制药化学. 北京: 中国中医药出版社, 2016.

2. 沈建芳, 汪红. 加热 pH 值对丹参中丹酚酸 B 稳定性的影响. 中华中医药学刊, 2010, 7 (28): 1531-1534.

3. 张薇, 邹兆重, 刘慧珍, 等. 微波干燥丹参药材及其质量评价研究. 中国中医药信息杂志, 2010, 12 (7): 36-38.

4. 程伟. 清开灵注射液水牛角水解液质量控制与近红外方法学研究. 北京: 北京中医药大学, 2012.

5. 匡海学. 中药化学. 北京: 中国中医药出版社. 2003

6. 周逸群, 贺福元, 杨岩涛, 等. 美拉德反应研究现状及对中药炮制和制剂工艺研究方法的影响. 中草药, 2014, 45 (1): 125-130

7. 魏娟花. 光果甘草三萜皂苷类化学成分及活性研究. 南京: 南京中医药大学, 2015.

8. 李进. 龙胆苦苷在酸性条件下热转化的物质基础研究. 昆明: 云南中医学院, 2014.

9. Li SL. Post-Harvest Alteration of the Main Chemical Ingredients in Ligusticum chuanxiong Hort (Rhizoma Chuanxiong). Chem Pharm Bull, 2007, 55 (1): 140-144.

10. 王兴旺. 一种治疗血栓闭塞性疾病的注射液的质量控制方法. 江苏: CN1670523, 2005-09-21.

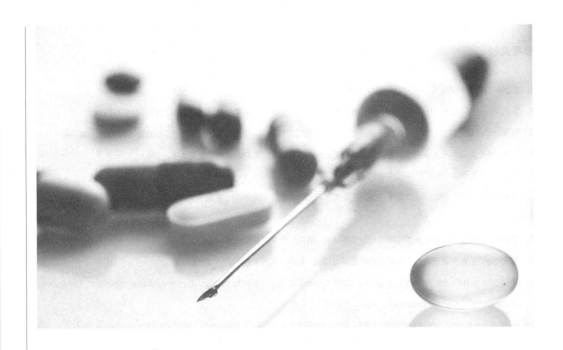

第二节　中药注射剂成分的化学反应概况

　　中药注射剂的化学反应，主要影响因素是成分的结构类型，有些反应影响注射剂的固含物及制剂的一些工艺，如多糖、蛋白类在提取、浓缩、干燥过程中的水解；有些是影响有效成分的组成及含量，如芍药苷的水解、丹酚酸B的水解、原儿茶醛的氧化，绿原酸的异构化等；有些会影响到药物的安全性如美拉德反应或其他缩合、聚合反应形成大分子物质。现将市场上主要注射剂的成分结构、化学反应类别及生产中需要重点监控的工艺操作列表如下，以供相关产品生产及研究参考。

中药注射剂主要上市品种的化学反应类型及其生产控制

品名	反应的代表性结构	化学反应类型 （酚氧化、苷肽水解除外）	关键生产控制 （一般提取、灭菌除外）
丁公藤注射液	东莨菪内酯、东莨菪苷、绿原酸、丁公藤甲素	异构化、位移转化	加热温度、活性炭
人参糖肽注射液	多糖肽类	美拉德反应	加热温度
人参多糖注射液	多糖	美拉德反应	加热温度
川参通注射液	丹酚酸B、阿魏酸、藁本内酯	异构化、缩合	加热温度
大株红景天注射液	黄酮苷、络醇	氧化	pH、加热温度
土贝母皂苷注射液	土贝母皂苷	水解	pH、加热温度

品名	反应的代表性结构	化学反应类型 （酚氧化、苷肽水解除外）	关键生产控制 （一般提取、灭菌除外）
丹红滴注液	红花苷、原儿茶醛、丹酚酸B	水解、氧化、转化、缩合	pH、加热温度、时间、抗氧化
丹参滴注液	原儿茶醛、丹酚酸B	水解、氧化、转化、缩合	pH、加热温度、时间、抗氧化
丹参注射液	原儿茶醛、丹酚酸B	水解、氧化、转化、缩合	pH、加热温度、时间、抗氧化
丹香冠心注射液	原儿茶醛、丹酚酸B、挥发油	水解、氧化、转化、缩合	pH、加热温度、时间、抗氧化
毛冬青注射液	黄酮、生物碱、三萜类苷	氧化、转化	加热温度
双黄连注射液	黄芩苷、绿原酸、连翘苷	氧化、水解、位移转化、缩合	pH、加热温度、时间、抗氧化
乌头注射液	生物碱酯	氧化、水解	pH、加热温度、时间
心脉隆注射液	多肽、核苷、复合氨基酸	氧化、水解	加热温度
元秦止痛注射液	生物碱	氧化、水解	加热温度
止喘灵注射液	东莨菪碱、1-麻黄碱	氧化、水解、缩合	pH、加热温度、时间
艾迪注射液	黄芪甲苷、人参皂苷、紫丁香苷、刺五加皂苷、松柏苷	氧化、水解、异构化、缩合	pH、加热温度、时间、抗氧化
白花蛇舌草注射液	蒽醌、黄酮、酚酸	缩合、氧化、水解	pH、加热温度、时间
瓜蒌皮注射液	三萜皂苷、多种氨基酸、有机酸	氧化、水解	pH、加热温度、时间
去感热注射液	青蒿素、柴胡皂苷、蟾毒色胺	氧化、水解、转化	pH、加热温度、时间
生脉注射液	五味子醇甲、人参皂苷、麦冬皂苷、黄酮	氧化、水解、转化	pH、加热温度、时间
田基黄注射液	黄酮（槲皮素）	氧化、水解	加热温度
正清风痛宁注射液	盐酸青藤碱	转化	加热温度
当归寄生注射液	阿魏酸、藁本内酯	缩合、水解、氧化	pH、加热温度、时间
灯盏花素注射液	灯盏花素	氧化、水解、转化	pH、加热温度、时间、抗氧化
灯盏细辛注射液	野黄芩苷、咖啡酸	氧化、水解、转化	pH、加热温度、时间、抗氧化
地龙注射液	多肽、氨基酸	氧化	加热温度
红花注射液	羟基红花黄色素	异构化、水解、缩合	pH、加热温度、抗氧化

品名	反应的代表性结构	化学反应类型 （酚氧化、苷肽水解除外）	关键生产控制 （一般提取、灭菌除外）
华蟾素注射液	吲哚类总生物碱	水解	pH、加热温度
芍倍注射液	芍药苷、没食子酸	氧化、水解、缩合	加热温度、抗氧化
红茴香注射液	黄酮苷	氧化、水解、缩合	加热温度
血必净注射液	尿苷、丹酚酸B、芍药苷、红花黄色素、洋川芎内酯	异构化、水解、氧化、缩合	pH、加热温度、时间、抗氧化
血塞通注射液	三七总皂苷	异构化、水解	加热温度
血栓通注射液	三七总皂苷	异构化、水解	加热温度
伊痛舒注射液	挥发油、香豆素、藁本内酯	氧化、水解、缩合、异构化	加热温度
补骨脂注射液	补骨脂素、异补骨脂素	水解	加热温度
肝欣泰注射液	氨基酸	水解、氧化	pH、加热温度
肝炎灵注射液	苦参碱、氧化苦参碱	氧化、水解、缩合、异构化	pH、加热温度、时间、抗氧化
鸡矢藤注射液	猪殃殃苷、鸡屎藤苷	水解、氧化、缩合	pH、加热温度、时间、抗氧化
抗腮腺炎注射液	挥发油、绿原酸	异构化、氧化、水解	加热温度
驱虫斑鸠菊注射液	黄酮类、咖啡酸类	氧化	pH、加热温度、时间、抗氧化
板蓝根注射液	核苷、靛玉红	水解、氧化	pH、加热温度、时间、抗氧化
板蓝解毒注射液	核苷、靛玉红	水解、氧化、异构化	pH、加热温度、时间、抗氧化
刺五加注射液	皂苷、苯丙素、黄酮	水解、氧化、异构化	pH、加热温度、时间、抗氧化
矾藤痔注射液	黄藤素（生物碱）	异构化	加热温度
苦碟子注射液	有机酸、黄酮类	水解、氧化	pH、加热温度、时间、抗氧化
苦黄注射液	大黄蒽醌、氧化苦参碱	水解、氧化	pH、加热温度、时间、抗氧化
苦木注射液	生物碱、苦味素类	氧化、氧化	pH、加热温度、时间、抗氧化
乳腺康注射液	莪术油	氧化	加热温度
参附注射液	人参皂苷、乌头类生物碱	水解、氧化、异构化	pH、加热温度、时间、抗氧化

品名	反应的代表性结构	化学反应类型（酚氧化、苷肽水解除外）	关键生产控制（一般提取、灭菌除外）
参麦注射液	人参皂苷、麦冬皂苷、黄酮	水解、氧化、异构化	pH、加热温度、时间、抗氧化
参芪扶正注射液	人参皂苷、黄芪皂苷	水解、氧化、异构化	pH、加热温度、时间、抗氧化
肾康注射液	蒽醌类	水解、氧化	加热温度
岩黄连注射液	生物碱	异构化、氧化	加热温度
鱼金注射液	甲基正壬酮、绿原酸	水解、氧化、位移转化	加热温度
鱼腥草注射液	甲基正壬酮（挥发油）	氧化	加热温度
肿节风注射液	香豆素、黄酮、绿原酸	异构化、氧化	pH、加热温度、时间、抗氧化
注射用丹参多酚酸盐	丹酚酸	氧化、水解	pH、加热温度、时间、抗氧化
注射用蜂毒（冻干）	蜂毒素（多肽）	水解	加热温度
注射用红花黄色素	黄酮	氧化、异构化	pH、加热温度、时间、抗氧化
注射用黄芪多糖	黄芪多糖	水解	加热温度
注射用清开灵	绿原酸、黄芩苷、胆酸	氧化、水解、异构化、缩合	pH、加热温度、时间、抗氧化
注射用双黄连	黄芩苷、绿原酸、连翘苷	氧化、水解、位移转化、缩合	pH、加热温度、时间、抗氧化
注射用益气复脉	人参皂苷类、五味子素	氧化、水解、异构化	pH、加热温度、时间、抗氧化
穿心莲注射液	穿心莲内酯	水解	pH、加热温度
胆木注射液	黄酮、生物碱、绿原酸	氧化、水解、位移转化	pH、加热温度、时间、抗氧化
复方半边莲注射液	山梗菜碱、黄酮苷、皂苷	水解、氧化	pH、加热温度、时间、抗氧化
复方大青叶注射液	大黄蒽醌、绿原酸	氧化、水解、异构化	pH、加热温度、时间、抗氧化
复方当归注射液	阿魏酸、羟基红花黄色素、藁本内酯	氧化、水解、缩合、脱小分子	pH、加热温度、时间、抗氧化
复方风湿宁注射液	生物碱、三萜、黄酮、酰胺、二萜	水解、氧化	pH、加热温度、抗氧化

品名	反应的代表性结构	化学反应类型 （酚氧化、苷肽水解除外）	关键生产控制 （一般提取、灭菌除外）
复方蛤青注射液	苦杏仁苷、黄芪甲苷、吲哚碱类	氧化、水解、脱小分子	pH、加热温度、抗氧化
复方苦参注射液	氧化苦参碱、黄酮、土茯苓皂苷	水解、氧化	pH、加热温度、时间、抗氧化
复方蒲公英注射液	芦丁、倍半萜	氧化	pH、加热温度、时间
复方麝香注射液	麝香酮、薄荷脑、百秋李醇、龙脑	氧化	pH、加热温度、时间
骨痨敌注射液	异黄酮苷、三七皂苷、人参皂苷	氧化、水解、异构化	pH、加热温度
冠心宁注射液	阿魏酸、丹酚酸 B	水解、氧化、缩合	pH、加热温度、时间、抗氧化
脉络宁注射液	獐牙菜苷、桂皮酸、绿原酸、滨蒿内酯、蜕皮甾酮	位移转化、水解、氧化、缩合	pH、加热温度、时间、抗氧化
退热解毒注射液	绿原酸、连翘苷、丹皮酚、挥发油、皂苷	位移转化、氧化、水解、缩合	pH、加热温度、时间、抗氧化
香丹注射液	丹酚酸 B、挥发油	水解、氧化、转化、缩合	pH、加热温度、时间、抗氧化
香菇多糖注射液	香菇多糖	水解	加热温度
鸦胆子油注射液	不饱和脂肪酸	氧化	加热温度
茵栀黄注射液	黄芩苷、绿原酸、栀子苷	位移转化、氧化、水解、缩合	pH、加热温度、时间、抗氧化
祖师麻注射液	瑞香素、紫丁香苷	氧化、水解、缩合	加热温度
柴胡注射液	挥发油、呋喃甲醛	氧化	加热温度
柴辛感冒注射液	挥发油	氧化	加热温度
健骨注射液	柚皮素（黄酮）	水解、氧化	加热温度
莲必治注射液	亚硫酸氢钠、穿心莲内酯	水解	pH、加热温度
热毒宁注射液	绿原酸、栀子苷、挥发油	位移转化、氧化、水解、缩合	pH、加热温度、时间、抗氧化
热可平注射液	挥发油	氧化	加热温度
桑姜感冒注射液	黄酮、挥发油、姜醇、连翘苷、苦杏仁苷	氧化、水解、脱小分子	加热温度、抗氧化
射干抗病毒注射液	绿原酸、野鸢尾黄素	转化、氧化、水解、缩合	pH、加热温度、时间、抗氧化
夏天无注射液	原阿片碱、延胡索乙素	氧化	pH、加热温度

品名	反应的代表性结构	化学反应类型 （酚氧化、苷肽水解除外）	关键生产控制 （一般提取、灭菌除外）
消癌平注射液	甾体类、绿原酸	转化、氧化、水解、缩合	pH、加热温度、时间、抗氧化
消痔灵注射液	硫酸铝钾		
益母草注射液	水苏碱、益母草碱	水解	pH、加热温度
黄芪注射液	皂苷、黄酮	水解、异构化	pH、加热温度
黄瑞香注射液	瑞香素	氧化	pH、加热温度
黄藤素注射液	黄藤素	氧化	pH、加热温度
勒马回注射液	芦丁	氧化、水解	pH、加热温度
羚羊角注射液	多肽和氨基酸	水解	pH、加热温度
鹿茸精注射液	氨基酸	水解	pH、加热温度
康艾注射液	氧化苦参碱	氧化、异构化、水解	pH、加热温度、时间、抗氧化
康莱特注射液	薏苡油（甘油酯）	水解	加热温度
清肝注射液	芍药苷	氧化、水解、缩合	pH、加热温度、时间、抗氧化
清开灵注射液	环烯醚萜苷、黄酮苷、有机酸、胆酸	异构化、氧化、水解、缩合	pH、加热温度、时间、抗氧化
清热解毒注射液	黄芩苷、绿原酸、栀子苷、连翘苷	转化、氧化、水解、缩合	pH、加热温度、时间、抗氧化
雪莲注射液	绿原酸、芦丁、紫丁香苷	氧化、水解、位移转化	pH、加热温度、时间、抗氧化
雪上一枝蒿总碱注射液	雪上一枝蒿总碱	水解、氧化	pH、加热温度
野菊花注射液	绿原酸、蒙花苷	氧化、水解、位移转化	pH、加热温度、时间、抗氧化
野木瓜注射液	皂苷、木脂素苷、黄酮苷	氧化、水解、位移转化	pH、加热温度
银黄注射液	绿原酸、黄芩苷	氧化、水解、位移转化	pH、加热温度、时间、抗氧化
银杏二萜内酯葡胺注射液	银杏二萜内酯	水解	pH、加热温度
银杏内酯注射液	银杏内酯	水解	pH、加热温度
猪苓多糖注射液	猪苓多糖	水解	pH、加热温度
喘可治注射液	黄酮苷	水解、氧化	pH、加热温度、时间、抗氧化
舒肝宁注射液	黄芩苷、栀子苷、三萜	氧化、水解、位移转化	pH、加热温度、抗氧化

品名	反应的代表性结构	化学反应类型 （酚氧化、苷肽水解除外）	关键生产控制 （一般提取、灭菌除外）
舒血宁注射液	银杏黄酮苷、银杏内酯和白果内酯	水解、氧化	pH、加热温度、抗氧化
疏血通注射液	多肽、核苷	氧化	pH、加热温度
痛安注射液	多肽、氨基酸、嘌呤	氧化、水解	pH、加热温度
喜炎平注射液	穿心莲总内酯	水解	pH、加热温度
痰热清注射液	黄芩苷、熊去氧胆酸	氧化、水解、缩合	pH、加热温度
薄芝菌注射液	灵芝多糖	水解	pH、加热温度
醒脑静注射液	挥发油、冰片	氧化	加热温度
蟾酥注射液	吲哚类总生物碱	水解、氧化	pH、加热温度

在中药注射剂的生产过程中，水解是最常见的反应。中药物质均需在有水的条件下加热处理，因此均伴随成分的水解反应。大分子物质在提取浓缩等受热过程中发生水解，其物质组成呈动态变化。而一些小分子物质如黄酮苷类、皂苷类等苷类也发生水解。此外，中药提取、浓缩、干燥过程中普遍存在热处理，成分在溶液中比表面积大，更容易氧化，因此注射剂生产过程中氧化反应也常常发生。

除了会发生常见的氧化、水解等反应外，还会出现其他转化反应如异构化反应、脱小基团反应、加成转化、位移转化等。注射剂生产过程中加热、酸碱均可引起结构的改变，转变成其异构体。例如花色素在不同 pH 值条件下发生异构化反应，导致共轭体系的改变，颜色也发生变化。葡萄糖是注射剂中常用的辅料，加热条件下可发生脱小基团反应，脱去 2 分子水生成 5- 羟甲基糠醛，因此可通过对 5- 羟甲基糠醛含量的监控来调整注射剂生产过程中的工艺参数。绿原酸是金银花中的有效成分，稳定性较差，制剂生产过程中加热或偏碱环境绿原酸会发生位移转化反应，分子内酯基迁移，生成新绿原酸、隐绿原酸及绿原酸异构体。

中药注射剂成分转化中，氧化反应与成分的化学结构和官能团有关，酚类、多元酚、醌、双键和醛等具有吸电子基团、共轭体系、特定官能团可发生氧化反应。氮苷、氧苷、硫苷等糖苷在一定条件下可发生酶水解和酸水解；而酯苷和肽苷可发生碱水解和酸水解。有些化学成分有不对称中心，具有光学活性，在一定的条件下会发生构型异构。

丹参注射液及丹参滴注液是我国目前为止临床应用量最大的中药注射，活血化瘀功效显著，常用于治疗心肌缺血及脑梗死、脑卒中等疾病。

丹参注射液的制备工艺过程中经常发生化学成分的转变。丹参中酚酸类成分是注射液中的主要有效成分，此类成分的水溶性大，活性强。而丹参酮类成分因存在邻二醌结构，色泽深，成分不稳定，容易发生氧化反应，水溶性差，不利于注射剂的成型与稳定，因此制剂生产采用水提取方法。丹参酚酸类成分不稳定，特别是丹参酚酸 B 在水煎煮的过程中，发生水解反应，部分转化成丹参素及原儿茶醛，因此，常常出现丹参素及原儿茶醛成分提取率超过 100% 的情况。

药液浓缩过程中，丹参注射液以丹参酚酸 B 为目标有效成分，应该控制减压条件，在较低温度下进行药液浓缩，以减少丹参酚酸 B 转变。丹参滴注液以丹参素、原儿茶醛为目标有效成分，可以在稍高的温度下回收浓缩，加速成分转化。

在醇沉过程中，主要除去以盐形式存在的多肽、氨基酸，并且醇沉后醇液长时间冷藏有利于成分醇沉完全，不仅方便生产过滤，也有利于制剂质量稳定。随后调节 pH，使丹酚酸 B 转化为丹参素。

在灌装工艺环节，实际生产过程中，常常采用充氮等灌封工艺，驱赶注射液中的氧气，减少注射液成分在贮存期内氧化、转化，确保质量稳定，制剂澄明。部分生产企业还在在关键步骤采用充氮工艺，防止成分氧化、转化[1-2]。

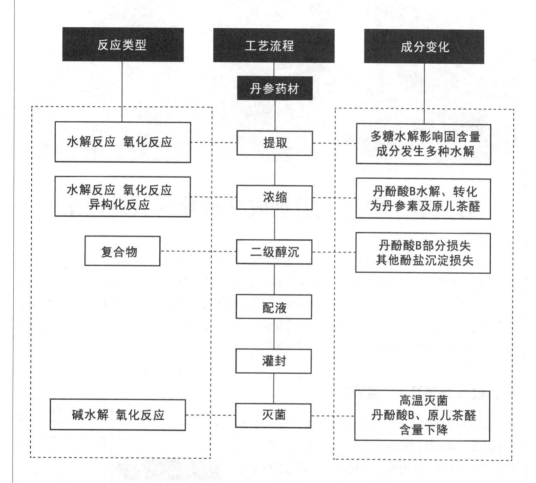

参考文献

1. 沈建芳，汪红 . 加热 pH 值对丹参中丹酚酸 B 稳定性的影响 . 中华中医药学刊，2010，7（28）：1531-1534.

2. 张薇，邹兆重，刘慧珍，等 . 微波干燥丹参药材及其质量评价研究 . 中国中医药信息杂志，2010，12（7）：36-38.

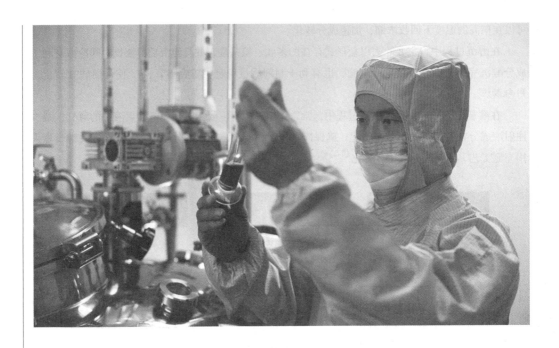

第三节　中药注射剂成分转化的关键因素

　　中药注射剂的生产跟其他剂型不一样，在生产过程中大部分都是在溶液状态中进行，制剂成型也是储存在液体中。一般情况下，成分在液体状态中特别容易发生成分的变化，并且中药注射剂灭菌是在高温高压下进行，故中药注射剂成分转化是很多制剂共有的过程。提取、浓缩、水解、加酸碱调节 pH 值，热压和高温灭菌等过程都是促成成分转化的关键因素，所以，在生产过程中尽量控制这些影响成分转化的关键部分，尽可能使中药注射剂中成分均一。

一、酸碱处理及 pH 值调节

　　在中药注射剂生产过程中，pH 值可以影响成分存在状态，从而改变成分溶解度，影响成分转移。酸碱处理及 pH 值是影响成分转化的一个最重要因素，可以影响到很多反应，如水解、氧化、缩合、异构化、基团迁移等。

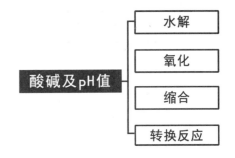

（一）pH 值对水解反应的影响

　　芍药苷结构中含有苯甲酸酯键，对碱性环境和温度非常敏感，所以在提取精制过程中应避免溶液 pH 值过高而使成分发生变化。此外，芍药苷对热的稳定性与含水率有关，在制剂生产过程中，芍药苷处于含水的状态下易受热分解使含量降低。

　　丹参注射液中丹酚酸 B 是丹参中主要的水溶性成分。从结构上看，丹酚酸 B 是由三分子丹参素与一分子咖啡酸缩合而成，其结构中的酯键、醚键及呋喃环在碱水解条件下很容易发生转化，不同位置的酯水解以及不同方式的呋喃环开环，均可形成不同的酚酸类化合物。

丹酚酸 B 转化产物较为复杂。如经呋喃环上的醚键断裂开环，可形成丹酚酸 E；当连接在苯丙呋喃环上的丹参素经水解失去后，可转化成紫草酸，再进一步发生脱羧反应即可生成丹酚酸 A；而当呋喃环发生开环重排后，同时伴随酯键水解脱去一分子丹参素，即可转化成丹酚酸 I，该化合物在热碱水溶液中极易发生异构转化生成丹酚酸 H。

此外，丹酚酸 B 也可同时发生酯键及醚键的碱水解，同时伴随着呋喃环的开环，转化生成丹参素、原儿茶醛、丹酚酸 D 或迷迭香酸[1-2]。

丹酚酸 B 可能的转化途径见下。

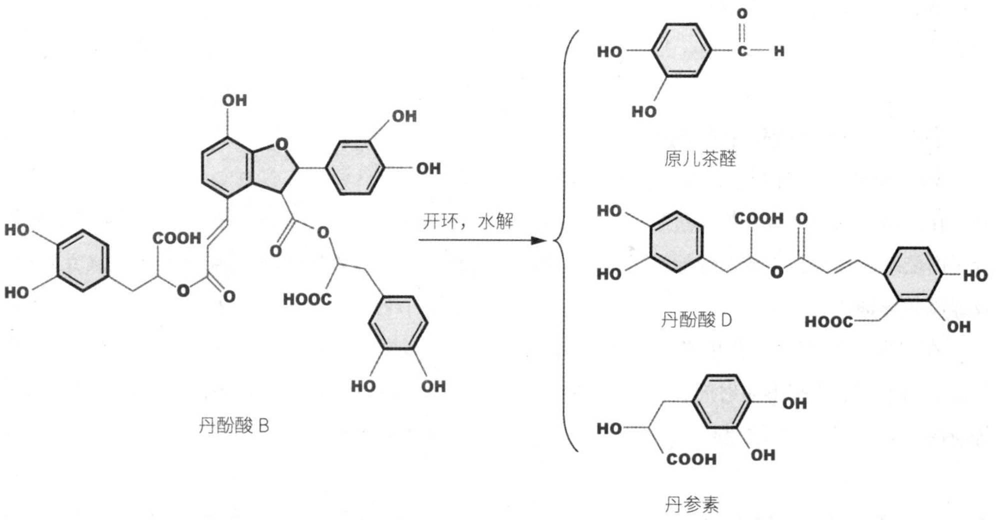

丹酚酸 B　开环，水解　原儿茶醛　丹酚酸 D　丹参素

如银杏二萜内酯葡胺注射液中主要的药效成分为银杏内酯 A、B、K，在水中不溶解，加入辅料葡甲胺后可以溶解。其原理是银杏内酯 A、B、K 等成分结构中均含有内酯环，在碱性条件下开环、成盐（羧酸型），从而能够溶解在水中。

参芪扶正注射液中含有黄芪。而在黄芪皂苷结构中，黄芪皂苷Ⅰ、Ⅱ和Ⅳ区别在于木糖端基链上多了一个或两个乙酰基，在碱性条件下，乙酰基易于脱落，从而水解成黄芪甲苷，水解反应如下：

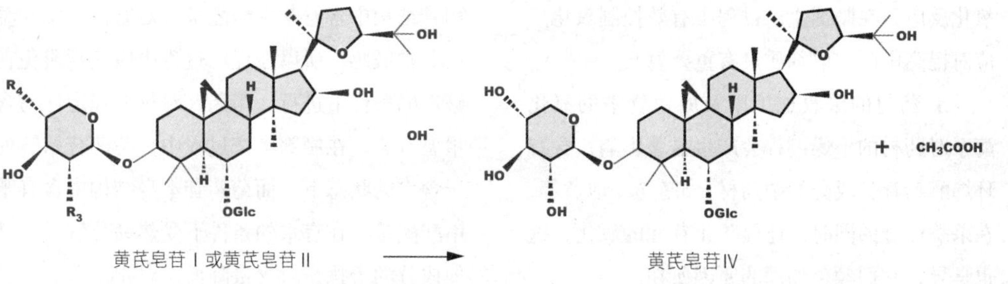

黄芪皂苷Ⅰ或黄芪皂苷Ⅱ　黄芪皂苷Ⅳ

因此含黄芪的注射液在热压处理时适当提高溶液 pH 值，有利于提高黄芪甲苷的含量[3]。

（二）pH对美拉德反应的影响

美拉德反应一般随pH值的升高而加剧，偏酸性时会抑制美拉德反应的发生，偏碱性时会加速美拉德反应。pH值对反应产物类型也有至关重要的影响，因为羰基和氨基随氢离子浓度变化会发生不同程度的离子化，从而产生不同的产物。

> 热压灭菌前，pH值不能过高，一方面pH值越高热压处理后的药液颜色越深，另一方面防止高温处理时的美拉德反应生成大分子缩合物[4]。

（三）pH对异构化反应的影响

如在双黄连注射剂中，绿原酸稳定性较差，在偏碱性水溶液或在加热过程中即可发生分子内酯基的迁移，生成新绿原酸、隐绿原酸及绿原酸异构体。

在提取或生产含有花色素活性成分的中药注射剂中如清热解毒注射剂、醒脑静注射液等应注意对药液pH值的控制。

二、抗氧化或促氧化

空气中的氧是中药注射剂成分生产过程发生氧化反应的最根本的因素，其机制与其结构和官能团有关，吸电子基团，共轭体系，特定官能团可以促进氧化反应。中药注射剂生产过程中促氧化反应和抗氧化对中药成分含量的影响较大，从而直接影响中药注射剂的质量。了解中药注射剂生产过程中的促氧化反应和抗氧化反应，在制剂生产过程中有效控制氧化反应对提高中药注射剂质量有重要意义。

1. 药材的采收加工以及原植物中的氧化酶系对药材的干燥过程会产生显著影响；含有环烯醚萜苷类成分的中药材，如玄参、地黄等，在杀酶保苷的同时，还要防止苷元的氧化，这也是导致它们颜色加深的原因所在。

2. 加工炮制：热影响、氧化酶系影响。

3. 提取、浓缩干燥过程的热影响：促氧化反应。

4. 化合物越纯，越容易氧化，混合物之间可以起到抗氧化的作用。

5. 金属离子可促氧化；丹参中的酚酸类成分，如丹酚酸B，在金属容器中浓缩干燥容易氧化，此时的金属离子起到了类似催化的作用。

6. 固态不易发生氧化反应，溶液态容易氧化。

> 一些药物在配成注射剂后容易氧化变质，逐渐发生变色，分解，析出沉淀，甚至失效或产生有毒物质。氧化作用的产生是由于这些药物的化学结构总有易与空气中氧相互作用的活泼基团，如有些药物分子中含有酚羟基（如黄酮类、蒽醌类化合物），能被氧化成醌式结构；溶液中的金属离子（如铁、铜、锰等），往往能促进氧化过程。为了避免药物的氧化，往往在注射液中加入还原物质，或者往容器中通入惰性气体以逐出氧气。

三、温度影响与控制

温度是影响中药注射剂成分转化的一个重要的外界因素之一，几乎与所有的化学反应相关，尤其是对水解、异构化和美拉德反应的影响较大。

（一）芍倍注射液

芍倍注射液中的主要成分是芍药苷。芍药苷结构中含有苯甲酸酯键，对碱性环境和温度非常敏感，所以在提取过程中应注意避免在碱性的条件下进行。芍药苷对热的稳定性与含水率有关。在制剂生产过程中，芍药苷始终处于含水的状态下，而芍药苷本身结构中含有苯甲酸酯键，在有水的条件下受热易分解或受其他成分的干扰，故含量降低。

（二）丹参注射液

丹酚酸 B 是丹参中主要的水溶性成分，也是丹参中热不稳定性物质之一，丹酚酸对温度比较敏感，在受热时发生转化反应，含量此消彼长。总的趋势是以丹酚酸 B 为代表的缩合酚酸含量不断下降，以丹参素、原儿茶醛为代表的小分子酚酸含量不断上升，以紫草酸为代表的中间产物含量先增加后减少。

> 丹参注射剂中的丹酚酸 B 是由三分子丹参素与一分子咖啡酸缩合而成，其结构中的酯键、醚键及呋喃环在碱水解条件下很容易发生转化，不同位置的酯水解以及不同方式的呋喃环开环，均可形成不同的酚酸类化合物，因而其转化产物较为复杂。当呋喃环发生开环重排后，同时伴随着酯键水解脱去一分子丹参素，即可转化成丹酚酸 I，该化合物在热碱水溶液中极易发生异构转化生成丹酚酸 H。

丹酚酸 B 受热的转化途径示意图

丹参注射液及滴注液提取生产时，一般用注射用水提取，避免水中无机盐离子的带入形成更为复杂的盐类，从而进一步影响成分转变。

药液浓缩过程中，丹参注射液以丹参酚酸 B 为目标有效成分，应该控制减压条件，在较低温度下进行药液浓缩，以减少丹参酚酸 B 的成分转变。丹参滴注液以丹参素、原儿茶醛为目标有效成分，可以在稍高的温度下回收浓缩，加速成分转化[1]。

（三）复方蛤青注射液

酶的活性与温度关系密切，当温度为 30~60℃时，酶活性较高，大于 60℃活性降低，接近100℃可使酶灭活。在植物中由于细胞膜存在，所含成分与酶存在于不同的部位而无法接触，但当细胞膜破裂后所含成分与酶接触而发生酶解作用。

> 在复方蛤青注射液中，其方中苦杏仁中含有苦杏仁苷，具有 α-羟基腈结构。该化合物在酶或酸的存在下可发生苷水解生成杏仁腈，继而发生脱 HCN 反应，生成苯甲酸。
> 黄芩存在于很多中药注射剂中。黄芩的传统加工工艺讲究"杀酶保苷"，即采用高温蒸煮的方法杀死黄芩中的黄芩苷水解酶，避免黄芩苷发生氧化从而提高黄芩饮片的质量。

（四）美拉德反应

美拉德反应受温度的影响很大。一般在 20~25℃条件下即可发生，温度越高，褐变速度越快。温度每提高 10℃，反应速度大约增加 3~5 倍。如在 56℃条件下 250 小时得到的甘氨酸和葡萄糖的色度，在 100℃只需要反应 2 小时。温度不仅影响反应的速度，而且影响反应物的浓度和它们的种类。

注射剂高温灭菌因高温、高压，美拉德反应普遍发生，使注射剂颜色变深[4]。

参考文献

1. 沈建芳，汪红.加热 pH 值对丹参中丹酚酸 B 稳定性的影响.中华中医药学刊，2010，7（28）：1531-1534.

2. 张薇，邹兆重，刘慧珍，等.微波干燥丹参药材及其质量评价研究.中国中医药信息杂志，2010，12（7）：36-38.

3. 彭国平.中药制药化学.中国中医药出版社，2016.

4. 吴惠玲，王志强，韩春，等.影响美拉德反应的几种因素研究.现代食品科技，2010，26（5）：441-444.

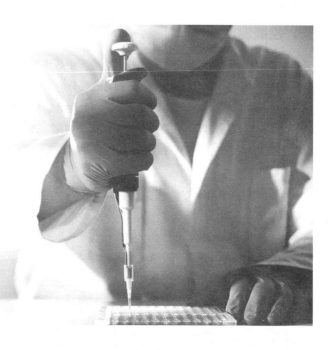

第四节　中药注射剂成分转化的生产控制

中药注射剂的生产过程中，成分转化是必然发生的，在生产中了解各过程所涉及的化学反应，掌握成分转化理论，尽量控制生产条件，使产品批次间相对均一。

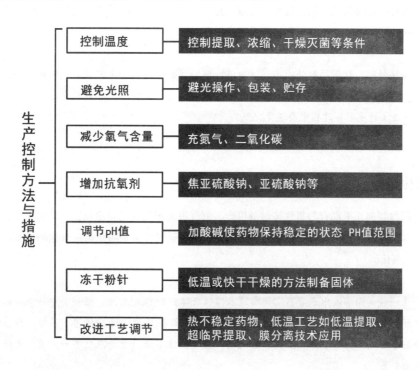

生产控制方法与措施

控制温度	控制提取、浓缩、干燥灭菌等条件
避免光照	避光操作、包装、贮存
减少氧气含量	充氮气、二氧化碳
增加抗氧剂	焦亚硫酸钠、亚硫酸钠等
调节pH值	加酸碱使药物保持稳定的状态 PH值范围
冻干粉针	低温或快干干燥的方法制备固体
改进工艺调节	热不稳定药物，低温工艺如低温提取、超临界提取、膜分离技术应用

一、控制温度

温度对中药注射液稳定性有明显的影响。中药注射剂在制备过程中，往往需要加热提取、浓缩、灭菌等操作，应该注意温度对药物有效成分的影响，制定合理的工艺条件。对于含有易氧化成分的中药，应该避免在较高温度下长时间处理。如果成品是需要灭菌的药物，在保证完全灭菌的情况下，应该适当降低灭菌温度、缩短灭菌时间、改变灭菌方法。如果药物具有热较敏感性，也应根据实际情况选用不经高温的前处理和灭菌工艺，成品应低温贮存。

丹参注射液以丹参酚酸 B 为目标有效成分，也是丹参中热不稳定性物质之一，丹酚酸对温度比较敏感，在受热时发生转化反应，含量此消彼长。应该控制减压条件，在较低温度下进行药液浓缩，以减少丹参酚酸 B 的成分转变。青藤碱脂质体对贮存的温度较为敏感，温度过高或者过低都会造成脂质体的包封率降低，因此青藤碱脂质体保存在 10℃ 以下最为稳定。杨丽丽等[1]研究三种中药注射剂配制后不同温度与不同时间下的微粒变化，结果表明，康艾、参麦、银杏达莫注射剂溶于等渗盐水中，在常温 20～25℃、低温 4～8℃、高温 30～35℃ 下放置后，3 种药液在 30～35℃ 时，2～5μm 与 6～10μm 微粒数均较少，且持续到 180min。在 4～8℃ 时，3 种药液微粒数均较多。因此三种中药注射剂配制后，室温较高时可放置较长时间，寒冷季节静脉输注此类中药注射剂时，可以将药液适当增高温度。

二、避免光照

对光敏感的药物制剂，制备过程中要避光操作。另外，包装应采用棕色玻璃瓶或在容器内衬垫黑纸，避光贮存。有 47% 注射剂均需要避光保存。

如参麦注射剂、红花注射液、参附注射液、醒脑注射液等均要求常温避光保存，参芪扶正注射液要求阴凉避光保存。光照对黄芩素的稳定性影响较大，中药注射液如双黄连注射液中含有黄芩素，所以在注射液制备过程中要避免光照。

三、减少氧气含量

各种药物制剂几乎都有与氧气接触的机会，氧气进入制剂的主要途径，一是氧在水中部分溶解，二是容器内的空气中含有一定量的氧。因此，减少氧气含量是防止药物氧化的根本措施，如充氮气、二氧化碳。

生产上一般是向溶液中和容器空间内通入惰性气体，如 CO_2 或 N_2，置换其中的氧。但 CO_2 溶解于水中可降低药液的 pH 值，并可使某些钙盐产生沉淀，应注意选择使用。另外，惰性气体的通入充分与否对成品的质量影响很大，有时同一批号的注射液，色泽深浅不一，可能与通入气体的多少不同有关。

四、添加抗氧剂

药物的氧化降解常为自动氧化，制剂中只要有少量氧存在，就可能引起药物的氧化，因此常需要加入抗氧剂。

复方黄芩注射液（含有黄芩、蒲公英、大黄、黄柏）、清开灵注射液（含有黄芩素、绿原酸、吲哚苷等），如不加抗氧剂，药液在处理、放置或者贮存期间，色泽变深。如硫脲作为舒血宁注射液的抗氧剂，可以防止内酯类化合物发生氧化，影响含量的测定。穿琥宁注射液中的主要成分是穿心莲内酯与琥珀酸酐脱水、酯化、成盐而形成的脱水穿心莲内酯琥珀酸酐半酯单钾盐。由于穿琥宁的特殊结构决定了其在水溶液中不稳定，在注射液生产中加入抗氧剂，可以防止结构氧化分解。

抗氧剂可分为水溶性和油溶性两大类，可根据制剂的溶液类型选用。另外应根据药液的酸碱性，选择合适的抗氧剂。焦亚硫酸钠、亚硫酸氢钠常用在弱酸性药液；亚硫酸钠常用于偏碱性药液；硫代硫酸钠在偏酸性药液中可析出硫的细颗粒，故只能用于碱性溶液中。使用抗氧剂时还应注意抗氧剂与药物的相互作用。如亚硫酸钠作为琥珀宁注射液的抗氧剂，可与其有效成分脱水穿心莲内酯琥珀酸半酯结构中的桥形共轭双键加成，影响含量测定的结果。

五、调节 pH 值

药物的氧化作用由氢离子或氢氧根离子的催化，一般药物在 pH 值较低时比较稳定。对于易氧化分解的药物一定要用酸（碱）或适当的缓冲剂调节，使药液保持在最稳定的 pH 值范围。柴胡注射剂柴胡中某些成分的溶解性与溶液的 pH 值关系很大，适宜的 pH 值，能保证有效成分的溶出或溶解，减少无效成分的溶出。如酸性较强时，酸性物质及部分苷类也可沉淀，应将苷类、有机酸等的 pH 值调在 8 左右为宜；否则会因 pH 值不适宜导致酸碱反应形成其他物质而导致澄明度降低。另外，在加热灭菌或贮放过程中，由于一些成分易水解，如醛类，易产生酸性物质，使溶液的 pH 值下降，应在配制时适当将 pH 值调高，减少沉淀提高澄明度[2]。

丘小惠等[3]对补骨脂注射液中补骨脂素、异补骨脂素在不同 pH 值条件下的热稳定性进行了考察，结果表明，单纯加热处理不会导致补骨脂素转化为异补骨脂素，而当溶液 pH 值改变后，补骨脂素与异补骨脂素浓度比例可发生变化，可能存在转化或降解。

一般说来，注射液的 pH 值在 4.5 以下或 8.0 以上就会有较大的刺激性，部颁标准要求柴胡注射液 pH 值在 4.0~7.0 之间。

六、制成冻干粉针

在水溶液中不稳定的药物，可考虑制成固体制剂，但应注意固体化工艺过程中有效成分的稳定性，尽可能采用低温或快速干燥的方法。

例如双黄连粉针剂是基于双黄连水针剂基础上喷雾干燥或者冷冻干燥而制成的固体粉针剂，较注射液更易于贮存及携带，稳定性好，剂量准确。

七、改进工艺条件

在中药注射剂的提取、分离、浓缩、干燥和成型等工艺过程中，某些有效成分会因湿热而降解。因此对于湿热不稳定的有效成分，在制剂生产上应尽量减少与湿热接触的时间或采用不接触湿热的工艺条件。在成型工艺过程中，一些对湿热不稳定的药物可以采用直接压片或干法制粒。包衣也是解决片剂、丸剂等固体制剂稳定性问题的常规方法。对于含有湿热不稳定有效成分的中药制剂，采用无相变的膜分离技术是现代中药工艺热点。

穿心莲内酯在水中容易发生水解、氧化和聚合等反应，改用 95% 的乙醇提取为介质不仅可以避免穿心莲内酯在水中受热分解，而且得到的穿心莲内酯为水提法的 6 倍[4]。

参考文献

1. 杨丽丽，历雅，康玉斌. 三种中药注射剂配置后不同温度与不同时间下的微粒变化. 护理与康复，2011，10（1）：5-7.

2. 文红旗. 提高中药注射液澄明度的几个因素. 山西职工医学院学报，2004，4：55.

3. 丘小惠，袁小红，林爱华. 补骨脂素、异补骨脂素在补骨脂注射液中的含量测定及其热稳定性考察. 中国现代应用药学杂志，2006，23（4）：333-335.

4. 张兆旺. 中药药剂学. 北京：中国中医药出版社，2003.

04

第四章　中药复杂溶液及注射剂制备

在中药制剂的生产过程中，中药成分的理化性质，如溶解性、挥发性、升华性、酸碱性、大分子特性等，会显著影响成分的转移。

如药材的提取溶剂的选择或者溶液中形成沉淀的制药过程，均是溶解性起重要作用而影响成分的转移；又如醇沉工艺主要是利用了大分子物质的特性，大分子物质醇不溶而沉淀去除或精制。而成分结构化学活泼性特征又是生产操作过程中成分变化的主要影响因素，如多糖及苷类物质的水解，醌类易氧化而损失。

但是在实际生产中，中药制药的生产过程常常经历溶液状态的影响，使其成分转移或转变的实际情况又变得更为复杂。如水提取时会发生成分间的相互助溶，有些例子甚至难以理解，不同中药的同一成分在提取过程中转移率或化学反应变化也不一样。

如金银花与桑叶中均含有绿原酸，但是金银花在水提取时，绿原酸的转化发生率比较低，而桑叶在相同的条件下水提取则会发生更为明显的成分转化反应。再比如黄芪、人参合方提取时，黄芪甲苷的含量明显增加。

中药复方影响成分提取率的例子更多，特别是酸碱类成分合煎时，影响更为明显。这是因为中药成分在复杂溶液中因存在状态不同会相互影响，尤其中药注射液生产中，复杂溶液体系的影响更为突出。

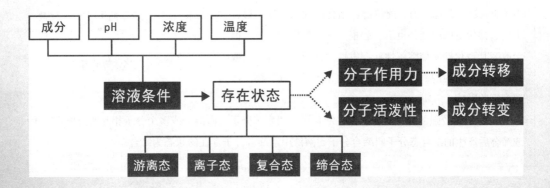

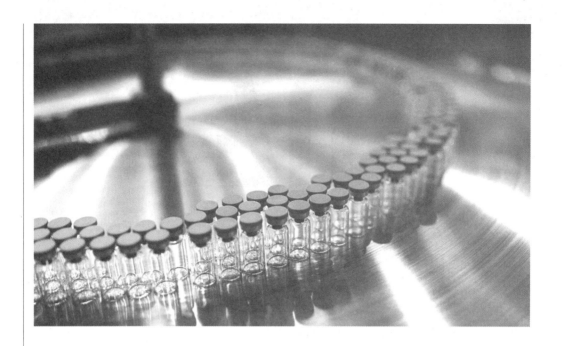

第一节 中药溶液的成分存在状态

　　中药制药的前期大多数为面向中药水溶液的处理，而中药水溶液体系为多成分复杂体系，特别是复方中药水煎液。而中药注射剂制备过程中，如提取、浓缩、精制、成型等，工艺中常常经历复杂溶液体系的相互影响过程。从溶液的分子存在状态层面上分析，溶液中的成分常常不是单一分子或离子的形式存在，而是呈现出多样性结合，因此，溶液成分的分子作用，在复杂溶液体系条件下，不同成分间还会发生复杂的相互作用，如产生缔合或复合分子。缔合或复合分子又会改变原分子的理化性质或化学活泼性，从而对中药有效成分的转移及转变均有显著的影响，尤其在中药注射剂的生产过程控制中，很多影响质量的工艺与溶液中分子的存在状态有关，因此从理论上指导工艺，才能更好地保持中药注射剂的稳定、均一。

一、缔合态

　　缔合是指相同或不同分子之间依靠常规的分子间作用力（如氢键、范德华力、配位键）结合的现象，这一过程不引起共价键的改变，也不引起根本化学性质的改变，但会改变其理化性质如溶解性、挥发性、分子体积等。一般缔合过程是可逆的，容易受介质极性和体系温度、物质溶解度等的影响。

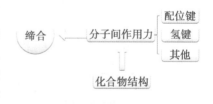

　　一是氢键较强的分子间容易发生缔合形成团聚态分子。由两个或多个分子相互通过氢键团聚或缔合后产生的结合态分子叫缔合分子，溶液中以缔合分子存在的状态为缔合态。

例如水可以是自由分子，自由分子间如果存在氢键也是每个水分子只形成单一氢键，但如果水分子间以多重氢键相互连接团聚就形成了键能更强不容易破坏的缔合分子，如 $(H_2O)_3$、$(H_2O)_4$，如果加上水可以电离成离子，纯水溶液的组成有：游离水分子、氢键水分子（形成一个氢键）、多分子缔合水分子、氢离子、氢氧根离子、缔合阳离子、缔合阴离子等多种形式。

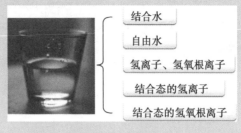

结合水
自由水
氢离子、氢氧根离子
结合态的氢离子
结合态的氢氧根离子

中药溶液的组成远比水溶液复杂，成分与溶剂之间、不同溶质之间均会形成多样化的缔合分子，如果是酸碱类成分可能还会以缔合态离子形式存在。中药成分中具有羟基的成分，尤其是酚酸类成分，在水溶液中容易与水或者是自身分子间形成氢键，以缔合物的形式存在。因而有些从中药成分中分离出的单体，部分就是以含结晶水的缔合态形式存在的。

氢键缔合分子最常见的例子是结晶水合物，如有一分子水合物柠檬酸与二分子水合物柠檬酸，它们都是柠檬酸与水形成的不同缔合物。以无水柠檬酸、一分子结晶水柠檬酸的水溶液为例，结晶水分子的两种氢键，弛豫时间不同，如图，结晶水质子在低场核磁检测时，弛豫时间在很低场处出现明显两个缔合水分子的弛豫氢，这是由于水与羰基、羧羟基形成氢键的强度不同，而呈现弛豫时间不同的两个缔合氢。

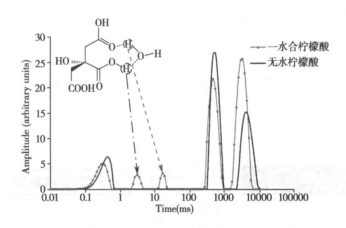

另一种是以分子间作用力即范德华力相互聚集的分子团，如表面活性分子形成胶束。是由于水的排斥效应及分子间作用力共同作用下形成，且分子团在水溶液中相对稳定。例如甘草含有的甘草酸是表面活性剂样的成分，在水溶液中多团聚成胶束，甚至与其他形成水包油型的胶团，甘草对其他脂溶性成分的助溶作用，就是缔合物效应的结果。

缔合是放热过程，介质体系温度升高时缔合作用减少或消失。因此以缔合形式存在的分子在低温状态下较为稳定，如表面活性剂形成的胶束、有机羧酸的二缔合体等，温度越高，溶液中缔合态分子的比例越低。

中药水溶液的温度对溶剂的组成（存在形式）与溶质的组成（缔合物比例）均会产生影响，药液不同温度下水沉的效果是不一样的，因此，有些注射液水沉时冷藏温度是影响产品质量的重要因素之一。

由于分子缔合使分子的变形性及"分子量"发生变化，所以缔合水的存在会影响水溶液的理化性质。

二、缔合态的分类

（一）小分子的缔合态

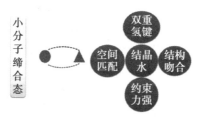

以水分子缔合物为例，其本质是一个水分子与另外一个分子之间形成两个氢键，水分子形成一个氢键是很容易的，但第二个氢键需克服空间阻碍，但一旦形成就会使水的性质发生变化，因为结晶水分子比一般形成单个氢键的水分子的约束力更强。一方面一个水分子与另一个分子间形成两个氢键较为困难，几率更小；另一方面一旦形成结晶水，要破坏这个双氢键需要的能量更高。

小分子缔合物最常见的是水合物。在结晶水合物中，水以中性分子的形式按一定比例嵌入到晶体结构中，其在晶格中占有一定的位置，形成相对稳定的分子结合体，因此一般情况下，水在常规温度（100℃）烘干时不会失去。同时结晶水缔合物中的水分子是化合物以分子形态所结合的水，但不具有水分子的特征，如一水柠檬酸，在中药中常见的水合苯甲酸、石膏等。

溶剂会改变缔合物存在状态，因此，多数溶液如果改变了溶剂组成，也就会改变溶液中缔合物的组成。

丹参滴注液（含原儿茶醛）在进行高效液相分析时，分别采用水及醇为溶剂稀释时，进样分析会出现原儿茶醛明显的含量差异，而丹参素钠则没有。这主要是因为原儿茶醛在丹参滴注液中的存在状态为"原儿茶醛结晶水"的缔合态，采用水为稀释剂并不影响其存在状态，仍然有部分以缔合态存在，在进样过程中才破坏而游离，因此部分成分在逐步释放的过程中不成峰（并入基线），测定的结果是以游离态存在的原儿茶醛的含量。而采用醇为稀释剂时分子竞争可以破坏"原儿茶醛结晶水"缔合态的稳定性，使得溶液中以游离态形式存在的原儿茶醛增加，从而出现了上述的含量检测差异的现象。而如果丹参滴注液存放的两个月期间，缔合分子逐步破坏，样品以水稀释进样检测会出现含量逐步"增高"的现象，三个月后原儿茶醛含量又不再"升高"。

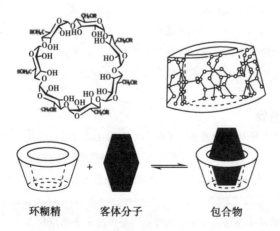

影响缔合物产生的另一个重要原因是溶液浓度。浓度越高，分子间距离越小而相互接触而"结合"几率就越大，缔合物含量与溶液浓度直接相关。

中药浸膏在浓缩过程中有个现象，稀溶液时由于分子助溶而增溶的脂溶性成分容易慢慢析出，但浓缩成稠膏时，脂溶性成分能与水溶性成分很好的混合在一起，不会产生沉淀现象。同样，表面活性剂类成分在形成胶束时有临界浓度，在很稀溶液时一般是以游离状态为主，很少形成胶团，而超过临界浓度时，浓度越高，胶团特征越明显。

中药药液在浓缩过程中，成分缔合态比例是逐渐增加的，浓度越高，分子团聚态含量越高，"分子量"越大，醇沉时效果也完全不一样。因此醇沉时不仅仅与醇浓度相关，还与药液浓度明显相关。

中药成分在水溶液中，大多数不会以单纯的游离分子形式存在，会或多或少地与其他成分相互缔合，但是缔合分子是动态的相对稳定的分子团，不能改变溶液环境，如温度、浓度、溶剂，否则会发生变化。因此缔合物是不能分离的，目前对缔合结构检测缺少有效的结构检测方法，这也是中药溶液缔合物研究不够深入的主要原因。

（二）包合物

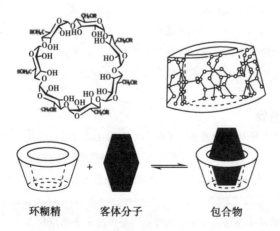

环糊精　　　　客体分子　　　　包合物

包合物是特指分子有内腔其他分子可以进入其内腔形成稳定的分子团的特殊分子结合物。包含物在水溶液中表现出包合剂的理化性质，如环糊精与挥发油包合后，呈现的是与环糊精一致的水溶性。

包合物结构中含有两种结构单元，一种是能将其他化合物"限定"在它的结构内的空穴里的物质，称为包合剂或主体分子；另一种是被"限定"在包合剂的空穴中的化合物，称为客体分子。形成包合物的主要作用力是范德华力（如疏水作用力、碳桥）或氢键，对于中药中水溶性差的化合物，为了改善其在水溶液中的溶解性，通过选择不同辅料包合，将难溶性分子包入水溶性包合剂的内腔结构中，从而增加其水溶性。

> 环糊精包合物中，脂溶性小分子与环糊精是以缔合状态结合在一起的，环糊精分子具有略呈锥形的中空圆筒立体环状结构，表现出外端亲水，内部疏水的特征。环糊精能有效增加一些水溶性不良的药物在水中的溶解度，提高药物（如挥发油）的稳定性和生物利用度；降低药物的刺激和毒副作用；以及使药物起缓释作用。在注射剂的包合辅料中，多用羟丙基-β-环糊精增加水溶性。

在中药复方提取率影响的研究时，发现淀粉类中药如山药对多种中药的脂溶性成分有助溶作用，实际上就是糊精内腔的包合物增溶机制。

(三) 表面活性剂形成的胶束

表面活性剂一般为具有亲水与疏水基团的有机两性分子，可溶于有机溶剂和水。在中药中也普遍存在，由于中药成分多为有机化合物，如结构中同时存在亲水基团与疏水基团，可普遍表现出一定的表面活性，其中以皂苷类成分较为突出，如人参皂苷、薯蓣皂苷等。

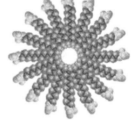

胶束

> 当表面活性剂在溶液中的浓度超过某一临界值后，其分子或离子会缔合形成聚集体，称为胶束。胶束开始明显形成时的浓度称为临界胶束浓度，是表面活性剂的重要参数之一，当溶液中的表面活性剂浓度高于临界胶束浓度时，可以起到助溶作用。在提取过程中，皂苷类成分有助溶的效果，通过对难溶性小分子进行缔合，提高难溶性小分子的提取效率。
>
> 中药复方中多含有甘草，可以增强方剂中其他药味的功效，从成分角度来分析，其作用原理可能与甘草中具有表面活性的皂苷类成分有关，甘草皂苷水溶液的 CMC 值约为 0.1mg/ml，在大部分处方中均可以起到助溶增效作用。表面活性剂的乳化作用，可以使难溶的中药成分与水形成稳定的乳状液或是澄清溶液，从而提高脂溶性成分的溶解度。

(四) 大分子缔合物

大分子缔合物是大分子化合物通过分子间作用力相互结合形成的化合物，是天然大分子、生物大分子以及功能大分子的一种常见聚集状态。尤其中蛋白多肽类溶液，大多数是以大分子缔合物的胶束状态存在。

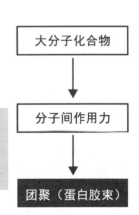

> 比如常见的热原就以缔合态大分子形式存在，蛋白质分子也以胶束的形式存在。中药成分中大分子物质形成缔合物后，其性质会发生变化，利用这种变化可以对大分子物质进行检测、提取等。

三、复合物

复合物是指酸碱两类化合物的结合，彼此相互交换化学组成而形成的产物，复合物也可以简单地理解为分子之间通过离子键的再结合。

在中药制药生产过程中，由于成分的多样性，多数会酸碱共存，并表现为两种或两种以上不同分子之间所形成的结合体，如酸碱复合物或者形成络合物等。酸性皂苷能与季铵碱、叔胺碱及具有多元芳环碱性较强的生物碱结合，形成分子复合物。

一般情况下，富含有机酸的中药与富含生物碱的中药组成的复方注射剂，其注射液中的酸碱化合物经常以离子对的形式结合。在处方煎煮过程中，如果按照处方合煎，会使有机酸或生物碱的损失率偏高，提取率下降，主要是酸碱复合形成了更大分子体积的复合盐，使水溶性降低或成分从植物组织中迁移的性能下降。

从槐米中提取芦丁时，由于药材中含有大量果胶、黏液等含羧基分子的水溶性杂质，提取时加入石灰水或石灰乳，使含羧基的杂质生成钙盐复合物而不溶出，有利于芦丁的后期纯化处理。

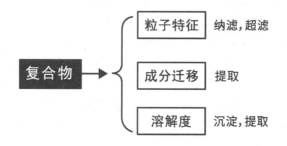

同样，精制金银花中有机酸绿原酸时，用到了石灰乳沉淀工艺，也是因为绿原酸钙盐水溶性差而沉淀分离，通过酸处理后可得到精制的绿原酸。

在中药注射剂的质量控制中，如果鞣质未除尽，注射后易引起过敏、注射部位疼痛等不良反应，因此在中国药典中药注射剂有关物质检查法中，鞣质的检查是通过与蛋清或明胶是否反应进行鉴别，其反应机理是鞣质中的羧酸和蛋清或明胶中的碱性基团生成复合物，从而降低水溶性，生成沉淀。有这类物质的中药复方提取物会产生同样现象。

四、结合态对其理化性质的影响

复合物和缔合物是两种不同形式相结合的相对稳定的分子团，从热力学角度看，缔合物和复合物的形成需要突破一定的能量势垒，需要给予一定的能量，如酸碱复合物多出现在药材加热提取过程中，包合物的制备多是在溶液中长时间共存时形成的。复合物和缔合物与形成它们前的单一分子在理化性质上有明显区别。

（一）溶解性

由于成分分子结构的差异，形成的缔合物和复合物的溶解性也会产生变化。分子团的特性与自由分子的性质不同，一般情况下，形成的分子团越大，与游离分子的理化性质的差异就越大。

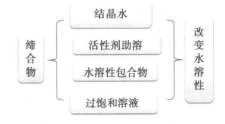

缔合物多是通过氢键作用缔合，形成稳定的分子间氢键，如化合物的结晶水、表面活性剂的助溶、水溶性包合物等缔合物所表现出的均是改善成分的水溶性。而复合物多是酸碱成盐，在减少分子与水分子之间氢键的同时，分子量增大，从而出现水溶性降低的现象。

缔合物增溶是制剂工艺中常采用的手段，如表面活性剂作为中药注射剂最常用的增溶剂，羟丙基-β-环糊精也用作注射剂的增溶剂（包合增溶）。

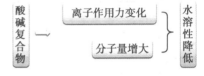

复合物以其新组成的分子团决定其理化性质，如两种水溶性成分可能会形成水溶性复合物，也可能形成水难溶性复合物。黄柏、延胡索、吴茱萸、槟榔、附子、麻黄的有效成分均为生物碱，研究表明这些药物与甘草配伍均能产生沉淀。因此，这些药物与甘草在水溶液煎煮提取时，易形成大分子有机盐，而大分子有机盐难溶于水，会造成生物碱成分提取率降低。

复合物或缔合物的溶解性也表现在醇溶性上，复合物或缔合物的分子团越大，醇溶性越差，醇沉时效果越好。如同样的药液，在稀溶液及相对密度较高的浸膏以相同醇浓度醇沉时，效果完全不同。

（二）稳定性

缔合物和复合物的形成均是放热过程，因此化合物均比较稳定。如果想破坏已形成的缔合物和复合物的存在状态，需要提供足够的能量或者改变溶液体系，如通过加热、改变 pH 值、光照，或长久贮存等，如丹参滴注液贮藏数月后，以水配液后，检测原儿茶醛含量会明显上升。

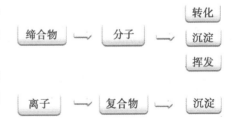

缔合物和复合物的稳定性主要体现在两个方面，一是通过缔合物和复合物的形成，改变了原化合物的理化性质，如挥发性、升华性，从而增加物理稳定性。另一方面，对化合物中一些易发生化学反应的基团进行保护，增加了其化学稳定性。比如挥发油包合后，不仅减少了挥发性损失，而且对挥发油中的醛、双键等也起到化学保护作用，增加了稳定性。

对中药注射剂的稳定性，要看缔合物和复合物的形成作用，如果是脂溶性成分通过结合增溶，随着贮存时间延长，可能会发生分子团解离，脂溶性成分析出而影响制剂稳定性。

（三）溶液粒子直径

复合物和缔合物的形成会导致溶液中粒子的粒径分布增大，如表面活性剂在未达到临界胶束浓度时，多是以单分子的形式存在，而随着浓度的增加，出现了多分子缔合胶束，溶液中的粒径分布也会明显增加。

因此溶液中各成分存在粒子状态，如形成复合物或缔合物会以此粒子特征呈现出分子运动特征，在分子超滤时溶质分离行为与复合物或缔合物的粒子直径直接相关。

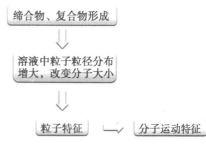

中药注射剂生产过程中，最难控制的工艺是注射剂灭菌或产品存放后出现不溶性微粒，其中有个重要原因是复合物沉淀，并且还涉及人们常常忽略的无机盐与中药酸性成分复合物的析出，因此，此类工艺攻关中除了考虑通过水沉去除脂溶性成分外，还要多因素研究，包括无机盐的影响，控制复合沉淀物（析出物以白点或类结晶性颗粒为特征）的形成，特别是富含有机酸或酚类的注射剂以提高注射剂的稳定性。

注射剂的内包装材质如玻璃瓶也会对注射剂质量产生影响，特别是玻璃瓶中的离子如与中药酸性成分形成复合物，会在瓶壁析出白点，此时要注意考察包材的兼容性。

五、缔合物、复合物形成的影响因素

1. 成分因素

中药有效成分多为脂溶性成分，水溶性并不理想，但是在中药复方提取时，往往难溶性成分比单煎药材的提取效果好。这主要是因为药液成分复杂，提取过程中溶液 pH 值的改变、成分存在状态、成分间形成的胶束或胶团与难溶性成分形成缔合物，或者不同分子与分子之间相互缔合或复合等均能够起到增加难溶性成分溶出的作用。

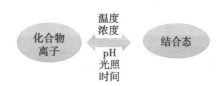

中药复方煎煮时脂溶性成分出现助溶现象，从另一方面证实中药成分在溶液中存在形式是多样化的。

中药中成分复杂，有易形成氢键作用的缔合小分子，有天然表面活性剂，还有些成分具有分子腔如大分子物质、天然环糊精等，加上酸碱类成分的复盐存在，因此尤其是复方中药在水溶液中可形成复杂的成分状态体系。如果有的分子还能进行电离，则还会出现缔合离子、复合物离子等多种形式，增加了中药溶液的复杂性。

2. 温度因素

形成复盐或缔合物的过程是放热过程，形成复杂的分子状态与溶液温度直接相关，一般情况下，温度越高，溶液中缔合物及复合物的比例越少。也就是说，

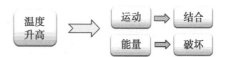

尽管缔合分子或复合物的分子团有一定稳定性，但结合态与自由分子仍然存在着一定动态平衡。而温度升高，可以提高自由分子的比例。因此，同样一份溶液，在不同温度下其真正的组成是变化的，其理化性质及溶解度也随之变化。

前面的水例子表明，冷水中缔合水分子含量高，而热水中自由水分子含量高。同样，冷的中药药液中，中药成分参与缔合的分子团的含量高，即结合态分子的含量高，不同温度下，药液组成会发生变化。因此，在溶解、水沉、醇沉时，由于分子团的存在，其不同温度下的作用效果是不同的。因此，注射剂配液水沉工艺中冷藏静置的沉清效果，常温下无论放置多长时间都无法实现相同效果。

3. 浓度因素

浓度（最重要的因素）

浓度越大　▶　接触机会增加　▶　缔合物比例越高

药液浓度不同，分子间距离不同，分子作用也不相同。一般情况下，浓度越高，分子间作用越强，溶液中缔合物及复合物的比例越多。也就是说，药液在浓缩过程中，药液成分的存在状态是时刻在变化着的，药物的缔合与复合，在高浓度时表现得更为明显。

因此，同样一份溶液，一个是原始稀溶液，另一份是浓缩至高相对密度后再用冷水稀释至原浓度，两份溶液组成是不一样的，水沉的效果也不一样，当然，缔合物复合物会慢慢动态平衡中破坏，随着贮藏时间延长，其差异就会变小。中药注射剂工艺中经常将药液浓缩至一定相对密度，再加水溶解稀释后进行水沉工艺，是长期生产实践中总结出来的，其工艺的合理性有其理论基础。同样，不同浓度的药液组成不同，其水沉、醇沉效果是不同的。尤其是醇沉，浓缩的相对密度对药液的醇沉效果影响巨大。

4. pH 值因素

有些含酸碱基团的分子，在不同 pH 值下，其电离程度不同，分子转化成离子态后作用力发生根本性变化，分子缔合也会发生变化，如离子化后水溶性增加，离

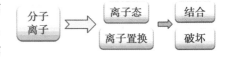

子趋向于溶解、包含、缔合物破坏；而一些复盐沉淀可以被强酸碱溶液溶解，从而破坏原离子对结构。

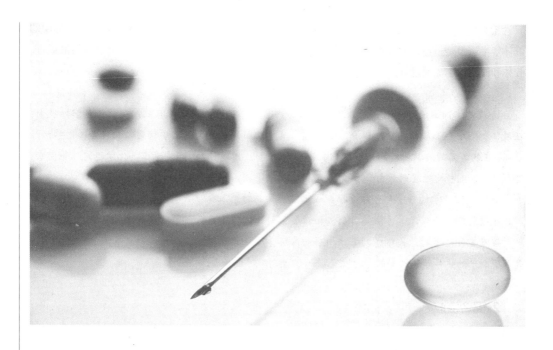

第二节　中药溶液的复杂体系

中药溶液非常复杂，主要表现在单相液体中，有真溶液及胶体溶液之分，真溶液中成分可以是不同存在状态；而大部分中药溶液还会伴随着微粒、乳滴等其他相微粒，从而在液体相、溶液多相两个层面理解中药复杂溶液体系。

一、溶液与相

1. 真溶液

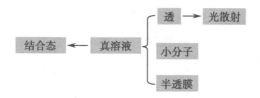

水可以用来溶解多种物质，是常用的溶剂，根据被溶解物质（称作溶质）的颗粒大小、溶解度不同，水溶液的透明度会有所不同，较透明（一般对透光没有明显影响）的称作真溶液。

在中药药剂学中根据分散相的特征进行分类，以分子或离子状态分散于液体溶媒中的溶液称为真溶液（溶液）。

中药溶液中，只有水溶性好的成分的溶液才能以真溶液状态存在，如单糖、寡糖以及水溶性好的环烯醚萜苷如栀子苷、梓醇等。一般情况下，中药煎液不是真溶液，药液经超滤后才是真溶液。

有效成分以分子或离子状态分散在溶剂中，形成分散粒子一般半径小于 1nm 的均一、透明的液体。半透膜是一种只允许离子和小分子自由通过的膜结构，半透膜在分离中只允许真溶液通过，胶体和浊液均不能通过。

介质是水的溶液称水剂，而介质是水与有机溶剂的混合物或者为有机溶剂称为可溶性液剂。在液体制剂中，溶质的分散度以真溶液最大，其总表面积也最大，化学稳定性相对差，化学活性也高。在制备真溶液制剂时，除了要考虑溶剂、浓度和应用途径外，尚需考虑其化学稳定性等因素，这也是注射剂稳定性差的原因。

凡是能溶于水的分子都可以直接制成水溶液，而对于本身难溶于水或溶解度很低的活性物质可以通过物理方法或化学方法将其制成相对复杂的真溶液体系。所谓物理方法，是根据分子的物理特性及各官能团的结构组成，寻找相应的溶解介质，再利用助溶作用配制成真溶液；化学方法是改变分子的化学结构，如成盐，离子增加了成分溶解度。

2. 混合溶液

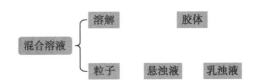

混合溶液的范围较为广泛，是由两种或两种以上的分子经液体溶剂分散而形成的溶液体系。混合溶液包含真溶液、胶体溶液、悬浊液和乳浊液。

（一）胶体溶液

胶体溶液是指一定大小的固体颗粒药物或高分子化合物分散在溶媒中所形成的溶液，其粒径大多数在 10~100nm 之间，分散溶媒多为水，少数为非水溶媒。中药胶体溶液多为水溶液。

大部分蛋白溶液是胶体溶液，如蛋清溶液，因此多数动物药的水煎液中会存在胶体；中药溶液如含有大量的表面活性剂成分，则溶液中可能存在胶体粒子。

（二）悬浊液

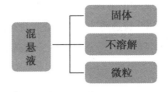

悬浊液实际是溶液中存在固体微粒的溶液，一般指大于粒径 100nm 的不溶固体小颗粒悬浮于液体中形成的混合物，微粒是很多分子的集合体。悬浊液不透明、不均一、不稳定，不能透过滤纸，静置后会出现分层沉淀（即分散质粒子在重力作用下逐渐沉降下来）。

中药煎液中多数都存在悬浮粒子，为悬浊液。中药悬浊液的微粒界面效应是药液难以过滤的主要原因。悬浊液形成的主要原因是无机物微粒如泥沙，还有溶解度小的成分热溶解后冷却析出物形成的固体粒子。

（三）乳浊液

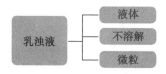

乳浊液是指一相液体以微小液滴状态分散于另一相液体中形成的非均相液体。实际是溶液中存在另一相液体微粒的溶液，分散质粒子的直径一般大于 100nm，为很多分子的集合体。乳浊液不透明、不均一、不稳定，能透过滤纸甚至微孔滤膜，但不能透过半透膜。静置后会出现液体上下分层的现象。

中药煎液中除存在悬浮粒子外，还含有水不溶性油脂类成分聚集的乳粒子，是油脂类成分以物理微粒的形式溶解，主要是溶解度小的液体成分热溶解后冷却析出所形成；很多富含脂肪油的中药材，特别是果仁、种子类药材煎液中乳粒更明显。

（四）多相复杂溶液

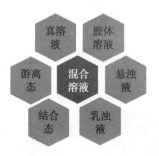

中药溶液主要以真溶液、悬浊液和乳浊液等形式共同存在，溶液形式与其中溶质的存在形式直接相关：真溶液中有自由分子、自由离子、复合物、缔合物、胶体；而混悬在溶液中，还存在由固体微粒组成的悬浮颗粒，并且这些固体微粒的组成可能是多样化的；同时溶液体系中还存在着脂溶性液体微粒或油状微乳的分散液相微粒；有一种特殊的状态是缔合或复合的分子团束。因此中药水煎液是一种复杂体系、多相状态共存的溶液体系。

并且，悬浮的固体微粒及油状微乳，与水溶液存在着相－相界面，界面成分特征分布或呈现出吸附效应，溶液复杂成分会被吸附在微粒表面，从而形成更复杂的微观非均匀溶液体系。这种复杂的动态平衡的微观非均匀体系，随着外界或内部环境如混合溶剂、温度、浓度的改变，溶液体系内多相之间发生动态转化，形成更为复杂的成分状态与分布体系。由于中药成分的复杂性，中药水煎液体系中比混悬乳的形式更复杂。

二、复杂溶液的特征

（一）光散射特征

中药澄明液不一定是真溶液，粒径小的胶粒，甚至不产生丁达尔现象。在光的传播过程中，光线照射到粒子时，如果粒子大于入射光波长很多倍，则发生光的反射；如果粒子小于入射光波长，则发生光的散射，这时观察到的是光波环绕微粒而向其四周放射的光，称为散射光或乳光。

丁达尔效应就是光的散射现象或称乳光现象。由于溶液粒子大小一般不超过1nm，胶体粒子介于溶液溶质粒子和浊液粒子之间，其大小在40~90nm，小于可见光波长（400~750nm），因此，当可见光透过胶体时会产生明显的散射作用。而对于真溶液，散射光的强度随散射粒子体积的减小而明显减弱，由于中药成分分子或离子的粒径极小，因此中药成分的真溶液对光散射作用很微弱。此外，散射光的强度还随分散体系中粒子浓度增大而增强。

（二）稳定性

中药煎液是多种溶液状态同时存在的复杂体系，主要存在形式有单分子、单离子、复合离子、多分子缔合态、团聚态（缔合态大分子）、微粒、乳粒等，多为不稳定体系，长久保存会出现析出物、沉淀、分层等现象。

中药提取液属热动力学不稳定体系，溶液中微粒有聚集的趋势。由于纳米粒子的比表面积比微米级粒子大，因此粒子相互接触碰撞的机会增加，同时粒子间存在较强的相互吸引力，粒子很容易发生不可逆聚集以降低其表面能。

中药注射剂中的油乳就是典型的利用稳定剂制成热力学稳定体系的剂型，在溶液体系稳定的前提下，将难溶性药物制成纳米乳粒悬浮在溶液中，可有效地克服药物生物利用度低的问题，提高药物的有效性、安全性和稳定性。

（三）溶液微粒特征

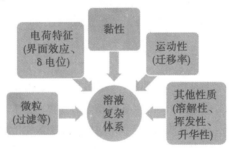

1. 微粒

溶液中有微粒存在时，根据微粒与溶剂之间的相互作用力可知，当微粒达到纳米级别，可以和溶剂分子之间存在较强的表面张力，以降低微粒的表面能，增加其在溶液中存在的稳定性，表现出相对稳定的溶液体系。

疏水性胶体溶液是由多分子聚集的微粒（1~100nm）分散于水中形成的分散体系。微粒与水之间的水化作用很弱，因此他们与水分子之间有明显的界限，所以溶胶是一个微多相分散系统，具有聚结不稳定性。溶胶微粒表面有很薄的双电层结构，这种双电层结构有助于溶胶的稳定性。

微粒表面存在电荷，但是这些电荷对溶液中的成分也会产生影响，如表面吸附，尤其对酸碱性成分的影响更为明显。另一方面，在溶液溶质析出的过程中，形成的微粒常常包裹溶液中成分。此外，部分溶解度差的成分与已溶解成分存在溶解与析出的动态平衡。

2. 胶团

胶体与真溶液、乳浊液和悬浊液在性质上有显著差异，根本原因是分散质粒子大小的不同。

胶体的稳定性介于溶液和浊液之间，在一定条件下能稳定存在，属于介稳体系。胶体具有介稳性的两个原因：①胶体粒子可以通过吸附而带有电荷，同种胶粒带同种电荷，而同种电荷会相互排斥（要使胶体聚沉，就要克服排斥力，消除胶粒所带电荷）。②胶体粒子的表面张力，导致胶粒产生布朗运动，与重力作用相同时便形成沉降平衡的状态。

3. 电性

中药制剂中真溶液占有重要地位，注射剂、注射用输液剂、口服液中大部分都为真溶液。真溶液的电性表现在物质溶解于水后，离子化合物在水中发生电离，以离子态形式存在，虽然拥有介电常数等物理性质，但是溶液不显电性。乳浊液和悬浊液中也会存在正负离子对，而且离子的种类不同会影响悬浊液和乳浊液中微粒的稳定性。

胶粒表面根据溶液中胶体类别的不同，粒子表面的电性可以表现出正电荷、负电荷和不带电，如淀粉溶液，聚乙二醇胶体；胶体粒子也可以带电荷，如阴离子和阳离子表面活性剂，但整个胶体呈电中性。

4. 黏度

液体在流动时，在其分子间产生内摩擦的性质，称为液体的黏性，黏性的大小用黏度表示，是用来表征液体性质相关的阻力因子。黏度大表现为内摩擦力大，分子量越大，碳氢结合越多，这种力量也越大。

溶液的黏度和其溶质的分子量大小息息相关。此外，溶液中离子对溶剂黏度的影响主要表现在离子–离子和离子–溶剂的相互作用上，后者通过在离子溶剂化壳层中束缚一些溶剂和离子对溶剂结构性质的更长距离的效应来影响黏度。由于溶液中存在离子对、缔合物、复合物、胶体及不溶性微粒，因此，复杂溶液体系的黏度主要是由溶液组成（特别是水溶性大分子物质，如多糖、蛋白等）、溶液浓度、溶剂、温度、剪切速率、溶质聚集状态及其相互作用所决定的。

5. 表面张力

表面张力是液体表面层由于分子引力不均衡而产生的沿表面作用于任一界线上的张力，表面张力是由于界面层分子非均匀分布而产生的。溶液的表面张力是溶质和溶剂共同作用的结果，复杂溶液中的胶团、微粒、缔合物和复合物均会对表面张力产生影响，具体表现为：①胶体溶液中，胶体表面的界面层是引起表面张力的主要因素。②混悬液和乳浊液中，除了胶体的作用外，小分子无机酸碱离子对以及大分子酸碱复合盐的存在可以增加溶液的界面张力。此外，由于中药制剂中的成分多为具有类表面活性剂的有机物，因此在复杂溶液体系中可以起到相互助溶，降低溶液界面张力的作用。

6. 表面吸附

表面吸附是指溶液中微粒表面层由于成分分布与溶液中不同，特别是一些成分富集在界面层的现象。不同成分的性质及微粒特征决定着微粒表面的浓度富集程度。一般情况下，油乳微粒的表面吸附脂溶性成分，而固体微粒表面吸附能与固体物质形成特殊作用力的分子。其中微粒对缔合物分子、复合物分子的吸附就更为复杂，不仅存在着分子间作用力，还存在微粒电荷效应。

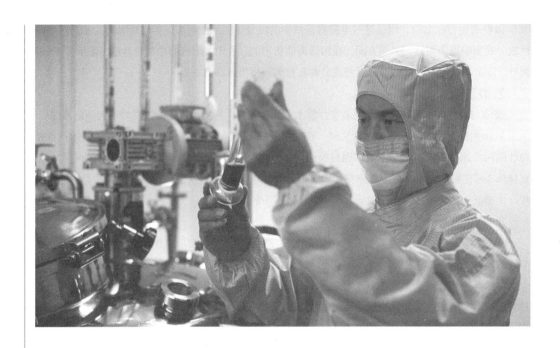

第三节　复杂溶液体系对中药注射剂生产影响

一、相互影响的中药复杂溶液体系

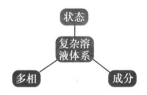

1. 成分组成复杂

成分之间相互作用复杂，体现在溶解性和化学稳定性。溶解性指的是水溶性、脂溶性，或者有的容易缔合成分子，有的容易形成胶束或包合物，这些都是与化合物的溶解特征相关的。比如，从天然物中发现的环糊精，在溶液中对成分包合形成缔合物，或是人参皂苷类成分通过分子间缔合形成水包油型的缔合物。从成分的复杂性我们可以看出来中药成分在溶液体系中可能存在很多状态。化学稳定性指的是在溶液中，发生成分的变化转化。除了在溶液中的存在状态，还可以体现出化学的反应转化、结构变化。所以，中药的理化性质和化学特征就是中药制药化学的主要内容，成分的多样性决定了中药溶液体系是复杂的，在绪论中讲到的提取率、转移率以及成分的结构变化等，都跟溶液体系直接相关的。

2. 成分存在状态复杂

成分存在状态有多种形式，各种状态间又可以相互转化。所以成分存在状态是多样的、动态的。就从成分来讲，溶液宏观上是均匀的，但从局部、具体到分子就不一定均匀了。比如说，取1ml溶液和再取1ml溶液，其含量测定是一样的，但从微观角度讲成分的分布是不均匀的，有的是以小分子的，有的是缔合成大分子，有的甚至存在沉淀、乳滴或胶束，还有些成分和微粒、胶团之间存在吸附，在界面上存在的浓度是不一样的。所以存在状态是多样的、动态的，在微观上是非均匀的。

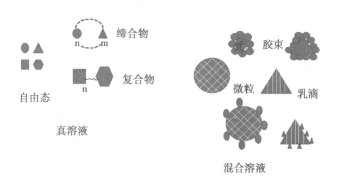

3. 相态复杂的多相体系

一个微粒或一个乳滴就是一个相。中药溶液体系一般存在多相。多相很重要的一点就是界面。这界面存在着张力、电性和吸附。做乳剂过程中，加入一些表面活性剂，然后搅拌，乳滴有大有小，小的乳滴稳定（表面张力差大）。在最后灌装前要离心，目的在于将乳滴粒径大的去除，这些乳滴对乳剂稳定性影响大，去除后就提高了制剂的稳定性。所以表面张力是多相里的重要内容。尽管药液静置放置，还是有微粒、乳滴在里面。通过静置、甚至一般离心的方法也不能完全去除多相溶液。微粒表面都有电性，电性效应形成了微粒的多样性、稳定性，同时也改变了界面效应的吸附性。

药液难过滤就是因为溶液的多相性。醇提回收溶剂后的水溶液是最复杂的，也是最难过滤的。

二、中药复杂溶液体系对注射剂生产的影响

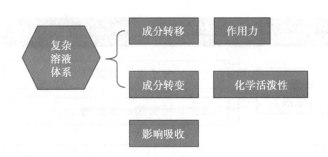

1. 提取

复杂溶液体系对药物成分的提取有明显影响。首先是成分与成分之间会形成很多复杂的状态会影响成分的溶出，包括增加溶出和减少溶出。例如溶解度下降、形成复合物影响成分在植物中的迁移都是减少溶出的因素。在溶液中成分是动态地存在，这样整个复杂溶液体系就影响着每一个水溶性不强的成分的溶出率。因此单方提取、复方提取或者拆方提取有可能会影响到一些成分的提取率。如果这个成分存在状态相对简单，那它的影响就比较小。如果成分的存在状态较为复杂，那么影响就更大。所以在做现代复方研究的同时也应该做不同的组方、拆方研究。其中，复杂溶液体系对分子相对较大的成分、分子作用力比较强的、色散力比较强的成分和酸碱化合物溶出影响最大。

2. 过滤

中药复杂溶液体系与微滤直接相关的是溶液过滤，由于溶液中微粒界面张力效应，中药溶液中微粒过多时过滤会非常困难，常常趁热过滤与沉清放置后再过滤，减少复杂溶液的影响。

微滤一般对成分的影响很小，但如果溶液中存在微粒，甚至有些成分析出的沉淀，则存在微粒及成分吸附随微粒去除而损失。

中药复杂溶液对超滤的影响非常明显，因为成分不同结合态其透过率不同，如浓度、温度、pH 值与成分存在状态直接相关，因此超滤最好采用冷藏过后的药液，使成分缔合尽量解离，对成分影响最小。

3. 浓缩

溶液复杂体系中，成分组成与浓缩的条件及浓缩的相对密度直接相关，因此在生产过程中，严格控制浓缩条件，特别是温度；同时注意精密控制浓缩的相对密度，由于浓缩浸膏与成分的状态直接相关，浸膏表现出的理化性质也不一样，使成分在批生产间存在状态保持一致，成分的转移、转化才能保持一致。

如果在回收浓缩过程中出现沉淀，则生产控制是非常困难的，特别是沉淀结块、粘壁，会使成分明显损失，难以控制批次间一致性，此时更应该严格操作规程。

4. 醇沉

醇沉前的成分状态组成影响醇沉效果。浓度不同，特别是醇沉前浸膏相对密度不同，复杂溶液中成分的存在状态组成就不同，从而成分的醇溶性就不同。因此，醇沉工艺前严格控制浓缩的相对密度。同时，醇沉前溶液温度也传动有一定影响。

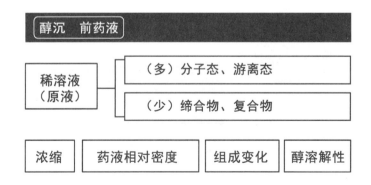

醇沉过程，就是形成多相复杂溶液的过程，随着乙醇的加入，大分子等物质因醇溶性差而析出微粒，析出的微粒凝结长大，结成块状沉淀，因此醇沉时的操作直接影响醇沉效果，主要是：加入醇的速度，影响微粒形成速度及凝结速度，从而影响成分的平衡与包裹，影响成分损失；另一方面是搅拌，会影响溶液的醇均匀度，从而由于局部高浓度醇溶液会影响醇沉效果。

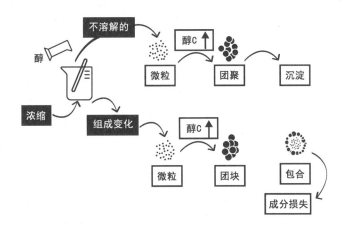

5. 配液溶解与水沉

溶解与药物溶解状态有关，如浸膏溶解与干物质同样进行水溶，成分溶出率会不同。浸膏成分状态组成影响成分溶解性，从而影响溶出效果，因此，水沉之前的处理会影响效果，尤其是相对密度，包括温度、时间等。

因为复杂体系中成分状态是动态的，在水溶液中会缔合、复合或反过来解离，因此，水沉时的条件与成分沉淀效果直接相关，有时，需要严格控制温度、浓度及时间，如要把脂溶性成分充分析出来提高注射剂澄清度，就要让它已经形成的缔合态充分解离，析出沉淀，因此有时需要长时间、低温处理。

6. 制剂增溶

环糊精包合，这个成分可以是固体或液体，一定要先转变成分子态或小分子缔合态，只有当成分状态小于环糊精内腔的时候才能进入内腔进行包合。这个过程是多相的变化过程。包合的成分大部分是不溶于水的，比如当归挥发油，把它包到环糊精里面。为了加速这个过程，采用搅拌，但不是搅拌均匀，而是促使它微乳化，做乳剂的搅拌——切向搅拌。

加速包合另外还向水中加入少量乙醇或其他有机溶剂，利用溶剂让成分溶解、细粒化或分子化分散，但醇浓度不能过高。结晶好包合物时，一是搅拌把成分做成小的微粒，让其很快地进入分子腔；二是适当用溶剂增加小分子的溶解度。

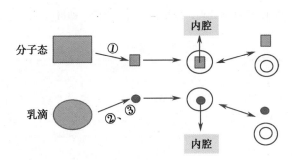

液体成分切向搅拌比较好，但固体切向搅拌就不适用。固体要加速包合唯一的方法就是调节溶剂并配合搅拌，让成分溶解、进入到分子内腔。

例如银杏内酯用羟丙基 β 环糊精包合以后的包合物能够溶于水，能做粉针剂，但不能做成注射液，因为银杏内酯形成包合物之后还会再脱离，存在成分溶出——结晶的包合逆过程。所以，一般情况下结晶类成分不宜制成粉针剂，因为制剂稳定性会受到影响，因为它是一种动态的平衡，分子晶格作用力很强，成分会不断结晶析出。实际上环糊精包合提高生物利用度，就是利用动态平衡的包合逆过程进行释放、吸收过程。

（结晶）

7. 稳定性

中药注射剂稳定性相关的复杂溶液体系主要有三个方面，一是过饱和溶液成分在贮藏过程中成分析出，出现不溶性微粒。这个是成分状态与其存在态的溶解性相关的，随着溶液长时间放置使成分缔合物破坏，成分解离后因不溶于水而析出沉淀。在生产过程中，要尽量避免过饱和状态，因此，注射剂配液后冷藏一定周期是必须工艺，严格控制，且冷藏液要控制条件下进行精滤，甚至是超滤，减少由于缔合态、溶剂水化形成的过饱和溶解。另一方面是化学稳定性，成分在溶液中氧等作用下，发生化学反应，因此，提高稳定性的方法是加入抗氧剂、成分包合或缔合，提高官能团的稳定性。最后是离子间复合形成复合物，复合态溶解度下降而析出沉淀，因此，在水沉前尽量浓缩到高浓度，再用冷水稀释，水沉前以高浓度形式尽量使离子对形成复合物，因不溶于水而去除，避免制成注射液后再逐步形成复盐沉淀。

三、清开灵注射液实例

清开灵注射剂由胆酸、猪去氧胆酸、水牛角、珍珠母、黄芩苷、栀子、板蓝根、金银花八味药组成。其中胆酸、猪去氧胆酸和黄芩苷三者纯度较高，板蓝根、栀子、金银花以经过水提醇沉的提取液入药，珍珠母、水牛角分别经过酸碱水解、合并、中和、醇沉的水解液入药。

注射剂的配制方法中，先将栀子液、板蓝根液和水牛角、珍珠母水解混合液合并，再加入胆酸、猪去氧胆酸的75%醇液，混匀、醇沉、调 pH、冷藏，滤过，滤液回收乙醇，加水，冷藏备用。

黄芩苷用注射用水溶解，调 pH 值7.5，加入金银花提取液，混匀，与上述各备用液合并、混匀，加注射用水至 1000ml，活性炭处理，冷藏、灌封、灭菌，即得。

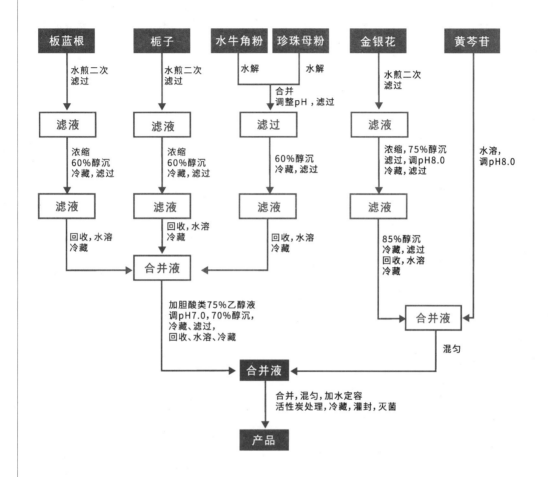

① 栀子水煎、醇沉，其主要活性成分是栀子苷和栀子黄色素。

② 板蓝根水煮、醇沉，其活性成分主要有生物碱、有机酸、黄酮、腺苷及鸟苷等化合物。

③ 水牛角粉经氢氧化钡碱水解，珍珠母粉用硫酸水解，合并时硫酸钡沉淀，再用醇沉去杂，滤液主要含有氨基酸、小分子肽成分。

④ 金银花经二级醇沉，除去大分子杂质，调节 pH 值、冷藏，绿原酸在偏碱性水溶液或加热过程中会发生水解及分子内酯基的迁移，调 pH 至 8.0 促使绿原酸成分变化、提高终成品的稳定性。

⑤ 将水牛角、珍珠母混合液，加栀子液、板蓝根液混合（四混液），加入胆酸、猪去氧胆酸的乙醇液（六混液），使含醇量达 75%，调节 pH 值，冷藏、滤过、回收乙醇，加水，冷藏备用。

⑥ 二级醇沉，可进一步除去多糖、蛋白质等大分子杂质及四混液中的离子、复合大分子，而成分间缔合、复合有增溶胆酸、猪去氧胆酸的效果，形成稳定的结合态。

⑦ 黄芩苷的水溶性、调 pH 值成盐，利于黄芩苷的溶解与稳定；黄芩苷配伍金银花液，混合物提高相互的稳定性及黄芩苷溶解性。

⑧六混液与黄芩苷、金银花混合液混合（八混液），调pH，利于有效成分如胆酸、猪去氧胆酸、氨基酸、如绿原酸、黄芩苷分别以有机酸碱复合物、缔合物、无机盐、游离态等形式共存，使注射液成分相互作用、相对稳定。

如果将清开灵注射液，以不同方式混合，会引起成分间相互作用发生变化，甚至成分存在形式如缔合态、复合物、游离分子、离子，从而得到成分组成、稳定性不一样注射液。清开灵注射液2+2+2+2混合方式，是经过长期实践中得到的有效配制方法，使注射剂相对稳定。

05

第五章　中药注射剂的生产工艺与质量控制

　　注射剂常采用静脉注射等方法直接将药物注入人体内，这种特殊的给药方式对生产及质量控制提出了很高的要求。中药注射剂因成分与溶液体系的复杂性，生产中主要需要解决四方面的问题：

　　（1）有效成分的提取、精制与无效杂质物质的去除。生产中在促进有效成分转移的同时，要尽可能将无效成分去除。

　　（2）控制生产过程中成分的变化，以保证药物的均一性。注射剂的生产常需要采用高温灭菌来保证使用的安全，但高温也会加速成分的转变，控制注射剂成分的转变以保证药物的有效性与均一性，是注射剂生产的重点。

　　（3）有害物质的去除，确保药物的安全性。注射剂直接注射的给药方式对注射剂的安全性有极高的要求，生产过程中对注射剂进行有害物质去除是注射剂生产的必要步骤。

　　（4）提高注射剂制剂稳定性。注射剂生产过程需要经过多次除杂、过滤、灭菌，均是为了提高制剂的稳定性。

　　中药注射剂生产的提取、精制、除杂、浓缩、干燥、灭菌等过程均围绕这四点问题，结合其成分特性展开。

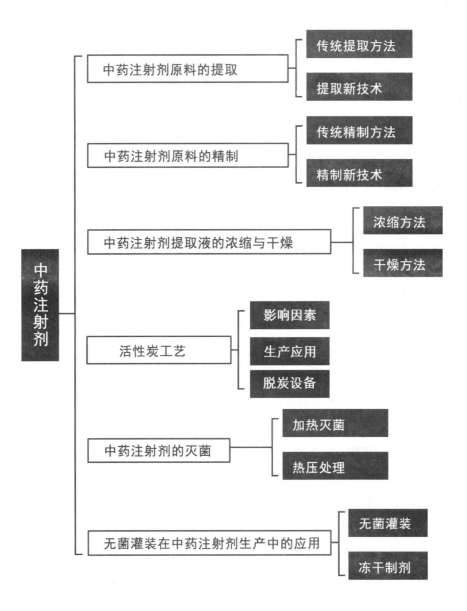

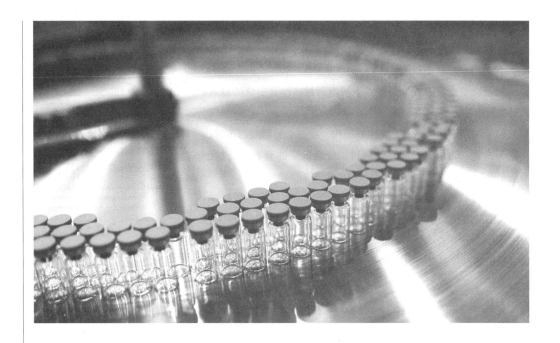

第一节　中药注射剂原料的提取

中药注射剂原料类型通常包括从中药材中提取的有效成分、有效部位或总提取物。

中药有效成分的提取是中药生产过程重要的单元操作，其工艺特点、工艺流程的选择和设备配置都直接关系到被提取有效成分的数量和质量，从而进一步影响到产品的质量、经济效益等。中药材的药性、有效成分不同，所适用的提取方法也不同。

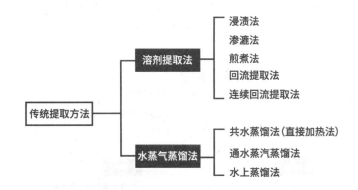

一、中药注射剂原料提取的传统方法

目前中药注射剂原料传统提取方法主要包括溶剂提取法（水煎煮法、浸渍法、渗漉法、回流法、连续回流提取法等）、水蒸气蒸馏法等。

（一）溶剂提取法

溶剂提取法是根据中药中的各种成分在不同溶剂中的溶解度不同，选用对有效成分溶解度大，对杂质成分溶解度小的溶剂，将有效成分从中药材组织内部溶解出来。常见的溶剂可分为三类：

水、亲水性有机溶剂、亲脂性有机溶剂。提取方法可分为浸渍法、渗漉法、煎煮法、回流提取法及连续回流提取法等。

1. 浸渍法

浸渍法是在常温或加热条件下浸泡药材，使其所含的有效成分被浸出的方法。

浸渍法适于粘性药材、无组织结构、新鲜、易膨胀的药材；不适于贵重、含量低、剧毒的药材、价格低廉的芳香性药材，不适于贵重药材、毒性药材及高浓度的制剂。

通过浸渍法所得到的浸出液在不低于浸渍温度下能较好地保持其澄清度；操作简单易行，但所需时间较长，溶剂用量大，出液系数高，有效成分浸出率低；另外，浸渍状态下固液间通常呈静止状态，溶剂的利用率低，有效成分浸出不完全。

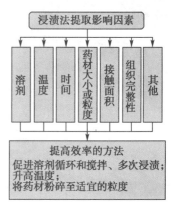

如健骨注射液，为战骨（茎）饮片用20％乙醇浸泡72小时进行提取。

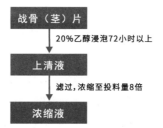

再如红茴香注射液，为红茴香根皮加75％乙醇浸渍7~10日进行提取，再通过水沉等方法进一步精制。

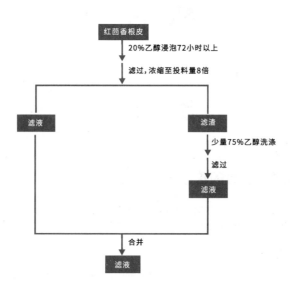

2. 渗漉法

将药材粉碎后装入特制的渗漉筒或渗漉罐中，从渗漉罐上方连续通入溶媒，使其渗过罐内药材积层，发生固液传质作用，从而浸出有效成分，自罐体下部出口排出浸出液，这种方法叫渗漉法。由于浸出液浓度在渗漉过程中不断提高而密度增大，逐渐向下移动，由上层溶剂或更稀浸出液置换其位置，连续造成较大浓度差，使扩散能较好地进行。

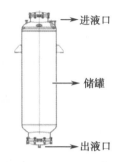

渗漉的特点	多次浸出，浸出液浓度高 无需加热，常温操作 溶剂用量少，过滤要求低 操作要求高 工艺周期长
渗漉的使用	适用于贵重、含量低、剧毒的药材 不适用于制备高浓度制剂 不适用于无组织结构、新鲜、易膨胀药物

进液口
储罐
出液口

渗漉需要的设备为一个呈圆柱形或圆锥形的渗漉筒，如下图所示。根据不同的原料膨胀性选择不同形状的渗漉筒。如易膨胀的药粉，选用圆锥形较合适，不易膨胀的药粉，选用圆柱形较合适。不同溶媒也应选择不同形状渗漉筒，水易使药粉膨胀，用水或稀醇作渗漉溶媒时，应选择圆锥形；浓乙醇不使药粉膨胀，故可选用圆柱形。

根据实际条件、需要及药物的性质等，在渗漉法的基础上可采用重渗漉、回流连续渗漉、加压渗漉和逆流渗漉等。

重渗漉法是将中药原料粗粉，分别装填于几个渗漉筒，每一个均按照一般渗漉方法操作，收取浓渗漉液，而稀渗漉液可作为溶媒用于下一个筒的渗漉。

回流连续渗漉法是将提取液加热蒸馏，蒸馏出的溶媒再重新投入提取器内，进行再提取，如此反复，直到提取完全为止。

加压渗漉法是溶媒借机械压力流入渗漉筒内，连续渗漉，直到最后收集浓度较高的渗漉液。

逆流渗漉法是将贮液筒置于高处，利用药柱自压，使溶媒自渗漉筒底部向上流动，由上口流出渗漉液。由于溶媒是克服重力借助毛细管力和药柱自压，由下向上逆流而动，因而浸湿药粉较彻底，渗漉效果也较好。

补骨脂注射液，为补骨脂粗粉用75％乙醇作溶剂，浸渍48小时后缓缓渗漉，收集渗漉液2500ml，滤过，减压回收乙醇。

再如复方苦参注射液，为苦参、白土苓粉碎成粗粉，用1％醋酸液作溶剂，浸渍48小时后进行渗漉，收集渗漉液，减压浓缩（75℃以下）至适量。

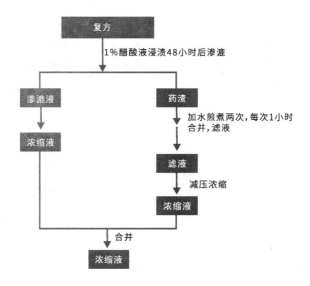

3. 煎煮法

煎煮法是以水为提取溶剂，将药材加热煮沸一定时间而获得煮出液，并重复进行若干次，以提取其有效成分的一种传统方法，又称煮提法或煎取法。

提取罐按照罐体形状可分为蘑菇形提取罐、斜锥形提取罐、直筒型提取罐、直锥形提取罐，不同形式的提取罐其功能与适用范围都有所差别。我国国内普遍使用的大型中药提取设备，一般为传统直筒、正锥或斜锥结构形式。

常用的水煎煮器为多能式中药提取罐。

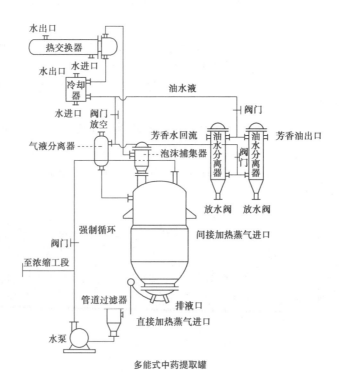

多能式中药提取罐

多能式中药提取罐是气动式活底提取罐，亦称为多能提取罐，可作多种用途，如水提、醇提、热回流提取、循环提取、水蒸气蒸馏提取挥发油、回收药渣中有机溶剂等。多能提取罐可以单罐使用，也可以串联成罐组式逆流提取。

板蓝根注射液，为板蓝根加水煎煮两次，煎液合并，滤过、浓缩经醇沉、氨水碱沉等方法精制而成。而丹参注射液同样是丹参加水煎煮三次，煎液过滤、浓缩，经两次醇沉，第一次含醇量75％，第二次含醇量85％，再水沉制备而成。

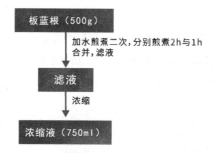

4. 回流提取法
回流提取法是以乙醇等易挥发的有机溶剂，对浸出液加热蒸馏，其中挥发性溶剂馏出后又被冷凝，重新回到浸出器中继续参与浸出过程，循环进行，直到有效成分浸提完全。

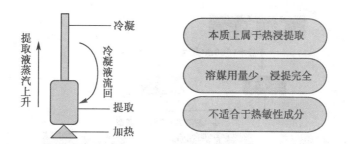

常见的回流设备有多功能提取罐、索氏提取器，还可以与渗漉法、浸渍法配合使用。

苦木注射液为苦木干燥枝或茎粉碎成粗粉，用8倍量80％~85％乙醇分两次加热回流提取，合并提取液，回收乙醇，浓缩成稠膏，再经乙醇溶解、pH值至9左右碱沉，回收乙醇浓缩成稠膏，再用酸水提取生物碱。

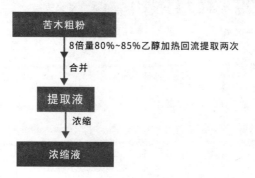

(二) 水蒸气蒸馏法

水蒸气蒸馏法适用于难溶或不溶于水、与水不会发生反应、能随水蒸气蒸馏而不被破坏的中草药成分的提取，这些化学成分的沸点比较高，大多数在100℃以上，多用于挥发油及精油的提取。必要时可以进行二次蒸馏即重蒸馏，以提高馏出液的纯度或浓度。为提高蒸馏效率以及防止有效成分被热破坏，也可采用减压蒸馏法。柴胡、野菊花、鱼腥草、艾叶、徐长卿、防风、细辛、大蒜、薄荷、荆芥等均宜用蒸馏法提取有效成分。

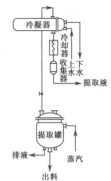

水蒸气蒸馏法分为共水蒸馏法（即直接加热法）、通水蒸气蒸馏法及水上蒸馏法。

如果处方内药材既需要挥发性成分，又需要不挥发性成分时，可采用"双提法"。双提法是先将药材用蒸馏法提出挥发性成分，再以水提醇沉法或其他方法提取不挥发性成分，最后将两部分合并，供配注射液用。

柴胡注射液为柴胡经水蒸气蒸馏制成的灭菌水溶液，取柴胡加水温浸后经水蒸气蒸馏，收集初馏液，再重蒸馏，收集重馏液加入聚山梨酯–80增溶制备而成。

同样醒脑静注射液是将麝香、郁金、冰片、栀子加水蒸馏两次，收集蒸馏液加聚山梨酯–80增溶制备而成。相比而言，柴胡注射液重蒸馏了精制程度更好。

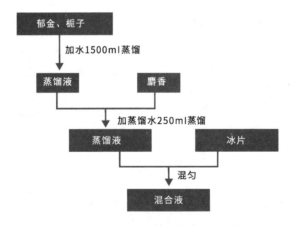

去感热注射液是水蒸气蒸馏与水煮法相结合的提取方法，将青蒿、竹叶柴胡用蒸馏法蒸馏，收集蒸馏液，而芦竹根、石膏加水煎煮三次，合并煎液，浓缩、醇沉、水沉，将蒸馏液加聚山梨酯–80增溶与醇沉液合并制成。

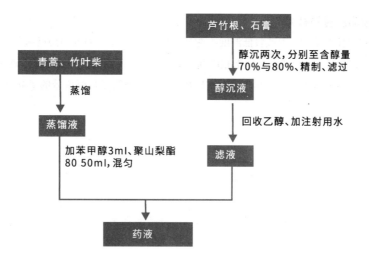

（三）中药注射剂传统提取方法的缺陷

1. 有效成分损失较多

有效成分损失较多的原因包括：

（1）中药提取液中成分常常是以复合态、缔合态等形式存在，改变了原化合物的溶解性质，有些复合物可明显降低原化合物的溶解度，如提取液中酸碱复合盐的出现，将会降低成分水溶性，在溶液中以微粒或者沉淀的形式析出。

（2）中药提取液多为混悬液，部分成分以微粒的形式悬浮在药液中，溶液中的其他微粒也可能对成分造成吸附、包裹等，进而使成分在过滤过程中损失。

（3）对热不稳定或挥发性成分，在提取过程中如采用煎煮法、回流提取法、连续回流提取法、水蒸气蒸馏法等提取时，会发生分解、氧化、挥发等而损失；还有些成分对光不稳定，也有可能在提取过程中因光照而发生分解、氧化等反应而损失。

（4）中药成分在动植物组织细胞中，不可能被完全提取出来，最后仍有相当一部分会残留在药渣中而损失。

2. 提取过程中溶剂有可能与有效成分发生作用，改变或使其失去原有效用；例如，许多中药化学成分有不对称中心，具有光学活性，在提取分离时经酸碱处理过程中，一些化合物的立体构型往往会发生改变，产生变旋反应或消旋化，同时生物活性也会发生变化。

3. 提取液中除有效成分外，杂质较多，且非有效成分很难被完全除去，浓缩率不够高，给精制带来不利。

4. 周期长，尤其是浸渍法、渗漉法，提取周期可能需要数十小时，中药水提取液长时间放置容易生菌、霉变，尤其是含糖分较多时，保质时间短。

二、中药注射剂原料提取的新技术

近年应用于中药注射剂原料提取的新技术有：常温超高压提取技术、超临界流体萃取法、超声提取法、旋流提取法、加压逆流提取法、酶法等。

（一）超高压提取技术

超高压提取技术是在常温或较低温度（通常低于100℃）下，对原料药迅速施加100~1000MPa的流体静压力，并保压一定时间，使细胞内部在短时间内充满溶剂，细胞内目标成分溶于溶剂中，卸压时，细胞膜因细胞内外压差非常大而被破坏，于是，溶解了目标成分的溶剂会快速且完全地泄出，完成提取过程。

超高压提取流程：

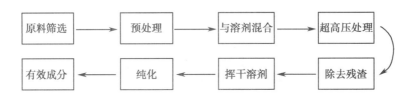

超高压提取原理示意图见图：

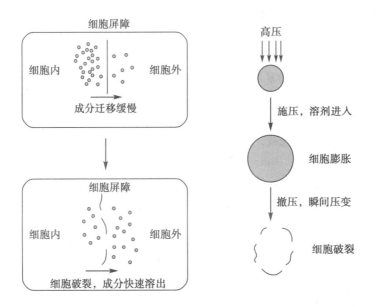

同传统的提取方法相比，超高压提取具有如下特点：

（1）超高压提取是压力在液体媒介的作用下瞬间传递的过程，不论提取对象是液体还是固体，均可受到均匀一致的压力作用。

（2）所有液体都可以作为超高压的传压介质，因此可以根据提取物的性质选用最合适的溶剂。

（3）超高压提取在室温条件下进行，没有热提取过程中因受热而使有效成分破坏、损失的缺点。

（4）理论上，物质在溶剂中的溶解度是随着压力升高而增加的，因此超高压提取时，有效成分的溶解度要比常规提取高得多，浸出率也就高得多。

（5）提取物杂质含量低、有效成分生理活性高。超高压提取可以在接近室温的条件下进行，不会因热效应造成小分子物质的结构变化，导致生理活性的降低；同时使蛋白质、类脂、淀粉等生物大分子发生变性或凝聚、酶失活、细菌等微生物灭活。

（6）能耗低。与传统的热提取相比，在超高压提取过程中，液体的体积变小，且没有溶剂因相变而造成的能量消耗，同时由于提取过程温度变化不大，体系与外部环境的热量交换也很少，因此只是在升压阶段提取溶剂体积压缩过程要消耗部分能量，但由于液体体积压缩量不大，因而消耗的能量不大，整个提取过程能量损耗很低；在保压时间内几乎没有能耗，与热加工相比，其作用效果迅速、均匀且能量消耗少。

（7）蛋白质、淀粉等的变性与常规加热提取不同，会给溶液分离、纯化带来方便。

（8）超高压的工作参数容易调整和控制，一台高压设备可以用于多种原料和多种有效物质的提取。

（9）设备安全性高、操作简单。超高压提取液体媒介在高压下的压缩比较小，因而即便发生泄漏，也不会带来像气体那样灾难性的危害；对于直接式提取设备，料液的加入和导出，压力的升降都可以借助机械设备自动完成，机械化程度高，适宜于现代化大生产。

（10）绿色环保。超高压提取是在一个完全封闭的环境下进行，没有溶剂的挥发，因此不会因溶剂的挥发造成对环境的污染，符合国际社会要求降低能源消耗、保护生态环境的要求。

（11）应用范围广。高压提取应用的提取溶剂，可以根据有效成分的溶解性自由选择，因此应用的范围更加广泛[1]。

乌头注射液是将川乌、草乌加乙醇浸泡后加压提取，药渣再用水提取，合并提取液，经浓缩、水沉、醇沉等方法制备[2]。

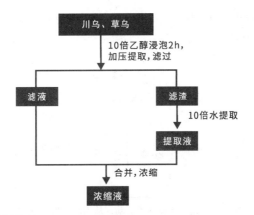

（二）超临界流体提取法

超临界流体提取（supercritical fluid extraction，SFE）是在超临界状态下，将超临界流体与待分离的物质接触，使其有选择性地把不同极性、沸点和分子量的成分依次萃取出来。

SFE常用二氧化碳、氧化亚氮、乙烷、乙烯、甲苯等物质作为超临界流体提取天然产物。其中CO_2最受青睐。其特点在于：

1. CO_2的临界温度接近室温（31.06℃），对易挥发性或生理活性物质极少损失和破坏，特别适合于天然活性物质成分的萃取分离；

2. CO_2安全无毒，适于食品药物，萃取分离一次完成，且无溶剂残留；

3. CO_2是不易燃的惰性气体，操作安全，价廉易得；

4. CO_2在室温下的液化压力仅为4~6MPa，便于储存和运输，临界压力适中（7.14MPa），操作条件易达到；

5. 压力和温度都可以成为调节萃取过程的参数，压力固定，改变温度可将物质分离；反之温度固定，降低压力使萃取物分离，因此工艺流程短、耗时少；

6. 对环境无污染，萃取流体可循环使用，真正实现生产过程绿色化[3]。

超临界流体提取工艺示意图：

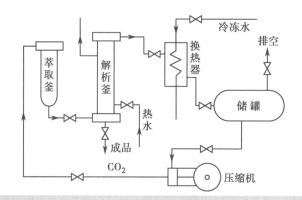

> 小檗碱是多种中药注射液（复方茵陈注射液、复方穿琥宁注射液等）的原料之一，可以利用超临界流体萃取提取。将原药材粗粉经超临界流体 CO_2 提取，可直接析出小檗碱，萃取物无残留溶媒，萃取速度快[4-5]。

（三）超声提取法

超声提取法是利用超声波的空化效应、机械效应和热效应等加速细胞内有效物质的释放、扩散和溶解，显著提高提取效率的提取方法。

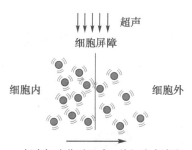

超声加速分子运动，从细胞内溶出

超声提取法的特点：

1. 提取效率高　超声波独具的物理特性能促使植物细胞组织破壁或变形，使中药有效成分提取更充分，提取率比传统工艺显著提高达 50%~500%；

2. 提取时间短　超声波强化中药提取通常在 24~40 分钟即可获得最佳提取率，提取时间较传统方法缩短了 2/3 以上，药材原材料处理量大；

3. 提取温度低　超声提取中药材的最佳温度在 40~60℃，对遇热不稳定、易水解或氧化的药材中有效成分具有保护作用，同时大大节能能耗；

4. 适应性广　超声提取中药材不受成分极性、分子量大小的限制，适用于绝大多数种类中药材和各类成分的提取；

5. 提取药液杂质少，有效成分易于分离、纯化；

6. 提取工艺运行成本低，综合经济效益显著；

7. 操作简单易行，设备维护、保养方便。

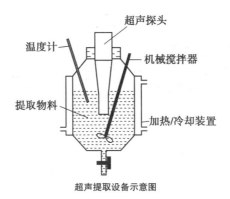

超声提取设备示意图

乳炎消中药注射剂是将金银花、黄芩、蒲公英、甘草、白芷等中药分别粉碎，采用超声提取，有效成分转移率高，杂质含量少[6]。

(四) 微波提取法

微波提取技术是一种新型的中药有效成分提取技术，是利用频率为300~300 000MHz 的电磁波辐射提取物，使提取物内的极性分子产生高速摆动而发生相互摩擦，产生热量，提供能量的快速传递并充分利用，从而促进有效成分的提取[7]。

微波提取过程示意图：

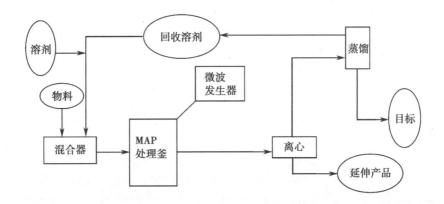

微波具有波动性、高频性、热特性和非热特性四大特点，这决定了微波提取具有以下特点：

1. 试剂用量少，节能，污染小。

2. 加热均匀，热效率较高。传统热提取是以热传导、热辐射等方式自外向内传递热量，而微波提取是一种"体加热"过程，即内外同时加热，因而加热均匀，热效率较高。微波提取时没有高温热源，因而可消除温度梯度，且加热速度快，物料的受热时间短，因而有利于热敏性物质的提取。

3. 微波提取不存在热惯性，因而过程易于控制。

4. 微波提取无需干燥等预处理，简化了工艺，减少了投资。

5. 微波提取的处理批量较大，提取效率高，省时。与传统的溶剂提取法相比，可节省50%~90% 的时间。

6. 微波提取的选择性较好。由于微波可对提取物质中的不同组分进行选择性加热，因而可使目标组分与基体直接分离开来，从而可提高提取效率和产品纯度。

7. 微波提取的结果不受物质含水量的影响，回收率较高。

红景天注射液是将红景天药材经润药后，经隧道微波干燥机进行微波破壁，破壁后药材投入提取罐中低温减压提取，提取温度为 75~80℃，得到红景天苷提取液[8]。

(五) 酶法提取

大多数中药为植物性草药，中药材中的有效成分多存在于植物细胞的细胞质中。在中药提取过程中，溶剂需要克服来自细胞壁及细胞间质的传质阻力。细胞壁是由纤维素、半纤维素、果胶质等物质构成的致密结构，选用合适的酶（如纤维素酶、半纤维素酶、果胶酶）对中药材进行预处理，能分解构成细胞壁的纤维素、半纤维素及果胶，从而破坏细胞壁的结构，产生局部的坍塌、溶解、疏松，减少溶剂提取时来自细胞壁和细胞间质的阻力，加快有效成分溶出细胞的速率，提高提取效率，缩短提取时间。而且，在中药提取中酶法可作用于目标产物，改善目标产物的理化性质，提高其在提取溶剂中的溶解度，减少溶剂的用量，降低成本；也可改善目标产物的生理生化功能，从而提高其效用。

酶法提取的特点： 反应条件温和，产物不易变；提取率高，提取时间缩短；降低成本，环保节能；优化有效组分；工艺简单可行。

酶法提取的影响因素包括药材颗粒度、提取溶剂、温度及 pH、酶解时间、酶的用量等。

酶法提取的应用：

1. 酶法作用于植物细胞壁　植物细胞壁及细胞间质中的纤维素、半纤维素、果胶等具有大分子结构的物质是中药提取中传质的主要阻力来源。所以采用酶法提取，分解破坏植物细胞的细胞壁，多采用纤维素酶、半纤维素酶、果胶酶。采用两种或两种以上的酶按一定比例进行组合，进行中药提取，可以较大地加快提取速率，提高提取率。

2. 酶法作用于目标产物　对于有效成分中立体结构大的物质，可使用葡萄糖苷酶、转苷酶、淀粉酶等进行分解糖苷键等，改变理化性质，增大极性，减少有机溶剂的用量，降低成本，且改变生理生化性质，提高效用[9]。

复方半边莲注射液是将半边莲、半枝莲、白花蛇舌草加纯化水及纤维素酶，调节 pH、温度进行酶解，提取液过滤、浓缩、醇沉制成[10]。

(六) 热回流提取技术

热回流提取技术是近几年发展起来的一种新的提取技术。热回流提取机组（如图所示）集热回流提取、渗漉法提取、索氏提取 3 种原理，结合外循环浓缩技术，把提取与浓缩置于一套设备内，提取、浓缩同步进行，从而简化了工艺，缩短了生产时间，节约了能源（可节约蒸汽 50%）。由于提取过程溶媒用量少，浓缩过程溶媒损失少，大大地降低了溶媒的消耗量（可节省 30% 以上）。

热回流提取机组的特点：

优点：回流提取比渗漉提取时间短，速度快；回流提取

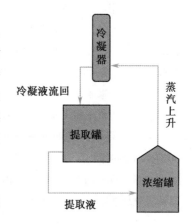

比常规煎煮提取使用的溶媒少，耗能低；因在回流提取过程中在提取罐内创造了最大的浓度差，可以获得较好的提取效果，特别是使用有机溶媒提取时，热回流提取机组的优点更能充分地体现出来。

缺点：在提取过程中提取罐内的溶媒浓度不断降低，在多提出有效成分的同时，提取出来的杂质也多。热回流提取机组对操作人员的操作技术和经验要求更高，要求操作人员不但要了解工艺原理、设备性能，还要有一定实践经验的积累。在操作过程中如果提取罐、浓缩罐、冷凝器三者之间的温度差、压力差协调不好，不仅影响提取、回流效果，还会造成能源和有机溶媒的损失。另外，热回流提取机组的工作原理决定了对中药材中热不稳定成分以水作溶媒提取时，不宜使用热回流提取机组[11]。

（七）动态阶段连续逆流提取法

动态循环阶段连续逆流提取是针对中药常规提取方法溶剂用量大、效率低的不足，将多个提取单元科学组合，单元之间的浓度梯度（物料和溶剂）合理排列并进行相应的流程配置，以及通过物料粒度、提取温度、提取单元组数等技术参数的控制，逐级将药料中有效成分扩散至起始浓度相对较低的套提溶液中，以最大限度转移物料中的成分，缩短提取时间和降低溶剂用量，并可实现全封闭操作的一种提取技术。

动态阶段连续逆流提取设备通过机械强制手段使固液两相的相对运动速度显著增加，缩短了有效成分从物料内部迁移至表面的时间，实现了提取过程中物料与溶剂中有效成分的快速平衡，缩短了提取时间。同时吸收了逆流提取溶媒对药材粉末浸润渗透比较彻底的特点，使各提取工作段内药材颗粒扩散界面内外维持较均匀的浓度差。

动态阶段连续逆流提取设备吸收了重渗滤中将浸出液重复用作新药材的溶媒多次渗滤的优点，使每个提取单元的溶剂参与了对所有提取罐内物料的提取，每个提取罐的物料均被所有溶剂提取，通过溶剂的反复套用，提高浸出液浓度，大幅度降低了溶剂对物料的绝对用量。

动态阶段连续逆流提取为了加速扩散传质速度，可采用加温方式加速药材及溶煤中有效成分分子运动的速度，从而提高扩散传质速度。但提取温度通常较低，一般在室温~70℃之间，因此，特别适合于有效成分不耐热的药材的提取。

动态循环阶段连续逆流提取装置由提取单元、热水机组和通风装置等组成，设备结构见图：

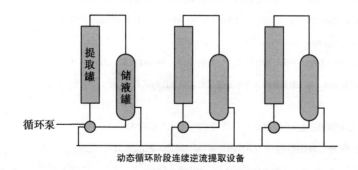

动态循环阶段连续逆流提取设备

热水机组为加热提取提供热源，通风装置用于电器的防爆，热水机组和通风机组应置于安全区，并与提取单元和提取溶剂隔离。

动态循环阶段连续逆流提取工艺可以通过调整或改变提取单元组数、阶段提取时间、提取温度、溶剂用量及颗粒形状或饮片尺寸大小，获得最佳提取效果。各提取单元既可独立地进行各项提取作业，也可组合使用[12]。

参考文献：

1. 闫洪森 . 白花蛇舌草有效成分的超高压提取工艺及提取物研究 . 吉林：吉林大学，2009.

2. 宁志刚，崔彦丹，刘春梅，等 . 超高压提取技术应用于乌头注射液生产 . 吉林中医药，2006，26（11）：68-69.

3. 斯黎明 . 超临界流体技术及其在中药生产中的应用 . 化工与医药工程，2004，25（5）：11-13.

4. Liu B，Li W，Chang Y，et al. Extraction of berberine from rhizome of Coptis chinensis Franch using supercritical fluid extraction.. Journal of Pharmaceutical & Biomedical Analysis，2006，41（3）：1056-1060.

5. Suto K，Kakinuma S，Ito Y，et al. Determination of berberine and palmatine in Phellodendri Cortex using ion-pair supercritical fluid chromatography on-line coupled with ion-pair supercritical fluid extraction by on-column trapping. Journal of Chromatography A，1997，786（2）：371-376.

6. 荆娜娜 . 乳炎消中药注射剂的研制及药效学研究 . 陕西：西北农林科技大学，2007.

7. 刘永练，郑成，毛桃嫣，等 . 微波提取人参中活性成分人参皂苷的研究 . 广州大学学报（自然科学版），2006，5（6）：52-55.

8. 曹明光 . 红景天注射液微波破壁协助提取方法 . 中国专利，CN102688276A，2012-09-26.

9. 韩伟，马婉婉，骆开荣 . 酶法提取技术及其应用进展 . 现代制造，2010，（17）：15-18.

10. 王海燕，叶兆伟，陈琼 . 纤维素酶法提取制备复方半边莲注射液的工艺条件 . 湖北农业科学，2014，53（20）：4946-4948.

11. 张洪飞 . 中药前处理、提取浓缩及分离设备与工艺 . 现代制造，2010，（8）：1-11.

12. 韩丽 . 应用逆流提取与膜分离技术的中药注射剂新工艺研究 . 成都：成都中医药大学，2003.

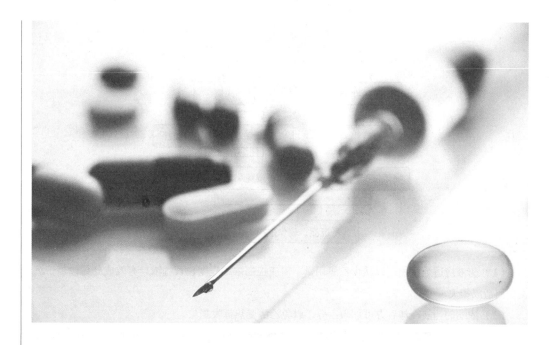

第二节　中药注射剂原料的精制

一、传统精制方法

中药注射剂原料传统精制方法主要有水提醇沉法或醇提水沉法、酸碱沉淀法、石硫醇法、明胶沉淀法等。

（一）水提醇沉法

通常当含醇量为50%~60%时可除去淀粉等杂质；含醇量达60%时，无机盐开始沉淀；含醇量达75%以上时，可除去蛋白质等杂质，当含醇量达80%时，几乎可除去全部淀粉、多糖、蛋白质、无机盐类杂质，但是鞣质、水溶性色素、树脂等不易除去。

醇沉一般操作过程是：将中药水提液浓缩至 1:1~1:2（ml:g），药液放冷后，边搅拌边缓慢加入乙醇使达规定含醇量，密闭冷藏24~48h，滤过，滤液回收乙醇，得到精制液。操作时应注意以下问题：

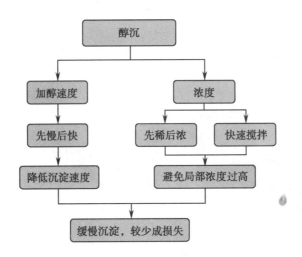

（1）药液应适当浓缩，以减少乙醇用量。但应控制浓缩程度，若过浓，有效成分易包裹于沉淀中而造成损失。

（2）浓缩的药液冷却后方可加入乙醇，以免乙醇受热挥发损失。

（3）选择适宜的醇沉浓度。一般乙醇浓度达到60%~70%时，除鞣质、树脂等外，淀粉、蛋白质、黏液质、色素、无机盐等杂质基本上可沉淀除去。

（4）慢加快搅。醇沉初始就加入大量高浓度乙醇，倘若搅拌不匀未能将乙醇分散，造成局部区域含醇量过高，淀粉、蛋白质类迅速沉析并包裹浓缩液。随着乙醇的增加包裹层质地越来越致密而难以分散，势必影响醇沉效果。因此应快速搅动药液，缓缓加入乙醇，以避免局部醇浓度过高造成有效成分被包裹损失。但是搅拌速度应有一个适宜的范围，搅拌速度过快则能耗增大、噪音增强，且对设备材质的要求有所提高，此外，过快的搅拌速度会使生成的沉淀颗粒过小，难以过滤。

（5）密闭冷藏。可防止乙醇挥发，促进析出沉淀的沉降，便于滤过操作。

（6）洗涤沉淀。沉淀采用乙醇（浓度与药液中的乙醇浓度相同）洗涤可减少有效成分在沉淀中的包裹损失。

（7）药液醇沉时，一般放置12~24小时或24小时以上。水煎液往往还含有一些水不溶性杂质，醇沉也难以除去，应在醇沉、滤过、回收乙醇后，再加水混匀，冷藏24小时，又可除去一些杂质。如此醇、水交替处理，杂质去除较完全，有利于提高注射液的澄明度。

目前国内中药生产厂家使用的醇沉设备大多为带有夹套的筒体、椭圆封头、锥形底的圆筒体及特殊的微调旋转出液管组成。锥形底锥角为60°~90°，醇沉后杂质沉淀于锥底，清液通过管道吸出。罐底安装球阀（浆状或悬浮状沉淀物排渣）或气动出渣口（渣状沉淀物排渣）。如下图所示：

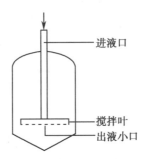

醇沉罐的搅拌，一些中药生产厂仍用人工搅拌，工具简陋，效果差，容易造成包裹浓缩液结块沉淀现象。目前醇沉罐的搅拌方式主要有机械搅拌或气流搅拌。

沉析罐的搅拌，一般都为固定转速，无法根据物系的特征进行转速的调节。操作时，开启搅拌，加入乙醇，由于乙醇直接通过管道加入，使得药液中乙醇局部浓度过大，容易包裹浓缩液产生块状沉淀物，这导致目前使用的沉析罐搅拌效果一般较差，不利于乙醇在药液中的分散与混合，既造成有效成分损失又产生块状沉淀物，不利于排渣。因此，醇沉后必须要经过长时间的静置分层，以分离药液与沉淀物。静置沉淀完成后，开启上清液出料阀，将上清液抽出，利用转动手轮微调罐内出液管的角度，通过沉析罐视镜与上清液出液管上的玻璃视管观察出液情况。但在实际操作中罐内液面往往很难观察清楚，而且所形成的沉淀物表面往往不是理想的平面，因此，很难将沉淀后的上清液抽取完全，尤其是形成絮状沉淀物时更难操作，往往会造成有效成分的损失和乙醇的损耗。同时，长时间静置沉淀之后，所形成的沉淀物往往板结成块，很难通过常规的方法排放，尤其是处理黏性较大的沉淀物时更难排出罐体[1]。

醇沉罐的搅拌目前主要有机械搅拌或气流搅拌：

机械搅拌醇沉罐：设备由上椭圆形封头、锥底带夹套的圆筒体、内装折叶桨叶搅拌器、电机、减速机以及特殊的微调旋转出液管、气动出渣口（A型）或罐底直接装置球阀（B型）等组装而成。其定型产品有 300~3000L 二大系列十多种规格。醇沉罐筒体夹套内可通入冷冻盐水或低温水，使浓缩液间接冷却，控制醇沉液所需的温度。搅拌转速一般在 220~260r/min 之间。转速过高，易把析出物击碎成微细粒而难以沉降；转速过低，则不利于添加乙醇的分散与混匀。醇沉罐容积较小，转速取大些；容积较大，转速稍低些。若沉淀物呈渣状需干出料，则可选用 A 型，利用气动开关控制两个气缸打开底盖，将沉淀物卸净并清洗干净后再闭上底盖；若沉淀物呈浆状或悬絮状可以进行液体出料，可用 B 型出渣口，开启底部球阀将沉淀物放尽，并用水将罐内壁清洗干净再关闭球阀。

空气搅拌醇沉罐：在空气搅拌醇沉罐中，以压缩空气为动力进行搅拌沉淀，醇沉罐的底部一般为锥形，锥角为 90°~120°，使绝大部分沉渣落入锥体中为宜。压缩空气的压力为 0.2~0.5MPa，且需要经过净化处理，每立方米容积的醇沉罐的空气流量为 1.5~2m³/min，通气搅拌时间约为 15~30min。压缩空气冲气主管绕装在锥体外部，管上接若干个插入锥体内部的喷嘴，并沿圆周均匀分布，使压缩空气朝各自方向汇成涡流搅拌料液或沉渣。冲气主管喷咀结构以莲蓬式为宜，以扩大喷射面，组装方式有螺旋多圈环绕、平面环绕、单圈螺旋环绕 3 种。

机械搅拌醇沉罐应用范围较广，可用于各种形状（渣状、泥浆状、絮状等）沉淀物品的常温或低温醇沉，不宜于非流动性沉淀物料液和低温醇沉的场合；然而，气流搅拌醇沉罐因使用大量的空气，空气排放时带有乙醇气，使乙醇损失较大，故压缩空气搅拌一般在不得已情况下才使用[2]。

穿山龙注射液，是穿山龙经水煎煮两次，煎液合并、滤过、浓缩、三次醇沉，冷藏水沉、调 pH 值等方法制得。而当归寄生注射液是将当归、槲寄生水煎煮两次，煎液滤过、浓缩、两次醇沉、冷藏水沉并用聚山梨酯 80 增溶制成。

（二）醇提水沉法

醇提水沉法是指将中药原料用一定浓度的乙醇用渗漉法、回流法提取，即可提取出生物碱及其盐、苷类、挥发油及有机酸类等；虽然多糖类、蛋白质、淀粉等无效成分不易溶出，但树脂、油脂、色素等杂质却仍可提出。为此，醇提取液经回收乙醇后，再加水处理，并冷藏一定时间，可使杂质沉淀而除去。40%~50%的乙醇可提取强心苷、鞣质、蒽醌及其苷、苦味质等；60%~70%乙醇可提取苷类；更高浓度乙醇则可用于生物碱、挥发油、树脂和叶绿素的提取。

> 鹿茸精注射液是将梅花鹿鹿茸去皮、毛后，切片或粉碎成粗粉，加50%的乙醇回流提取四次，合并提取液，回收、浓缩成流浸膏，经三次醇沉，加水溶解，加热煮沸后放冷，冷冻，解冻后滤过，反复加热、冷冻，至无沉淀为止，进行配液而成[3]。

（三）酸碱沉淀法

此法是利用某些中药有效成分在水中的溶解度与其溶液酸碱度相关的性质，从而除去水提液的杂质。例如：多数苷元（如：蒽醌类、黄酮类、香豆精）、内酯、树脂、多元酚、芳香酸等在碱性水溶液中较易溶解，故可用碱水提取，然后加酸促使产生沉淀而析出，无效成分则仍留在溶液中，两者分离开来。

> 双黄连注射液，是由金银花、黄芩、连翘制成，其中黄芩苷主要由酸沉法精制，沉淀少量乙醇洗涤得黄芩苷。

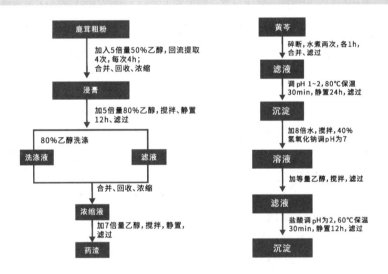

（四）石硫醇法

本法基本原理是将药液用石灰乳调pH至12以上，药液中大部分化合物如鞣质、蛋白质、极性色素、酸性树脂、酸性皂苷或大部分糖类沉淀出来，同时生物碱也被游离而析出沉淀。黄酮苷、香豆素苷与Ca^{2+}生成螯合物不溶于水而析出，有机酸、酸性化合物可生成钙盐而沉淀。继续用20%~50%的硫酸调pH至5~6时，黄酮及酚性化合物与Ca^{2+}形成的螯合物不稳定，或因酸性比较弱，以致形成的钙盐易被分解，使原来的有效成分又游离而解离在水中。游离析出的生物碱在pH5~6时也可成盐而溶解。部分蛋白质、鞣质、酸性树脂等与Ca^{2+}形成的盐比较稳定，它们在pH>5时几乎不溶。由于等电点关系，部分在pH为12时不能沉淀的蛋白质，在硫酸调pH至5~6时，也能沉淀出来。经过石灰硫酸处理的药液中无机盐的含量较高，制成的中药注射液在使用时往往会产生疼痛。为克服这个缺点，可将处理过的药液适当浓缩后，再加 3 倍量的 95% 乙醇进一步除去杂质，过滤，滤液回收乙醇，冷藏、过滤，即可配液[4]。

白花蛇舌草注射液，是将白花蛇舌草粉碎成粗粉，用 80% 乙醇作溶剂，浸渍 24 小时，进行渗漉，浓缩后用石灰乳调节 pH 值至 12，冷藏、滤过，滤液用硫酸调节 pH 值至 3，石硫法沉淀，再经醇沉，水溶后制得[5]。

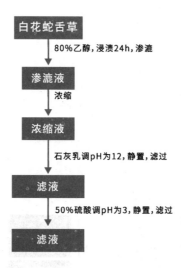

（五）明胶沉淀法

明胶可进一步去除溶液中鞣质，提高注射剂稳定性与安全性，同时可降低鞣质引起的结块、疼痛。

退热解毒注射液，由金银花、连翘、牡丹皮、蒲公英、金钱草、柴胡、夏枯草、石膏等制成，其中牡丹皮、金钱草、柴胡用水蒸气蒸馏；药渣与其余金银花等五味加水煎煮三次，合并煎液、滤过、浓缩，加入 4% 明胶溶液搅拌至再无沉淀产生后，冷藏，滤过液经醇沉三次，配液制得。

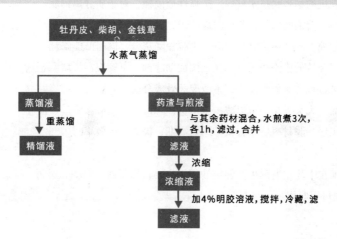

而田基黄注射液是将地耳草加水煎煮两次，煎液滤过、浓缩、醇沉两次，回收浓缩后加水溶解，加新制的明胶溶液，冷藏、滤过，滤液浓缩再经醇沉，配液制得[6]。

二、中药注射剂提取物精制新技术

近年来应用于中药注射剂提取物精制的高新技术有：膜分离技术、电渗析、大孔树脂吸附法、聚酰胺树脂吸附法、离子交换法等。

（一）膜分离技术

膜分离技术是利用孔径差异或孔径分子量差异达到分离目的。

在中药应用方面主要是滤除细菌、微粒、大分子杂质（胶质、鞣质、蛋白、多糖）等或脱色。该工艺以水为溶剂，保持传统的煎煮方法；操作条件温和，不加热，不用有机溶剂，有利于保持原药材的生物活性和有效成分的稳定性；易于除去鞣质等杂质，注射剂的澄明度和稳定性较好。

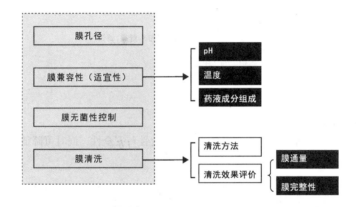

膜分离系统设备的技术特点：

（1）世界先进的纳米膜技术材料，选择性分离强，对杂质分离彻底。

（2）大大减少溶剂的消耗，降低防爆等级，提高生产安全。

（3）常温浓缩，不破坏热敏性成分，可脱盐降灰分，同时节能降耗。

（4）料液以独特的错流式运行，无须添加助滤剂，可解决污染堵塞难题。

（5）纯物理过程，无化学反应，不改变药效成分。

（6）产品品质大大提高，可以减少服用量，降低不良反应。

（7）简化工序，膜材料更换方便，缩短周期，提高生产效率。

1.膜孔径

膜分离技术在中药注射剂生产领域的应用主要包括微滤、超滤、透析、反渗透等，这些方法既可以单用，也可以联用。

制药生产中膜的分类

过程	膜孔径	操作压力差	分离原理	主要应用
微滤	≥ 0.1μm	0.1MPa	筛分等	无菌过滤、细、去除细菌、病毒
超滤	2~100nm	0.1~1MPa	筛分等	去除菌丝、病毒、热原；大分子溶液的分离、浓缩、纯化
纳滤	1nm 左右	0.5~1.5MPa	筛分、Donnan 效应等	药物纯化、浓缩除盐
反渗透	≤ 1nm	1~10MPa	溶解扩散等	浓缩和回收；无菌水制备

（1）微滤

微滤是膜分离技术的重要组成部分，是一种精密过滤技术，主要基于筛分原理。它的孔径范围一般为大于 0.1μm，介于常规过滤和超滤之间，主要用于药液的澄清，实现固态微粒、胶体粒子等与水溶性成分的分离。

微滤操作过程分死端过滤和错流过滤两种模式。

死端过滤：在压力推动下，料液流动方向与膜表面垂直的过滤方式称为死端过滤。死端过滤又称全量过滤，直流过滤。

在死端过滤时，溶剂和小于膜孔的溶质粒子在压力的推动下透过膜，大于膜孔的溶质粒子被截留，通常堆积在膜面上。随着时间的增加，膜面上堆积的颗粒越来越多，膜的渗透性将下降，这时必须停下来清洗膜表面或更换膜。

错流过滤：在压力推动下，料液流动方向与膜表面平行的过滤方式称为错流过滤。

料液沿膜表面流动，对膜表面截留物产生剪切力，使其部分返回主体流中，从而减轻了膜的污染。膜透过速度也能在相对长的一段时间里保持在一个较高的水平。

微滤膜的材质分为有机和无机两大类，有机聚合物有醋酸纤维素、聚丙烯、聚碳酸酯、聚砜、聚酰胺等。无机膜材料有陶瓷和金属、烧结金属（如不锈钢）、氧化铝、玻璃、二氧化硅等。其操作压力差在 0.01MPa。

消痔灵注射液，配液后，用 0.45μm 的滤膜滤至澄明，灌封。人参茎叶总皂苷注射液是将人参茎叶总皂苷配液后，加聚山梨酯 80 增溶，用微孔滤膜（0.22μm）滤至澄明，灌封[7]。

（2）超滤

超滤膜截留的分子其相对分子质量范围为 5×10^3~5×10^5，而中药有效成分的相对分子质量大多数不超过 1000，无效成分（某些有生理活性的高分子物质应当成特例另作考虑）如淀粉、蛋白质、树脂、果胶等相对分子质量则在 5×10^4 以上。因此，选择一定截留分子质量的超滤膜可以实现有效成分与杂质的分离，还能够保留中药原有的复方特色，在最大程度上发挥药效。超滤技术（膜截留分子量 3 万以下）可以将热原等大分子物质所截留，是中药注射剂的去热原的最有效生产工艺。

常用的高分子膜有醋酸纤维膜（CA 膜）、聚砜膜（PS 膜）等。通常选用截留蛋白质分子量为 10 000~30 000 的膜孔范围，用于中药注射剂的制备。

超滤装置有板式、管式（内压列管式和外压管束式）、卷式、中空纤维式等形式。

补骨脂注射液由补骨脂粗粉，加水煎煮三次，煎液浓缩、离心、过滤，滤液再进行超滤（醋酸纤维膜），收集超滤液，加水稀释，过滤，灌封[8]。

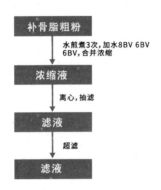

感冒康注射液由柴胡、蝉蜕、僵蚕、生姜、连翘、双花、制军、甘草制成，为水煎滤液、浓缩、超滤，经灌封、灭菌制得[9]。

（3）透析

透析是通过小分子经过半透膜扩散到水（或缓冲液）的原理，将小分子与生物大分子分开的一种分离纯化技术。

中药水煎液中的高分子有机物，如：多糖类、蛋白质、鞣质、树脂等，因颗粒较大，不能透过半透性透析膜。而多数有效成分是以低分子化合物或以离子形式存在的，一般能透过透析膜，故利用这一特性将药液进行透析，可达到分离、精制、去除杂质的目的。

苦碟子注射液，为抱茎苦荬菜加水煎煮两次，煎液过滤、浓缩后，用注射用水加热透析3~4次。合并透析液，浓缩，以吐温-80增溶，过滤、灌封、灭菌即得[10]。

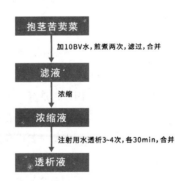

中药注射剂现代化生产原理与应用

2.膜的兼容性

中药制剂生产中，膜技术的应用，首先需要考虑膜材质与所接触溶液之间的兼容性，在不同的中药药液体系中，中药成分、pH、温度等均对膜材质的稳定性产生影响，因此在膜技术使用时首先应该对膜材质与药液间的兼容性进行分析，从而选择适宜的膜。

3.膜的无菌控制

中药制剂的生产理念是安全第一，疗效其次，尤其在中药注射剂生产中，微滤、超滤膜的无菌控制要求显得至关重要，目前无菌控制最直接的是与生产车间中的蒸汽管路连接，采用蒸汽灭菌。由于不同材质膜的耐高温性不同，容易引起膜孔变形导致膜完整性检测不合格。

聚偏氟乙烯材质的耐高温性较好，可以采用高温灭菌。常用的聚醚砜、聚砜、纤维素类在使用前多保存在一定浓度的氢氧化钠溶液中，防止在保存过程中的细菌滋生，在准备使用时采用大量的注射用水过滤清洗，置换出膜中的碱液及残留的有害物质，根据滤液端的无菌检查或者热原检查等，评价清洗效果，以此来保证膜的无菌性。此外，还可以采用辐射灭菌灯通用性的方法，但是其灭菌效果需要和注射用水冲洗的方法联用，才能保证膜在生产中的无菌性。

4.膜的清洗

（1）清洗方法：膜在使用后，由于分离物质及其他杂质在膜表面会逐渐积聚，对膜造成污染和堵塞，膜的有效清洗是延长膜使用寿命的重要手段。常用的清洗方法有物理清洗、化学清洗两大类。

膜组件污染的原因及处理方法

污染物种类	原因	对应方法
堆积物	胶粒和悬浮粒子等膜面上的堆积	提高预处理的精度，超滤或微滤处理
结垢	无机盐的析出	加阻垢剂
生物污染	微生物吸附以及繁殖	定期的杀菌处理
有机物吸附	荷电性或疏水有机物与膜之间吸附	选择适宜的膜材质

物理清洗：物理清洗是用机械方法从膜面上去除污染物，这种方法具有不引入新污染物、清洗步骤简单等特点，但该法仅对污染初期的膜有效，清洗效果不能持久。物理清洗包括多种方法，如正方向冲洗、变方向冲洗、透过液反压冲洗、振动、排气充水法、空气喷射、自动海绵球清洗、水力方法、气－液脉冲和循环洗涤等。

化学清洗：化学清洗实质上是利用化学试剂和沉积物、污垢、腐蚀产物及影响通量速率和产水水质的其他污染物的反应去除膜上的污染物。这些化学试剂包括酸、碱、螯合剂、氧化剂和按配方制造的产品等。

（2）膜清洗效果评价：膜设备清洗的目的是去除膜表面及膜孔中堵塞和吸附的污染物，目前膜清洗效果的直观评价指标为膜通量的恢复程度，缺乏多指标的评价体系，同时由于膜材质、构型、耐受温度、耐酸碱性的不同，清洗方法并不能千篇一律，因此首先应该建立适宜的膜清洗效果的评价体系。

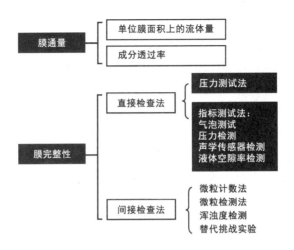

1）膜通量：膜通量是膜分离过程的一个重要工艺运行参数，是指单位时间内通过单位膜面积上的流体量，一般以 $m^3/(m^2 \cdot s)$ 或 $L/(m^2 \cdot h)$ 表示（或以 m/s 表示）。膜通量由外加推动力和膜的阻力共同决定，其中膜本身的性质起决定性作用。

在膜技术的使用中，由于药液中成分复杂，存在胶体、不溶性微粒等成分，因此在膜表面和膜孔中容易形成堵塞、吸附。在选用清洗剂清洗时，在考虑到污染物清除的同时，要以膜的使用寿命为前提，如果在清洗后膜通量恢复的同时，膜材质被清洗剂腐蚀或溶解，虽然膜通量得以恢复，但是膜的使用寿命会大大降低，增加企业的生产成本。因此，在膜清洗效果的评价中，应该增加膜完整性的评价指标。

2）膜完整性：膜完整性是评价膜质量的重要指标，制药企业多是用过膜完整性检测来评价膜的性能状况和使用寿命，目前膜完整性的检查方法主要分为直接完整性检查和间接完整性检查，在直接完整性检查中有两种基于不同原理的检查方式：压力测试法、指标测试法（气泡测试、压力检测、声学传感器检测、液体空隙率检测）。间接完整性检查（微粒计数法、微粒检测法、浑浊度检测、替代挑战实验）。

直接检查法：气泡测试以气泡穿过膜孔最小压力被称为气泡点，此方法操作简单，且有相对标准的测试步骤，在企业中应用较广泛，缺点在于指标较为模糊，受主观因素和外界影响因素多，只能离线检测从而影响生产线的工作效率。

压力衰减测试是基于溶液在一定压力的作用下过滤后检查压力前后的衰减。是一种离线检测方法，缺少通用的检测限值和操作参数。

声学传感器检测，灵敏度很差，且需要专业人员检测，应用局限性较大，不可在线检测。

液体空隙率检测通过筛选出可以衡量膜孔径分布的标准物质，采取参数计算分析，评价未知膜的完整性，方法灵敏度高，但是无法实现离线操作。

间接检测：微粒计数法和微粒检查法检测原理接近，其检测系统中微粒计数器是通过采用激光散射技术对待滤液中分布较为广泛的微粒进行计数，根据所得数据分析膜构件的完整性，此方法可以对膜的完整性实现在线检测，但是灵敏度太低，结果与待滤液中微粒的浓度有关，且易受积压空气导致的气泡影响。

浑浊度检查法可以对膜的完整性实现在线检测，但是灵敏度目前太低。

替代挑战常用的是探针挑战测试法，纳米颗粒的背景噪音低，分散度高，且价钱合理，常用柠檬酸盐或硫醇稳定的纳米金微粒作为纳米探针（12~15nm），可以检测破损直径和病毒大小的膜损伤，检测膜的完整性。此方法灵敏度高，可以在线检测；但是会对溶液产生二次污染。

激光散射技术可以分析溶解或混悬于溶剂中的纳米级的微粒、分子或分子团的直径大小，中药提取液均由可溶性成分、大分子或分子团、不溶性微粒组成，其中不溶性微粒一般粒径在微米级可以用微米检测仪检出，而大分子或分子团的粒径分布在纳米级可以被高灵敏的纳米激光散射技术检测。

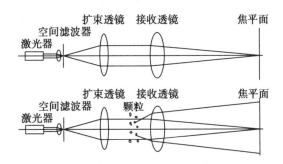

热原相对分子质量一般为 1 万 ~2.5 万，在水溶液中可形成缔合体分子团，激光散射法检测其粒径分布在 10~800nm。以激光散射技术为检测方法，针对热原在溶液中的粒径范围进行参数设定，提高检测灵敏性，缩短检测时间，可以实现间隔时间很短（几分钟一次）的连续检测，并直接连接到超滤生产线上，实现在线检测。热原因为其在溶液中的普遍存在，经过多重过滤的纯净水仍可检出热原，所以选择它作为内源性指标，分析超滤膜完整性，可行性强。

（二）电渗析

电渗析，是一种以电位差为推动力，利用离子交换膜的选择透过性，从溶液中脱除或富集电解质的膜分离操作。

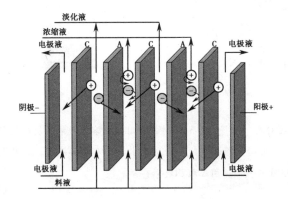

电渗析过程是电化学过程和渗析扩散过程的结合；在外加直流电场的驱动下，利用离子交换膜的选择透过性（即阳离子可以透过阳离子交换膜，阴离子可以透过阴离子交换膜），阴、阳离子分别向阳极和阴极移动。离子迁移过程中，若膜的固定电荷与离子的电荷相反，则离子可以通过；如果它们的电荷相同，则离子被排斥，从而实现溶液淡化、浓缩、精制或纯化等目的。在中药注射剂生产中，电渗析可以用于去除药液中的钾离子等，例如有文献报道比较了电渗析吸附法与阳离子交换树脂法去除红花注射液中的钾离子，结果显示两种方法均可有效降低红花注射液中的钾离子浓度，但是电渗析法药液成分损失较多，使用阳离子树脂吸附法，药液成分损失较少，操作方便，但成本稍高[11]。

（三）大孔树脂吸附法

大孔树脂吸附分离技术是采用特殊的吸附剂从中药复方煎液中有选择地吸附其中的有效成分，除去无效成分的一种提取精制的新工艺。此外，大孔吸附树脂还可应用于中药有效成分样品组成含量测定前的预分离。该方法具有设备简单、操作方便、节省能源、成本低、产品纯度高、不吸潮等优点，因此大孔树脂吸附法在中药研究和生产中的应用日益广泛。将这种方法应用于中药有效成分的分离取得了相当显著的成果。

银杏叶注射液是银杏叶经乙醇回流提取，回收、水溶解后用 AB-8 大孔吸附树脂吸附，先注射用水洗脱，收集 30% 乙醇洗脱液，回收浓缩，加水与乙醇溶解；经配液制成[12]。

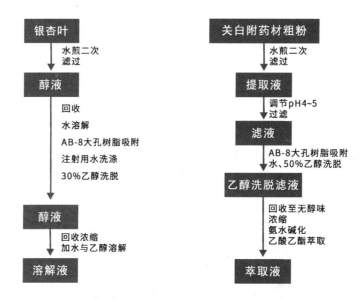

而盐酸关附甲素注射液，则将关白附药材粗粉用盐酸溶液提取 3 次，提取液调节 pH4~5 后过滤，滤液通过 AB-8 大孔吸附树脂柱吸附，分别用水、50% 乙醇洗脱，收集 50% 乙醇洗脱液，回收至无醇味，浓缩，用氨水碱化，用乙酸乙酯萃得萃取液[13]。

（四）聚酰胺树脂吸附法

聚酰胺是由酰胺聚合而成的一类高分子物质，对极性物质吸附力较大，目前已成为分离水溶性与亲水性物质的主要方法之一，用于提取分离酸性及羧酸有效成分，如黄酮类、蒽醌类、有机酸类等。

操作时先将中药水煎煮浓缩液加乙醇除去蛋白质、多糖类等杂质，然后将醇液（含醇量约80%）通过聚酰胺柱，吸附柱的内径与长度之比为 1:10 较合适，聚酰胺粒度为 60~80 目，当药液不断通过聚酰胺柱时，有效成分被吸附或洗脱出来，因而与杂质分开。用聚酰胺吸附除去注射液中的鞣质效果较好，有效成分损失也较少。

寄生注射液为取槲寄生用 95% 乙醇热回流提取三次，滤液、回收浓缩，加氯仿、蒸馏水搅拌萃取，水层再用氯仿洗涤两次，浓缩液上聚酰胺柱，蒸馏水洗脱，收集流出液[14]。

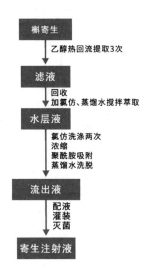

（五）离子交换法

利用离子交换剂中的可交换基团与溶液中各种离子间的离子交换能力的不同来进行分离的一种方法。

瓜蒌皮注射液是将瓜蒌皮加水煎煮三次，滤液浓缩、醇沉后，回收乙醇，通过 732 型阳离子交换树脂柱，用注射用水洗涤树脂，再用氨溶液洗脱，洗脱液回收[15]。

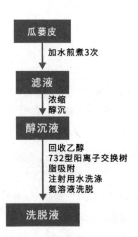

（六）逆流萃取

萃取分离操作法之一。含有被萃取物的水相及有机相分别从萃取器的两端流入，以相反方向流动，进行连续多次接触分层而达到分离的目的。此法特点是合理使用有机相，分离效果好，特别适用于分配比或分离系数较低的萃取体系，适当增加级数，能达到很好的分离效果和较高行率，广泛应用于工业生产中。

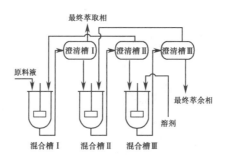

参考文献：

1. 刘苗，于筛成，张虹，等 . 中药醇沉工艺及设备浅析 . 中成药，2007，29（8）：1202-1204.

2. 王庆 . 浅谈中药的醇沉工艺及设备 . 现代制造，2009（32）：38-40.

3. WS3-B-2234-96，鹿茸精注液 .

4. 赵新先，中药注射剂学 . 广州：广东科技出版社，2000：157.

5. WS3-B-3176-98，白花蛇舌草注射液 .

6. WS-10078（ZD-0078）-2002，田基黄注射液 .

7. WS-10281（ZD-00281）-2002，消痔灵注射液 .

8. 仝山丛，钱俊，王金政 . 超滤法和水醇法制备补骨脂注射液的实验比较研究 . 中成药，1990，（1）：3-4.

9. 姜海蓉，彭方毅，邱荣蓉，等 . 感冒康注射液的制备及其质量控制 . 重庆理工大学学报自然科学版，2009，23（7）：45-47.

10. 赵新先，中药注射剂学 . 广州：广东科技出版社，2000：177.

11. 钟跃宽，郝鹏彬，孙晶波，等 . 红花注射液去除钾离子不同工艺对比研究 . 临床合理用药杂志，2013，6（11）：31-32.

12. 薛志彬 . 银杏叶有效部位的提取工艺及注射液成型工艺的研究 . 辽宁：辽宁医学院，2011.

13. 张志文 . 盐酸关附甲素注射液的生产工艺改进研究 . 吉林：吉林大学，2007.

14. 赵新先，中药注射剂学 . 广州：广东科技出版社，2000：179.

15. WS-11417（ZD-1417）-2002，瓜蒌皮注射液 .

中药注射剂现代化生产原理与应用

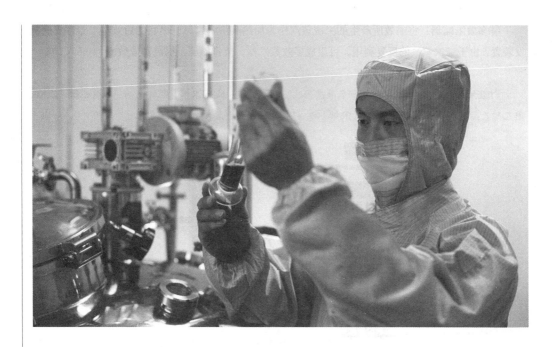

第三节　中药注射剂重要生产环节

一、中药注射剂提取液的浓缩与干燥方法

1. 中药提取物的浓缩方法

中药提取液性质复杂，应根据其性质和浓缩程度的要求选择适宜的浓缩方法与设备。常用的浓缩方法主要有常压蒸发、减压蒸发、薄膜蒸发、多效蒸发等，此外，超滤、反渗透法等技术也可以用于中药提取液的浓缩。

（1）**常压浓缩**：是在一个大气压下的蒸发浓缩，耗时较长，易导致某些成分破坏。适用于对热较稳定的药液的浓缩。常用的设备为敞口倾倒式夹层蒸汽锅，浓缩过程中应加强搅拌，避免表面结膜。若提取液含有乙醇或其他有机溶剂，则可采用常压蒸馏装置回收。

（2）**减压浓缩**：减压浓缩是在低于一个大气压下进行的蒸发浓缩。特点是：①溶液的沸点降低；②传热温度差增大，提高了蒸发效率；③能不断地排除溶剂蒸汽，有利于蒸发顺利进行；④沸点降低，可利用低压蒸汽或废气作加热源；⑤耗能大，因维持真空和由于沸点的降低，黏度增大，传热系数降低，增加了耗能。适用于含热敏性成分药液的浓缩；也可用于回收溶剂，但应注意因真空度过大或冷凝不充分造成乙醇等有机溶剂的损失。

减压浓缩常用设备有：

①减压蒸馏器：在减压及较低温度下使药液得到浓缩，同时可回收乙醇等有机溶剂。此设备回收乙醇的浓度一般在 80% ~85%，采用乙醇精馏塔可提高回收乙醇的浓度。

②真空浓缩罐：用水流喷射泵抽气减压，适用于水提液的浓缩。

③管式蒸发器：蒸发器的加热室由管件构成，药液通过由蒸汽加热的管壁而被蒸发浓缩。有蛇管式、外加热式、中央循环管式及泵强制循环式。

④多效浓缩器：将前效所产生的二次蒸汽作为加热蒸汽引入另一串联的后效蒸发器组成的蒸发装置，由于二次蒸汽的反复利用，可组成多效蒸发器，节省能源，提高蒸发效率。

灯盏细辛注射液为灯盏细辛加水煎煮两次，煎液滤过，减压浓缩，经醇沉后，回收乙醇、浓缩，用乙酸乙酯振摇提取，提取液减压浓缩，测定总黄酮含量[1]。

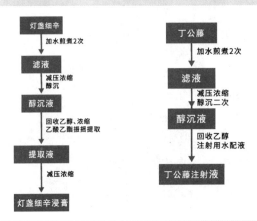

而丁公藤注射液是丁公藤加水煎煮两次，煎液滤过，减压浓缩后，醇沉两次，滤液回收乙醇，加注射用水配液[2]。

（3）薄膜浓缩：系指药液在快速流经加热面时，形成薄膜并且因剧烈沸腾产生大量的泡沫，达到增加蒸发面积，显著提高蒸发效率的浓缩方法。其特点是：①浸提液的浓缩速度快，受热时间短；②不受液体静压和过热影响，成分不易被破坏；③可在常压或减压下进行连续操作；④溶剂可回收重复使用。各种薄膜浓缩器均适用于热敏性药液的浓缩和溶剂的回收，但由于结构不同而具有不同的特点与适用性。

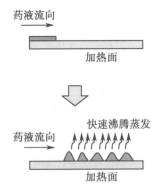

①升膜式蒸发器：预热的药液经列管式蒸发器底部进入，受热立即沸腾汽化生成的大量泡沫及二次蒸汽，沿加热管高速上升，通过加热管并在内壁上形成液膜，被快速蒸发浓缩。适用于蒸发量较大，热敏性、黏度适中和易产生泡沫的料液。不适用于高黏度、有结晶析出或易结垢的料液。一般中药水提液可浓缩相对密度达 1.05~1.10。

②降膜式蒸发器：药液由顶部加入，在重力下成膜，适于蒸发浓度较高、黏度较大的药液。

由于没有液体静压，沸腾传热系数与温度差无关，即使在较低传热温度差下，传热系数也较大，对热敏性药液的浓缩更有益。

③刮板式薄膜蒸发器：利用高速旋转的刮板转子，将药液刮布成均匀的薄膜而进行蒸发浓缩。由于在真空条件下，药液在沸腾区停留时间短，故适于高黏度、易结垢、热敏性药液的蒸发浓缩。但结构复杂，动力消耗大。

④离心式薄膜蒸发器：通过离心使药液分布成 0.05~1mm 的薄膜，再通过锥形盘加热面被蒸发浓缩。由于传热系数高、受热时间短，故适于高热敏性物料蒸发浓缩。该设备蒸发效率高，但结构复杂，价格较贵。

（4）多效蒸发：将二次蒸气通到另一压力较低的蒸发器作为加热蒸气，则可提高加热蒸气（生蒸气）的利用率，这种串联蒸发操作称为多效蒸发。

①顺流法

蒸气和料液的流动方向一致，均从第一效到末效，见图5-1。

优点：在操作过程中，蒸发室的压强依效序递减，料液在效间流动不需用泵；料液的沸点依效序递降，使前效料进入后效时放出显热，供一部分水汽化；料液的浓度依效序递增，高浓度料液在低温下蒸发，对热敏性物料有利。

缺点：沿料液流动方向浓度逐渐增高，致使传热系数下降，在后二效中尤为严重。

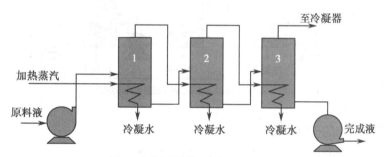

图5-1 顺流加料法的三效蒸发装置示意图

②逆流法：料液与蒸气流动方向相反。原料由末效进入，用泵依次输送至前效，完成液由第一效底部取出。加热蒸气的流向仍是由第一效顺序至末效，见图5-2。

优点：浓度较高的料液在较高温度下蒸发，黏度不高，传热系数较大。

缺点：a.各效间需用泵输送；b.无自蒸发；c.高温加热面上易引起结焦和破坏营养物。

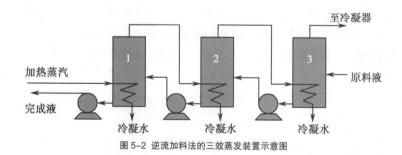

图5-2 逆流加料法的三效蒸发装置示意图

③平流法：原料液分别加入各效中，完成液也分别自各效底部取出，蒸气流向仍是由第一效流至末效。此种流程适用于处理蒸发过程中伴有结晶析出的溶液，见图5-3。

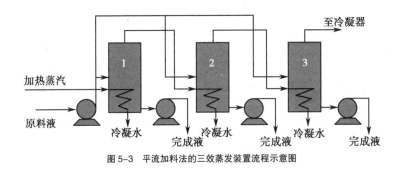

图5-3　平流加料法的三效蒸发装置流程示意图

④错流法：效数多时，也可采用顺流和逆流并用的操作，称为错流法，这种流程可协调两种流程的优缺点，适于黏度极高料液的浓缩，见图5-4。

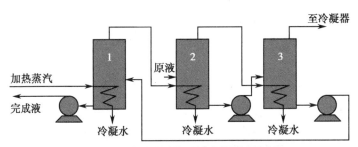

图5-4　错流加料法的三效蒸发装置流程示意图

2. 中药提取物的干燥方法

中药提取后得到的浓缩液，通过干燥才能得到固体物质或固体粉粒，干燥的好坏将直接影响中药注射剂产品的质量。

传统的中药提取物干燥主要是自然干燥及烘干，缺乏系统的科学的干燥理论和严格的生产控制，中药材的组织结构易被破坏，药味药性发生改变，有效成分损失严重，且周期长，效率低。当前，正在开发应用的干燥技术主要有：喷雾干燥，辐射干燥，真空冷冻干燥及热泵干燥等。

干燥方法按压力可分为常压及减压干燥，按操作方式可分为间歇式及连续式干燥，按温度可分为高温、低温及冷冻干燥，按供热方式可分为传导、对流及辐射干燥，按物料状态可分为动态及静态干燥。根据药料性质、数量及产品要求选择适宜的干燥方法与设备。

（1）常压干燥：常压干燥通常分为烘干干燥，鼓式干燥和带式干燥。

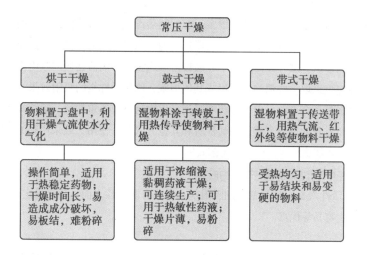

（2）减压干燥：又称真空干燥。系指将物料置于干燥盘内，放在密闭的干燥箱中抽真空减压而进行干燥的一种方法，是间歇式操作。其特点是：干燥的温度低，速度快；减少了物料与空气的接触机会，可减少药物污染或氧化变质；产品呈松脆的海绵状，易粉碎。该法适用于稠浸膏及热敏性或高温下易氧化物料的干燥。稠浸膏减压干燥时应控制好装盘量、真空度与加热蒸汽压力，以免物料起泡溢盘，造成浪费与污染。

二、活性炭在中药注射剂生产中的应用

活性炭因具有吸附杂质、色素，除热原及助滤作用而被广泛地应用于化工、制药、污水处理以及汽车尾气处理方面。活性炭在制药生产中以提高产品质量为主，其优势尤其体现在原料质量差、药液过滤不清、可见异物多、色泽较差的情况下。但是，活性炭对药品主成分也会产生一定的吸附作用，造成主成分的损失。

1. 活性炭吸附过程的影响因素

（1）**活性炭吸附剂的性质**：其表面积越大，吸附能力就越强；活性炭是非极性分子，易于吸附非极性或极性很低的吸附质；活性炭吸附剂颗粒的大小，细孔的构造和分布情况以及表面化学性质等对吸附也有很大的影响。

（2）**化学性质**：取决于其溶解度、表面自由能、极性、吸附剂分子的大小和不饱和度、浓度等。

（3）**pH 值**：活性炭一般在酸性溶液中比在碱性溶液中的吸附率高。pH 值会对吸附质在水中存在的状态及溶解度等产生影响，从而影响吸附效果。

（4）**共存物质**：相比吸附质的纯溶液，共存多种吸附质时活性炭对某种吸附质的吸附能力要差。

（5）**温度**：温度对活性炭的吸附影响相对较小，但也受温度影响。

（6）**接触时间**：应保证活性炭与吸附质有一定的接触时间，使吸附接近平衡，充分利用吸附能力。

在实际生产过程中，使用活性炭还要考虑到在碱性溶液中活性炭有时会出现"胶溶"或脱吸附作用，反使溶液中的杂质增加，影响制剂质量。脱炭最好在短时间内完成，目前一般厂家都是用钛棒进行脱碳，为了缩短脱炭时间，可以增加钛棒的个数或备一组钛棒，以免温度下降或在放

置过程中发生脱吸附作用，使制剂杂质增多。在配制热毒宁注射液或泡沫较多的注射液时，必须等液面附着的泡沫消失后，再加活性炭，并搅拌均匀。如果先加活性炭，则泡沫中的气体被炭粒吸附，使炭粒表面形成一层气体薄膜，不容易被溶液润湿，影响活性炭的吸附作用。因此，配制容易起泡的料液应该采取一些消泡的手段或其他措施，确保活性炭的吸附效果。在制药行业中加入活性炭吸附内毒素是合理的，但是若药液受到微生物污染较严重的话，活性炭是不能完全吸附去除的。这就需要有新的过滤方式，如活性炭和其他方式联合使用，或采用超滤、膜过滤等方式进行进一步处理，才能最终保证产品的无菌效果[1]。

2.活性炭在中药注射剂生产上的应用

（1）除杂： 活性炭是一种最常用的吸附剂，它具有非极性表面，化学稳定性好，抗酸耐碱，热稳定性好，再生容易等优点。

> 莲必治注射液为亚硫酸氢钠穿心莲内酯制成的灭菌水溶液，取亚硫酸氢钠穿心莲内酯50g，用适量注射用水溶解，加0.1%活性炭搅拌5分钟，滤过，测定含量，再配液得到[2]。

（2）除热原： 活性炭常在注射剂生产时用于去除热原，主要是热原为脂多糖结构，由于其结构中有疏水链，它与活性炭间具有较强的取向力及色散力而被吸附。

> 复方苦参注射液是苦参、白土苓二味，粉碎成粗粉，经酸提、水提，浓缩醇沉，静置过夜，滤过，回收并除尽乙醇，加注射用水至900ml，加活性炭4g，加热微沸20分钟，放冷，滤过，用20%氢氧化钠调pH值，加注射用水至1000ml，滤过，灌封、灭菌、即得[3]。

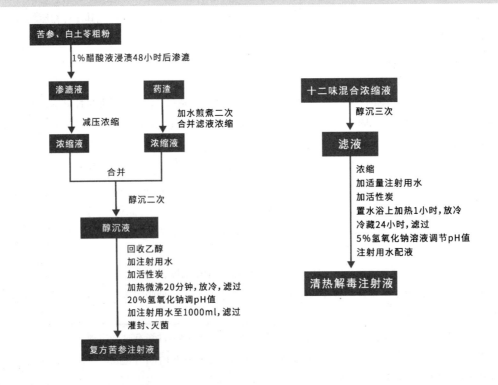

清热解毒注射液是金银花、黄芩、连翘等十二味混合浓缩液用乙醇沉淀处理三次，滤液减压浓缩至约200ml，加适量注射用水，加活性炭1g，置水浴上加热1小时[4]。

（3）脱色：活性炭结构中端基碳具有活性，有一定配位效应，适用于大 π 体系化合物的吸附，常常用于脱色，一般在水溶液中进行脱色。

益母草注射液是取益母草加水煎煮三次，合并煎液，滤过，滤液减压浓缩至相对密度为1.36~1.38（80℃），加水稀释至含水量约为35%，分别以88%~95%的乙醇提取三次，静置，滤过，回收乙醇，用活性炭（用量为0.01%~0.5%）脱色至溶液无色，加1%的苯甲醇，加注射用水使成1ml中含水苏碱20mg，脱炭，精滤，灌封，灭菌，即得[5]。

3.注射剂脱炭设备

注射剂活性炭脱炭常采用钛棒蒸汽锅进行处理，如图所示。

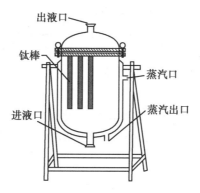

三、中药注射剂的灭菌

灭菌是指用物理或化学的方法杀灭全部微生物，包括致病和非致病微生物以及芽孢，使之达到无菌保证水平。

1.加热灭菌法

加热灭菌法利用高温使微生物细胞内的一切蛋白质变性，酶活性消失，致使细胞死亡。通常有干热、湿热和间歇加热灭菌等法。

（1）干热灭菌：是利用燃气和电能直接加热空气，将加热的空气进行循环，保持干燥与高温状态，从而杀灭微生物的一种方法。通常，在以下几种条件下进行灭菌：

135~145℃ 3~5小时；160~170℃ 2~4小时；180~200℃ 0.5~1小时；200℃以上 0.5 小时以上。在密封容器中装入医药品、水溶液等，这些物品属耐高温的物品，可用134~138℃的热空气，加热3分钟以上进行灭菌。

（2）湿热灭菌：以沸水、蒸气和蒸气加压灭菌。巴氏灭菌法就是湿热灭菌，此法有两种方式，①低温长时间处理：在61.7~62.8℃下处理30分钟；②高温短时间处理：在71.6℃或略高温度下处理15分钟。在上述诸法中，以蒸气加压灭菌效果最好，可用常压蒸气灭菌，也可在高压蒸气锅中灭菌。

1）煮沸灭菌法：利用沉没在沸腾水中加热杀灭微生物的一种方法。为增加杀菌效果，可以在沸腾水中加入1%~2%的碳酸氢钠。将物品沉入沸腾水中进行灭菌时，煮沸时间应在15分钟以上。

2）流通蒸气灭菌法：利用直接加热的流通水蒸气杀灭微生物的方法。

用干热灭菌法或高压蒸气灭菌法，物品有变质的危险，因此采用温度为100℃流通水蒸气中灭菌时，常需要30~60分钟。

3）高压蒸气灭菌法：利用适当温度和压力（一般使用1kg/cm²）的饱和水蒸气加热杀灭微生物的一种方法。其蒸气温度可达121℃，能将耐热的芽孢在30分钟内全部杀死。但对某些易被高压破坏的物质，如某些糖或有机含氮化合物，宜在0.6kg/cm²下（110℃）灭菌15~30分钟，为达到灭菌效果，灭菌容器中的原有空气要先排除，进行灭菌时，高压蒸气必须饱满。通常可在以下条件下进行灭菌：115℃（0.7kg/cm²）30分钟；121℃（1.0kg/cm²）20分钟；126℃（1.4kg/cm²）15分钟。

（3）间歇灭菌法：是利用80~100℃水或流通水蒸气，24小时为一周期，每隔30~60分钟反复加热3~5回，用来杀灭微生物的一种方法。用60~80℃的水反复加温也是一种间歇式低温灭菌方法。此法适用于不能耐100℃以上温度的物质和一些糖类或蛋白质类物质。一般是在正常大气压下用蒸气灭菌1小时。灭菌温度不超过100℃，不致造成糖类等物质的破坏，而可将间歇培养期间萌发的孢子杀死，从而达到彻底灭菌的目的。

2. 热压处理

注射剂在高温灭菌过程中，成分会因为温度的变化产生转变而产生沉淀。热压处理是通过在灌装灭菌前进行高温预处理、过滤，以防止在灌装后灭菌时发生沉淀现象。常用的热压处理方式有高压锅和输液瓶两种方式。

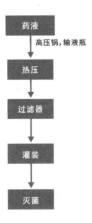

3. 无菌验证方法

注射剂无菌生产工艺的验证应当尽可能模拟常规的无菌生产工艺，包括所有对无菌结果有影响的关键操作，及生产中可能出现的各种干预和最差条件。培养基模拟灌装试验的首次验证，每班次应当连续进行3次合格试验。空气净化系统、设备、生产工艺及人员重大变更后，应当重复进行培养基模拟灌装试验。培养基模拟灌装试验通常应当按照生产工艺每班次半年进行1次，每次至少一批。培养基灌装容器的数量应当足以保证评价的有效性。批量较小的产品，培养基灌装

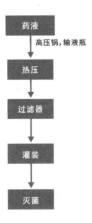（图中：药液 → 热压（高压锅，输液瓶）→ 过滤器 → 灌装 → 灭菌）

的数量应当至少等于产品的批量。培养基模拟灌装试验的目标是零污染，应当遵循以下要求：

（1）灌装数量少于 5000 支时，不得检出污染品。

（2）灌装数量在 5000 至 10 000 支时：①有 1 支污染，需调查，可考虑重复试验；②有 2 支污染，需调查后，进行再验证。

（3）灌装数量超过 10 000 支时：①有 1 支污染，需调查；②有 2 支污染，需调查后，进行再验证。

（4）发生任何微生物污染时，均应当进行调查。

培养基微生物生长性能试验：将培养基胰酪胨大豆胨肉汤配制成溶液灌装于 200 个西林瓶中，在其中 100 个西林瓶中接种枯草杆菌，另 100 个西林瓶中接种白色念珠菌，接种后压塞、轧盖。分别在 30~35℃和 20~25℃温度下培养 7 天，7 天内至少应在 50% 以上接种的西林瓶中出现胰酪胨大豆胨肉汤培养基有明显的接种微生物生长，以作阳性对照。

在模拟灌装过程中，随机取出具有代表性的 100 个装有培养基的西林瓶与 100 个西林瓶用于灌装已灭菌的培养基，送化验室一同培养，作为阴性对照，操作方法应遵守无菌检验标准操作规程。

对操作人员无菌服、手套、眼镜等的微生物数量进行监测，对无菌区内墙壁、门、设备及操作人员可能接触到的各种表面进行无菌程度检验，对空气中的微生物数量进行监测，尘埃粒子数的监测[2-3]。

四、无菌灌装在中药注射剂生产中的应用

1. 无菌灌装

无菌灌装在中药注射剂生产中得到广泛应用与推广。无菌灌装必须保证灌装的物料无菌，灌装设备无菌，包装容器无菌等无菌环境，通常无菌灌装有整体灌装处于无菌环境，灌装的物料灭菌等操作，因而在无菌灌装中不仅包含无菌灌装工艺，还包含灭菌方法。无菌灌装设备主要包括清洗机、瓶子灭菌器、连接隧道、装瓶机、封盖机等[4-5]。

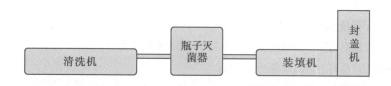

雪上一枝蒿总碱注射液是取雪上一枝蒿总生物碱 5g，加盐酸乙醇溶液（1→20）适量，溶解后，加配制体积 2% 的无水乙醇和 0.8%~0.9% 的注射用氯化钠，加水至 10 000ml，混匀，调节 pH 值 4.0~5.0，灌封，即得[6]。

无菌灌装工艺需对环境进行严格无菌控制，主要控制方面：

（1）空间处理及要求：对于灌装间、瓶杀菌间、盖杀菌间采用层流罩保证无菌的空间，各区间需要保证正压、空间温度控制在 25℃以下。在开始生产时，需要对以上空间进行处理。采用消毒剂进行空间熏蒸，以达到无菌启动要求，熏蒸结束，由层流罩维持空间无菌状态，其沉降菌和浮游菌达到设计要求。

（2）**物料处理**：无菌灌装的另一重点就是物料（内容物）需要达到无菌要求。对于物料，采用 UHT 进行杀菌，杀菌条件为 137℃，15s，然后冷却到常温，物料经 UHT 杀菌后，进入无菌灌装机进行灌装。

（3）**容器处理**：对于无菌灌装的容器，要求生产后，在最短的时间使用，同时，在运输和储存过程，尽量减少储存时间，并避免和外界空气的接触。容器采用消毒剂进行长时间杀菌，灭菌后的容器，倒掉消毒液，用无菌水冲洗消毒液，再采用无菌空气吹干容器内，供灌装机使用。

（4）**设备要求**：为保证设备在启动时达到无菌状态，在启动时，对设备表面采用消毒液进行喷雾消毒，设备内部采用高温水进行灭菌，灭菌后的设备，采用无菌水循环运行，对设备进行无菌保护。若进行灌装，则由物料替代无菌水，则可以灌装。

（5）**人员要求**：严格控制无菌环境的人员出入，规定进出无菌区域的人员必须经过淋浴，更换无菌服。所使用的工具经高温杀菌或消毒液浸泡杀菌，方可使用，无菌区人员不超过 2 人。

2. 冻干制剂

（1）**冷冻干燥技术的原理**：冷冻干燥是把含有大量水分的物质，预先进行降温（通常−40~−10℃）冻结成固体，然后在真空的条件下使水蒸气直接从固体中升华出来，而物质本身则剩留在冻结时的冰态固架中，因此它干燥后体积不变，疏松多孔，冰在升华时要吸收热量，引起产品本身温度的下降而减慢升华速度，为了增加升华速度，缩短干燥时间，必须要对产品进行适当加热。整个干燥过程都在较低的温度及环境下进行。因此，对热敏感且在水中不稳定的药物均可采用此法去水分，增加其物理稳定性。

（2）**冷冻干燥技术的优点**：

①冷冻干燥在低温下进行，因此适用于热敏性药物的干燥。如多肽、蛋白质类药物不会发生变性或失去活性，也适合含挥发性成分多以及含热敏性有效成分中药材的干燥处理；

②所得产品质地疏松，加水后迅速溶解完全，恢复药液原有的特性；

③冷冻干燥成品含水量低，一般在 1%~3% 范围内，同时干燥在真空中进行，故不易氧化，有利于产品特别脂质体、纳米粒等微粒制剂的长期贮存；

④产品中的微粒物质比用其他方法生产者少，因此污染机会相对减少；

⑤产品剂量准确，外观优良。

（3）**冷冻干燥技术的缺点**：

①溶剂不能随意选择，因此制备某种特殊的药物晶型较困难；

②某些冻干产品复溶后出现乳光或浑浊；

③需冷冻干燥设备，制备成本较高。

（4）**冷冻干燥程序**：冻干过程一般包括预冻、升华和再干燥三个阶段。首先把需要冻干的药品分装于合适的容器内，一般为玻璃、安瓿或金属托盘内，装量尽量均匀，厚度一般不易超过12mm；预先将干燥箱内的温度降至−40℃左右后把分装好的药品放入干燥箱内隔板上进行预冻，待药品完全冻结后，将冷凝器温度降低至低于隔板温度，一般可以达到−45℃以下，开动真空泵，待真空度达到一定数值后（通常应该达到 13.32~26.66Pa 的真空度），即可对箱内产品进行加热。一般加热分为两个阶段，第一阶段升温为升华干燥阶段，应注意不能使产品的温度超过共熔点温度；待产品内的水分基本干燥后进行第二阶段升温，这时可迅速地使产品温度上升到规定的最高温度。在最高温度保持数小时后，即可结束冻干。整个升华干燥的时间约 12~30 小时左右，这与产品在每瓶内的装量、总装量、玻璃容器的形状、规格、产品的种类、制定的冻干曲线及机器的性能等有关。冻干结束后，要放干燥无菌的空气进入干燥箱，然后尽快地进行加塞封口，以防重新吸收空气中的水分。真空冷冻干燥装置如图 5–5 所示。

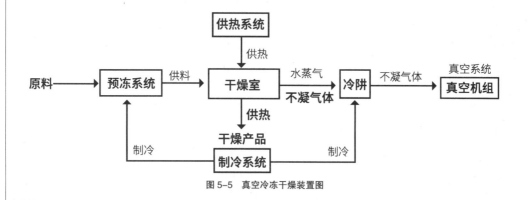

图 5–5　真空冷冻干燥装置图

> 　　注射用血塞通（冻干）是取三七总皂苷，用注射用水适量溶解，加针用活性炭脱色，滤过，加注射用水至总量 2000g 或 4000g，调节 pH 至 6.5~7.0，滤过，冷冻干燥，即得[7]。

参考文献：

1. 朱兆林，丁岗.活性炭在热毒宁注射液中的应用.现代制造，2016，（26）：20-24.

2. 梁玉仪，梁勇坤，卢喆胜.注射剂车间无菌灌装的验证方法.中国药业，2004，13（4）：25-26.

3. 李妮勇，刘智勇.新版 GMP 中对无菌工艺验证要求的探讨.现代制造，2011，（35）：20-24.

4. 屈争胜.PET 瓶无菌灌装技术的工艺要求和验证结果.饮料工业，2003，6（6）：12-14.

5. 申双贵.玻璃，塑料瓶无菌灌装技术.食品工业科技，1995，（2）：66-67.

6. WS3-B-4005-98，雪上一枝蒿总碱注射液.

7. WS-10986（ZD-0986）-2002，血塞通注射液.

06

第六章　中药注射剂质量的过程控制与检验

中药注射剂由于生产原料中药材的产地分散，生长环境、采收期、加工炮制的差异，以及制剂生产工艺等因素，造成了不同厂家生产的同一品种及同一厂家不同生产批次产品之间，其内在质量及临床疗效的存在差异。有效成分不明，成分组成不清，质量可控性差，严重制约了中药注射剂现代化的步伐。因此，采用有效合理的方式和技术手段进行产品质量一致性控制及评价，保证产品的安全、有效、均一和稳定，成为中药注射剂产品质量的过程控制与检验的重点与难点。

中成药一般由多味中药饮片制成，所含成分复杂多样，以一个或数个成分为指标并不能真正代表产品质量。因为在生产过程中，各成分的转移与转变不是平行或同步的，采用相同工艺但由于操作过程的差异，最终产品的成分组成也可能会存在较大的差异，导致产品的疗效不同。因此不能简单地用指标性成分评定产品的质量或均一性，而应通过控制生产来保证产品的均一性。只有在掌握生产设备、工艺参数、操作方式等对成分转移与转变影响规律的基础上，进而对生产过程进行合理控制，实现工艺过程的高度统一，才能保证药品质量的相对均一。这就是"中药质量是生产出来的，而不是检验出来的"的真正含义。

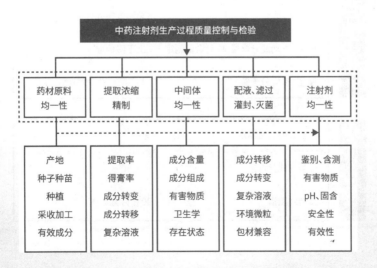

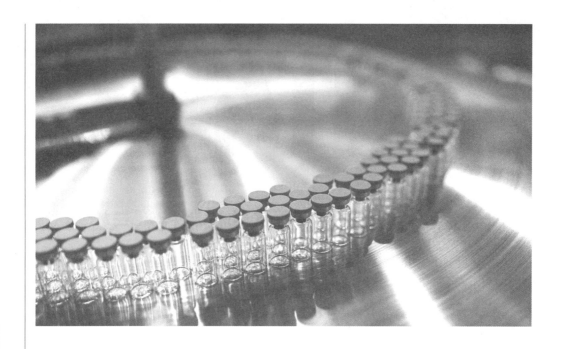

第一节　现代中药注射剂质量的一致性控制

　　从临床用药安全来说，药效物质基础一致是指具有临床疗效的中药有效成分一致，是指进入人体药物的物质基础一致。虽然物质基础一致并不能保证药物的有效性一致性，但其是保证临床疗效一致性的基础。鉴于中药注射剂的特殊性，采用何种方法对其一致性进行检测，保证中药注射剂质量一致性和有效性一致性，是目前行业内亟须解决的关键问题。

一、中药质量一致性检测标准

一般植物药	中国:单一成分含量测定	下限标准
	多成分含量测定	总和或各成分下限标准
	欧洲:类别成分含量、成分含量测定	上下限标准
	美国:多成分含量	上下限标准、成分组成明确

中药注射剂	6:多成分含量测定	总和大于60%
	8:类别成分含量	大于80%
	9:指纹图谱	90%明确成分

（一） 国内中药质量的一致性检测

中国药典中大部分药材、提取物、制剂其含量测定仅控制了下限，以"不少于…"来表征。而且中国药典中收录的绝大部分制剂品种均为复方，基本上只建立了单一指标性成分的含量测定项。这种评价模式存在较多不足，仅控制中药含量的下限很难保证批次间的一致性；对于复方制剂仅建立单一指标性成分的含量测定项，难以全面控制中药产品的质量[1]。

对于中医理论指导下的中药，尤其是中药复方制剂，检测任何一种活性成分均不能体现其整体疗效，即通过个别或部分指标性成分的一致性并不等于其制剂的质量一致性；制剂的质量一致性并不等于疗效的安全性和有效性，这是中药与化学药品质量标准的根本区别。目前这种质量一致性评价模式既难以有效地监控中药质量，也不能评价中药质量，更难以反映其安全性和有效性。

（二） 欧盟草药质量的一致性检测

欧洲药典收录草药制剂均为单味药材的提取物，一般采用对大类组分（如总生物碱、总黄酮等）含量进行含量上下限控制的方式，其优点在于可以对含量偏低组分按大类进行控制，增强了质量的可控性，但也存在难以保证含量测定的特异性。而欧盟在复方草药/传统草药质量指南中指出，复方中药若不能对每一活性成分进行含量测定，则应使用综合方法进行检测。

（三） 美国植物药质量的一致性检测

美国食品药品监督管理局（FDA）迄今为止只批准了 Veregen 和 Fulyzaq 两例植物药，其中 Veregen 为单方外用制剂，Fulyzaq 为单方口服植物制剂。以 Veregen 为例，其为绿茶提取物，87.5%~97.5% 为已知成分，质量标准中对 8 个儿茶素类成分进行了单独或加和的控制。对于其他中药而言，很多组分含量很低，甚至与合成或高度纯化的化学药物中的杂质的含量水平相当，对如此低含量的组分进行单独的绝对含量的控制很难实现[1]。

（四） 中药注射剂产品质量提升的技术要求

《中药注射剂基本技术要求》中规定有效成分制成的注射剂，主药成分含量应不少于 90%。多成分制成的注射剂的 "6/8/9" 要求：所测成分应大于总固体量的 80%，注射剂中含有多种结构类型成分的，应分别采用 HPLC 或 GC 等定量方法测定明确结构成分的含量应大于 60%。用指纹图谱法检测产品的一致性，且 90% 结构明确的成分应在指纹图谱中得到体现。

对于复杂成分的中药注射剂而言，"6/8/9"的技术要求比较高，一方面要求成分基本明确，且各含量测定之和达到固含物的 60%，且对总类成分含量要求达到 80% 以上；另一方面明确要求均一性是中药注射剂质量评价的重要手段，且明确成分在指纹图谱中均作为共有峰进行均一性限定，在中药成分均一性的控制来说是比较严格的。

二、中药注射剂质量一致性检测技术手段

中药注射剂的一致性评价可从质量一致性和生物活性一致性两个角度进行，可应用近红外光谱技术进行生产过程监测，通过检测多组分含量、密度、灰分、固含量、萃取物等，并且在固定中药材品种、产地和采收期的前提下，制定中药材、有效部位或中间体、注射剂成品的指纹图谱和特征图谱，全方位立体监控原药材、中间体和成品，以保证中药注射剂质量一致性。同时，还应基于生物热动力学的多种生物检测方法，包括生物药效价值和生物热活性特征图谱，最终达到质量与生物活性的一致性。

由于中药的特殊性，化学合成药、生物制品质量一致性评价的方法与技术手段并不完全适用于中药质量一致性的评价。基于中药物质基础复杂，且多数中药的化学组成尚未明确的特点，中药指纹图谱从整体的层面综合评价中药内在质量，以保证中药产品的质量一致性；与此同时，生物活性检测方法能够有效评估理化方法无法有效鉴定并具有生物活性的中药，利用药物的特定生物效应确定中药的安全性和有效性；近红外光谱分析技术为中药生产过程批次间原料药材差异及制药过程差异引起的质量波动提供了一致性评价的手段。中药注射液指纹图谱技术、近红外光谱分析技术以及生物活性检测技术等众多有效技术方法的出现，都为中药注射液质量的一致性评价做出了很大贡献，即使目前还没有评价中药一致性的标准列入药典标准。

（一）指纹图谱

为了中药注射液的发展，实现其现代化，建立中药注射液的指纹图谱是关键，中药注射液指纹图谱牵动着整个行业的发展。注射液指纹图谱是以其中物质群的整体认识为基础，通过运用现代光谱、色谱等技术，如 HPLC、LC-MS、TLC、NIR、NMR 等，获得其中化学成分的图谱。指纹图谱技术能够实现评价注射液质量一致性与产品的稳定性。注射液指纹图谱是通过对已知的中药成分与未知中药成分进行综合分析，反映其中化学成分的相关信息，主要是通过色谱峰面积和保留时间反映注射液中整体成分分布情况。指纹图谱具有高度的特异性，由于现阶段中药中的有效成分并不太明确，可以根据各种光谱、色谱手段的指纹图谱，对中药及其产品的的真伪进行鉴别，中药注射液指纹图谱能够整体反映其中复杂的化学成分，可以为中药注射液质量的一致性评价提供强有力的评价手段。

为了加强中药注射剂的质量管理，确保中药注射剂的质量稳定、均一、可控，中药注射剂在固定中药材品种、产地和采收期的前提下，需制定中药材、有效部位或中间体、注射剂的指纹图谱，全方位立体监控生产原料、中间体和成品，以保证中药注射剂质量一致性。

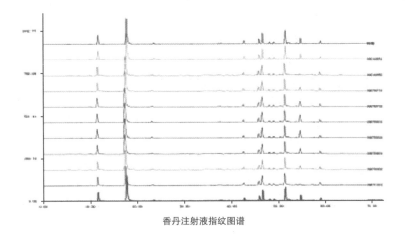

香丹注射液指纹图谱

1. 注射剂用中药材指纹图谱

中药材指纹图谱系指中药材经适当处理后，采用一定的分析手段，得到的能够标示该中药材特性的共有峰的图谱。如原药材需经过特殊炮制（如醋制、酒制、炒炭等），则应制定原药材和炮制品指纹图谱的检测标准。

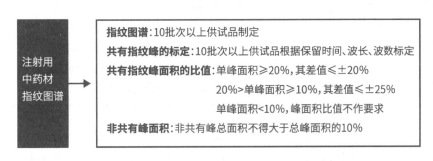

指纹图谱：10批次以上供试品制定
共有指纹峰的标定：10批次以上供试品根据保留时间、波长、波数标定
共有指纹峰面积的比值：单峰面积≥20%，其差值≤±20%
　　　　　　　　　　　　20%>单峰面积≥10%，其差值≤±25%
　　　　　　　　　　　　单峰面积<10%，峰面积比值不作要求
非共有峰面积：非共有峰总面积不得大于总峰面积的10%

注射用中药材指纹图谱

（1）**指纹图谱**：根据供试品的检测结果，建立指纹图谱。采用高效液相色谱法和气相色谱法制定指纹图谱，指纹图谱的记录时间一般为1小时；采用薄层扫描法制定指纹图谱，必须提供从原点至溶剂前沿的图谱；采用光谱方法制定指纹图谱，必须按各种光谱的相应规定提供全谱。对于化学成分类型复杂品种，必要时可建立多张指纹图谱。指纹图谱的建立：根据10批次以上供试品的检测结果所给出的相关参数，制定指纹图谱。

（2）**共有指纹峰的标定**：采用色谱方法制定指纹图谱，必须根据参照物的保留时间，计算指纹峰的相对保留时间。根据10批次以上供试品的检测结果，标定中药材的共有指纹峰。色谱法采用相对保留时间标定指纹峰，光谱法采用波长或波数标定指纹峰。

（3）**共有指纹峰面积的比值**：以对照品作为参照物的指纹图谱，以参照物峰面积作为1，计算各共有指纹峰面积与参照物峰面积的比值；以内标物作为参照物的指纹图谱，则以共有指纹峰中其中一个峰（要求峰面积相对较大、较稳定的共有峰）的峰面积作为1，计算其他各共有指纹峰面积的比值。各共有指纹峰的面积比值必须相对固定。中药材的供试品图谱中各共有峰面积的比值与指纹图谱各共有峰面积的比值比较，单峰面积占总峰面积大于或等于20%的共有峰，其差值不得大于±20%；单峰面积占总峰面积大于或等于10%，而小于20%的共有峰，其差值不得大于±25%；单峰面积占总峰面积小于10%的共有峰，峰面积比值不作要求，但必须标定相对保留时间。未达基线分离的共有峰，应计算该组峰的总峰面积作为峰面积，同时标定该组各峰的相对保留时间。

（4）非共有峰面积： 中药材供试品的图谱与指纹图谱比较，非共有峰总面积不得大于总峰面积的 10%。

2. 中药注射剂及其有效部位或中间体指纹图谱

中药注射剂指纹图谱系指中药注射剂经适当处理后，采用一定的分析手段，得到能够标示该注射剂特性的共有峰的图谱。以有效部位或中间体投料的中药注射剂，还需制定有效部位或中间体的指纹图谱。

根据注射剂、有效部位或中间体中所含化学成分的理化性质和检测方法的需要，选择适宜的方法进行供试品制备，制备方法必须确保该注射剂、有效部位或中间体主要化学成分在指纹图谱中的再现。

中药注射剂、有效部位、中间体指纹图谱	**指纹图谱**：10 批次以上供试品、成分复杂应建立多张指纹图谱
	共有指纹峰的标定：10 批次以上供试品根据保留时间、波长、波数标定
	共有指纹峰面积的比值：单峰面积≥20%，其差值≤±20%
	（保留时间≤30min）　20%＞单峰面积≥10%，其差值≤±25%
	10%＞单峰面积≥5%，差值≤±30%
	单峰面积小于 5%，峰面积比值不作要求
	（保留时间＞30min）　：单峰面积≥10% 的共有峰，按上述规定执行
	单峰面积＜10% 的共有峰，峰面积比值不作要求
	非共有峰面积：非共有峰总面积不得大于总峰面积的 5%

（1）指纹图谱： 根据供试品的检测结果，建立指纹图谱。采用高效液相色谱法和气相色谱法制定指纹图谱，其指纹图谱的记录时间一般为 1 小时；采用薄层扫描法制定指纹图谱，必须提供从原点至溶剂前沿的图谱；采用光谱方法制定指纹图谱，必须按各种光谱的相应规定提供全谱。对于化学成分类型复杂的中药注射剂、有效部位和中间体，特别是中药复方注射剂，必要时建立多张指纹图谱。

（2）共有指纹峰的标定： 根据 10 批次以上供试品的检测结果，标定共有指纹峰。色谱法采用相对保留时间标定指纹峰，光谱法采用波长或波数标定指纹峰。色谱峰的相对保留时间根据参照物的保留时间计算。

（3）共有指纹峰面积的比值： 以对照品作为参照物的指纹图谱，以参照物峰面积作为 1，计算各共有指纹峰面积与参照物峰面积的比值；以内标物作为参照物的指纹图谱，则以共有指纹峰中其中一个峰（要求峰面积相对较大、较稳定的共有峰）的峰面积作为 1，计算其他各共有指纹峰面积的比值。各共有指纹峰的面积比值必须相对固定。供试品图谱中各共有峰面积的比值与指纹图谱中各共有峰面积的比值比较，保留时间小于或等于 30 分钟的共有峰：单峰面积占总峰面积大于或等于 20% 的共有峰，其差值不得大于 ±20%；单峰面积占总峰面积大于或等于 10%，而小于 20% 的共有峰，其差值不得大于 ±25%；单峰面积占总峰面积大于或等于 5%，而小于 10% 的共有峰，其差值不得大于 ±30%；单峰面积占总峰面积小于 5% 的共有峰，峰面积比值不作要求，但必须标定相对保留时间。保留时间超过 30 分钟的共有峰：单峰面积占总峰面积大于或等于

10%的共有峰，按上述规定执行；单峰面积占总峰面积小于10%的共有峰，峰面积比值不作要求，但必须标定相对保留时间。未达基线分离的共有峰，应计算该组峰的总峰面积作为峰面积，同时标定该组各峰的相对保留时间。以光谱方法制定指纹图谱，参照色谱方法的相应要求执行。

（4）非共有峰面积：供试品图谱与指纹图谱比较，非共有峰总面积不得大于总峰面积的5%。

（5）中药材、有效部位、中间体和注射剂指纹图谱之间的相关性：为了确保制备工艺的科学性和稳定性，应根据中药材、有效部位、中间体和注射剂的指纹图谱，标定各图谱之间的相关性。

（二）LC-MS 在指纹图谱中的应用

LC-MS 主要用于中药注射剂的质量控制和物质基础研究，它弥补了传统方法定性鉴别确定结构能力有限的缺点，解决了传统液相检测器灵敏度和选择性不够的缺点，可以提供可靠精确的相对分子质量及结构信息，能够对中药注射剂中的成分进行定性定量分析。

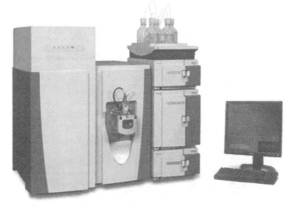

液相色谱 – 质谱联用仪（LC-MS）

陈瑞雪等[2] 采用 UPLC-DAD/ESI-Q-TOF MS 技术鉴定了丹红注射液的指纹图谱中的 21 个共有峰的化学结构，为其质量控制提供了依据。张尊建等[3] 采用 HPLC-UV-MS 对脉络宁注射液的指纹图谱进行了研究，以绿原酸为参照峰，标示出脉络宁注射液 10 个共有峰，说明了其药材归属，并采用 HPLC-MS 对主要色谱峰进行了初步定性，该方法准确性和重现性好，为脉络宁注射液的指纹图谱质量控制提供了依据。康艾注射液是临床常用于治疗直肠癌、原发性肝癌等肿瘤疾病及白细胞减少症状的纯中药制剂。其主要成分为黄芪、人参和苦参素，有增强机体免疫力的功效。黄芪甲苷、人参皂苷 Rg1、Re、Rf、Rb1 分别是黄芪和人参的主要活性成分，苦参素是复方中添加的纯品，即为氧化苦参碱。耿燕娜等[4] 采用 HPLC-ELSD-UV 法同时测定康艾注射液中 6 种有效成分的含量，对复方中三种中药的活性成分同时进行质量控制，方法快速简便。徐金玲等[5] 采用 HPLC 法建立了复方半边莲注射液原药材（即半边莲、半枝莲、白花蛇舌草）、半成品、成品的标准指纹图谱。卢红梅[6] 采用 GC-MS 和 HPLC-DAD 色谱指纹图谱技术对鱼腥草的挥发性和非挥发性化学成分进行了定性定量分析。杨胜岩等[7] 建立红景天注射液的色谱指纹图谱，为红景天注射液的质量控制提供依据。李林颖等[8] 建立了热毒宁注射液及其中间体的 HPLC 指纹图谱。曲婷丽等[9] 采用磁共振技术分别建立黄芪注射液的初级和次级代谢物 ^{1}H-NMR 指纹图谱，借助 ^{1}H-^{1}H 化学位移相关谱 （COSY）和 ^{1}H-^{13}C 化学位移相关谱 （HSQC），对黄芪注射液中的化学成分进行指认。

(三) 近红外光谱分析技术

中药注射剂质量一致性差的部分原因在于制药过程缺乏有效的监测手段，导致中间物料的质量波动，从而最终导致产品批次间质量的差异。因此，采用先进的过程分析与控制技术，对中药生产过程多个关键性环节，如提取、浓缩、醇沉、柱层析、配液等过程的关键质量属性实时在线监控，以保证产品的批次间的一致性，从而确保产品的安全、有效和质量可控。

美国FDA于2004年发布了《过程分析技术指南》，指南中定义过程分析技术 (PAT) 为通过设计、分析和控制生产过程，并通过过程监测原料、中间产品的关键质量属性和性能特征，以确保终产品的质量的体系，并鼓励药企在生产和质量保证中实施PAT。近红外光谱分析技术 (NIR) 作为PAT的重要工具之一，具有快速、无损、适合在线分析的特点，可快速反馈原料、中间产品及终产品的质量特点，通过即时监测生产中的关键物料质量属性和工艺参数，明确过程参数与产品质控指标间的关系，从而保证生产过程平稳可控，确保终产品质量一致性。

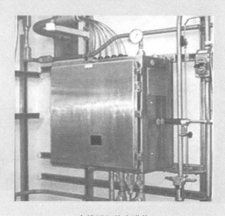

在线近红外光谱仪

近年来，近红外光谱技术在中药物料检测及生产过程监测中得到了广泛研究，并取得了诸多成果，已经成为构建中药过程分析系统的一项关键技术。中药注射剂由于其特殊性，对质量标准及生产控制要求较其他中药制剂更为严格。将近红外光谱技术应用于中药注射剂制造过程质量监测将有助于提升其过程质量控制水平，有十分重要的意义。我国有不少中药企业利用在线近红外光谱分析平台，实时在线监控生产过程的关键环节，如天津天士力现代中药资源有限公司建立了白芍提取过程含量在线近红外检测平台。温州浙康制药科技装备有限公司建立了中药大孔树脂吸附和洗脱过程药液有效成分含量与光谱的在线监控。表6-1为在线近红外检测技术在中药注射剂中应用实例，最终预示着在线检测技术正在由模拟生产向实际生产转变，实现对中药生产的提取、纯化、配液、干燥等过程的在线监测，为生产过程的质量控制提供有效的分析手段[1]。

中药注射剂质量一致性的检测，必须结合其自身的特点，从科学、合理的角度进行。因此，合理利用指纹图谱、近红外光谱分析技术等现代技术手段的中药质量一致性检测方法，为中药注射剂一致性检测提供参考。

表 6-1 在线近红外检测技术在中药注射剂中的应用

作者	工艺过程	关键成分
陈晨等[10]	复方苦参注射液渗漏过程	氧化槐果碱、氧化苦参碱
金叶等[11]	血必净注射液提取过程	阿魏酸、固含量
李文龙等[12]	痰热清注射液提取过程	绿原酸，木犀草苷、咖啡酸，黄芩苷和熊去氧胆酸等
张磊等[13]	注射用丹参多酚酸生产全过程	丹酚酸B
李云等[14]	热毒宁注射液提取液浓缩过程	绿原酸和栀子苷含量、固含量、密度
白新涛[15]	黄芪注射液成品	黄芪甲苷、固含量
朱向荣[16]	清开灵注射液中间体	总氮、栀子苷
刘爽悦等[17]	丹红注射液提取过程	迷迭香酸、丹酚酸B、紫草酸、羟基红花黄色素A
王永香[18]	热毒宁注射液醇沉过程	新绿原酸、绿原酸、隐绿原酸、断氧化马钱子苷

（四）分子排阻色谱法

中药注射剂导致过敏反应的致敏原物质尚不清楚，据文献报道，可能是由中药注射剂中尚未除尽的大分子物质引起的。因此，建立准确灵敏实用的大分子物质检测方法，对有效控制中药注射剂中大分子物质，提高中药注射剂的用药安全性具有重要的实际意义。

除药典收录的沉淀反应法外，文献中报道的中药注射剂中大分子物质检查法还包括聚二偏氟乙烯（polyvinylidene fluoride，PVDF）膜吸附法等，但都以检测蛋白为主。以分子排阻色谱法（size-exclusion chromatography，SEC）为分离法，针对大分子的可能结构不同，采用紫外检测器或示差检测器作为检测法，能够对中药注射剂中大分子物质进行更准确、更灵敏的检测。王雪等[19]对4种常用测定方法用于中药注射剂中大分子检测的适用性进行研究，比较磺基水杨酸法、考马斯亮蓝法、福林酚（Lowry）法、分子排阻色谱（SEC）法的灵敏度、专属性，发现，4种方法的灵敏度顺序为SEC法>考马斯亮蓝法>Lowry法>磺基水杨酸法。其中磺基水杨酸法的灵敏度不高，有可能造成假阴性结果；SEC法的灵敏度较高，可以检测到纳克级别。从灵敏度方面考察，SEC法最好，考马斯亮蓝法和Lowry法次之。

（五）生物活性检测方法

生物活性检测方法能够很好的评估成分结构复杂，常规方法不能有效鉴定具有药理活性的中药。中药注射液质量的一致性不仅仅是化学成分的一致性，还要保证其生物药效的一致性。生物活性的强弱不仅可以直观地表达药物成分的含量和效价，确定它们的质量，还能弥补一般化学分析方法存在的缺陷。因此，生物活性检测方法也是一种中药及其产品的一致性评价的技术手段。

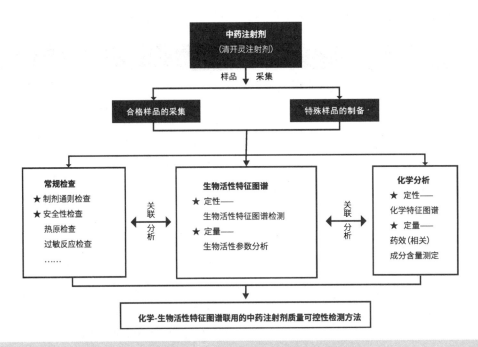

　　武彦舒等[20]采用 HPLC-DAD-ELSD 的方法建立了清开灵注射液的指纹图谱，并运用微量量热法建立了清开灵注射液的生物活性特征图谱，并建立了基于化学 - 生物特征图谱相关联的清开灵注射液质量控制方法。王碧松等[21]以银杏叶提取物注射液为标准参考物质，建立了舒血宁注射液相对生物效价的测定方法。其对不同生产厂家的多批次舒血宁注射液进行了相对生物效价的测定，将测定结果与舒血宁注射液的现行质量标准和指纹图谱进行相关性分析。结果显示，相对生物效价检测结果可疑的样品，在指标性成分含量测定或安全性检查中大多存在不合格现象；相对生物效价检测结果与标准参考物质相似度好的样品中，在指标性成分含量测定和安全性检查中大多符合规定。

　　采用包括生物效价值以及生物活性特征图谱的生物活性检测方法，为中药注射液的质量一致性评价又提供了新的思路。

三、中药注射剂生产过程的质量控制

　　美国食品药品监督管理局最先发布了过程分析技术（process analytical technologies，PAT）指导，将 PAT 定义为一种通过及时测定关键的产品质量指标和过程参数以实现设计、分析、控制药品生产过程的体系。认为通过在药品生产过程中使用该技术，可以提高对药品生产过程的理解，增强对药品生产过程的控制，确保生产沿着设计的方式运行，从而提高产品的质量。中药注射剂的质量控制目前主要依赖于对原料与成品的抽检，在制药过程中实施质量控制的研究还开展较少。为了提高中药注射剂的质量，必须对生产中的各种物料和工艺过程进行监测，明确各种过程参数对产品质量的影响，同时使用多种过程控制工具，确保生产过程平稳可控，直至产出合格的产品。这一思路的实质就是在中药注射剂的生产过程中实施过程质量控制。过程分析技术的应用可以解决中药生产过程中指标性成分量的快速检测难题，及时地对生产进行反馈及控制，减少生产风险投入，加强中药注射剂的质量控制，从而保证中药注射剂产品质量的均一性和工艺的稳定性[21]。

中药注射剂生产过程是一个非常复杂的工业工艺流程，涉及到很多工种和工艺，主要包括提取、过滤、浓缩、醇沉、吸附、洗脱、收膏、干燥、配液等工序组成。针对关键工艺过程，实现直接监控与测量并非对所有的工艺参数和质量属性，而是监测关键工艺参数（critical process parameter，CPP）和关键质量属性（critical quality attributes，CQA）。这里的CPP是指一个变异度足以影响关键质量属性，需要加以监控的工艺参数；而CQA是指一个物理、化学、生物或微生物属性或特征，应处于合适的限度、范围、分布，以确保预期的产品质量。针对中药注射剂生产过程的关键生产工艺，可引入过程分析技术主要分为两个部分：一是关键生产工艺过程中CQA的快速分析方法的建立，二是CPP与CQA之间关系式的建立。

首先，在关键生产工艺过程中，CQA的快速分析方法的建立需用到的技术有在线NIR光谱、在线中红外光谱、在线紫外光谱、在线颗粒分析技术等快速、无损的检测技术，根据不同的工艺优选适宜的快速检测技术，建立快速检测的定量校正模型，并通过多变量统计过程控制方法，研究CQA的控制范围，制定中间体的CQA量的上限和下限。

其次，研究CPP与CQA之间的关系式，通过单因素或是响应面等实验寻找CPP与CQA之间的关系式，在确保CQA达到合格标准的情况下，得出CPP的可变动范围，即CPP的设计空间。设计空间是指已被证明能保证产品质量的输入变量（如物料属性）和工艺参数的多维组合和交互作用，在设计空间内的操作不被视为变更。

以上两部分工作都完成后，快速方法的建立可以实时反映物料的状况，关键工艺参数的设计空间可为实际生产工艺参数的波动及调控提供依据，两者相互结合，共同反馈调控关键生产工艺，从而使中间体的质量更加均一，工艺更加稳定，达到中间体的实时放行，从而生产出均一、稳定、合格的中药注射剂。

在中药注射剂的生产过程中应用过程分析技术，可以使注射剂生产的工艺操作和参数得到科学地、有效地、严格地监测和控制，实现注射剂生产的连续化，从而提高生产效率，降低成本，同时使产品更安全、卫生，更符合GMP要求。

中药注射剂生产过程的质量控制
- 投料药材的一致性
- 提取过程的一致性
- 浓缩过程的质量控制
- 精制纯化工艺的过程质量控制
- 注射剂成型工艺的过程质量控制

（一）投料药材的一致性控制

1. 种植、采收、加工、炮制的质量传递过程控制

中药材在采收、加工及贮藏环节的质量控制至关重要，药材采收过程中，尽量减少因采摘失误导致的药材药用效果下降，药材采收完成后，要采取风干、晾晒或其他加工方法，延长其保存

期限。在药材加工方面，中药生产企业的技术和经验相对落后，甚至为了利益而采用硫黄熏蒸等禁用手段。药材采收、加工完成后并不会全部投入生产，而是根据需要将部分药材进行长期贮存，药材的贮藏要采用专门的养护技术，防止霉变、生虫和药效下降，通常采用的中药药材贮藏技术主要有气调贮存法、气幕防潮养护技术、低温保存技术以及对抗贮存技术等。

2. 高效及时监控

生产进行时，投料药材的质量直接影响到产品的品质，为了保证得到合格的产品，必须对投料药材进行严格的把关。目前大多数药厂检测药材是在实验室分析，当一个处方药味多时，检测耗时较长，影响生产的进度，引入过程分析技术对药材指标成分的量进行检测，将会大大地缩短分析时间。采用 NIR 法对投料药材进行分析时，样品制备简单，粉碎筛分后即可直接进行 NIR 分析，大大缩短了传统实验室分析的劳动强度和分析时间，同时该方法可以同时进行多组分测定，不需要任何溶剂，节约分析成本，对环境无害。

（二）提取过程的一致性控制

1. 工艺参数的精密控制

在中药注射液的生产过程中，提取过程中的工艺参数是其工艺过程中一个关键环节，目前主要靠提取时间和提取次数来判定提取终点，实现在提取过程中的监控。

2. 指标性成分、特征的过程控制与在线监控

目前如果只运用工艺参数控制不能保证是否提取完全或批次间均一性，在提取过程中运用过程分析技术，可以实现在提取过程监控中，不光以提取时间和提取次数来判定提取终点，而是有效成分是否提取完全来判定终点。

施朝晟等[22]对丹参注射液中丹参的提取过程进行了研究，将 NIR 检测仪器连接在提取设备上，在线取样及采集丹参提取液的 NIR 光谱，运用化学计量学方法建立了丹酚酸 B 的在线检测模型，模型性能较好，通过检测丹酚酸 B 的质量浓度变化（当质量浓度的变化率趋于零时，表明已经提取完全），实现了对丹参提取生产过程的在线监控。

（三）浓缩过程的质量控制

浓缩终点的判断一般通过测量密度，无法知道成分的量是否会因为温度过高和时间变化而受到影响。在浓缩过程中运用过程分析技术，可以实现在浓缩过程监控中，不是单以液体的密度来判定浓缩终点，也可以实时观察有效成分的变化是否正常。

金叶等[23]以蟾皮提取液浓缩过程为研究对象，采用 NIR 法获得了浓缩液的 NIR 光谱，HPLC 分析值为参照，以浓缩液密度、含水率、吲哚类生物碱的量为质量控制点，偏最小二乘法建立了 NIR 光谱与 HPLC 分析值之间的定量校正模型，实现了对浓缩过程的多指标控制，确保浓缩液的质量达到要求。

（四）精制纯化工艺的过程质量控制

1. 大孔树脂纯化过程的质量控制

大孔树脂及柱色谱纯化过程中，洗脱终点的判定一般凭经验来定，或是通过薄层色谱，操作

耗时，不能及时地反映洗脱状况及指标成分量的变化。在大孔树脂及柱色谱纯化过程中运用过程分析技术，可以实现在大孔树脂及柱色谱纯化过程中，通过指标性成分量的快速检测，及时判定洗脱终点。

陈雪英等[24]以红花提取物大孔树脂吸附过程为研究对象，以羟基红花黄色素A的量为质量控制点，HPLC值为参照，NIR法在线分析获取了大孔吸附树脂纯化过程的NIR光谱，采用偏最小二乘法、移动块标准偏差法相结合，构建了红花提取物大孔树脂吸附纯化过程的羟基红花黄色素A的定量校正模型，实现了洗脱终点的快速定性检测方法。

2. 萃取过程的质量控制

萃取过程广泛地应用于中药的提纯与纯化中，对萃取物的质量监控也停留在实验室分析，不能实现在线反馈。在萃取过程中运用过程分析技术，通过指标性成分量的快速检测，及时判定萃取终点。

3. 醇沉过程的质量控制

醇沉过程中沉降颗粒的沉降、加醇量、搅拌速度、加醇浓度都对醇沉沉降颗粒的量、颗粒粒度、沉降速度有影响。要对醇沉过程进行质量控制，必须对醇沉过程有深入的了解，这就需要引入过程分析技术。

孙笛等[25]以华蟾素醇沉过程为研究对象，以吲哚类生物碱的量和转移率为质量控制点，以紫外分光光度法为对照分析方法，运用NIR光谱法，经光谱预处理，偏最小二乘法建立了醇沉过程中吲哚类生物碱量的定量测定模型，通过所建模型可用于检测华蟾素醇沉过程中吲哚类生物碱的量，实现了华蟾素醇沉过程中指标性成分的快速定量控制。

（五）注射剂成型工艺的过程质量控制

注射剂成品的制备一般会经过配液、过滤、灭菌等步骤，据不完全统计，目前在配液、过滤、灭菌等步骤中，还没有一种中药注射液引入了过程分析技术对其进行质量监控与控制，可能是因为一般注射剂的配液、过滤、灭菌过程对成分量的影响不显著，就没有进行深入的研究；对灭菌完的注射液成品的质量控制有见报道，如白新涛等[26]以黄芪注射液为研究对象，以黄芪甲苷的量和总固体量为质量控制点，利用近红外投射技术采集了黄芪注射液的NIR光谱，HPLC分析值为参考，运用多元散射校正和一阶微分处理光谱，偏最小二乘法建立了HPLC分析值与黄芪注射液的NIR透射光谱定量校正模型，实现了对黄芪注射液中黄芪甲苷量和总固体量的快速测定，所建方法分析快速、简便、结果准确。

（六）热毒宁注射液现代化生产的过程质量控制

热毒宁注射液主要由三大先进工艺制备而成，包括水蒸气蒸馏技术、连续逆流萃取技术及超滤膜分离技术，其中水蒸气蒸馏技术可以有效提纯青蒿、金银花中的挥发油成分，提高药物制剂中挥发油成分的含量及纯度；连续逆流萃取技术可有效分离制剂中有机酸及苷类成分，萃取分离效率极大提高；超滤膜分离技术则可以有效去除影响制剂稳定性的不溶性微粒及大分子物质（多糖、鞣质、异性蛋白等）；另外还与天津中医药大学、浙江大学合作，在细化、稳固热毒宁注射液制备工艺技术流程和自动化控制系统的基础上，以动、静态质量控制的方法建立了生产全过程质量控制体系。

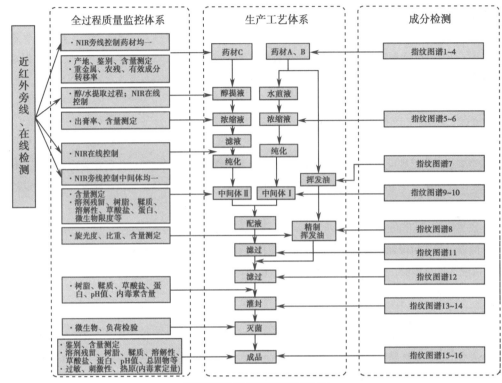

热毒宁注射液生产过程质量控制体系

在全过程质量控制体系中动态以近红外分析技术（PAT）为把手，实施全过程动态质量控制监控；静态以指纹图谱分析技术为依托，将全生产过程分割为 8 个控制点，从原料、生产过程中若干个中间体到成品，以 16 张指纹图谱进行全过程质量控制监控。使每一批生产过程的动静态质量控制体系中的全部数据保证批批重现、批批可控；近红外在线旁线检测及中药指纹图谱技术完善和提升了热毒宁注射液生产全过程质量控制体系，保证终产品质量的稳定。

参考文献

1. 侯湘梅，岳洪水，张磊，鞠爱春，叶正良.中药质量一致性评价探讨.药物评价研究，2016，39（1）：38-45.

2. 陈瑞雪，焦玉娇，朱彦，等.基于 UPLC-DAD/ESI-Q-TOFMS 技术的丹红注射液指纹图谱的构建.药物分析杂志，2016，（3）：457-464.

3. 张尊建，李茜，余静，等.脉络宁注射液 HPLC/UV/MS 指纹图谱研究.中成药，2004，26（3）：175-178.

4. 耿燕娜，张文鑫，武毅君.HPLC-ELSD-UV 法同时测定康艾注射液中 6 种活性成分的含量.辽宁中医杂志，2016，（6）：

1269-1271.

5. 徐金玲.复方半边莲注射液 HPLC 指纹图谱及其安全性研究.郑州：河南中医学院，2008.

6. 卢红梅.中药鱼腥草及其注射液指纹图谱和谱效学研究.长沙：中南大学，2006.

7. 杨胜岩，赵国华，王仁久，等.红景天注射液 HPLC 指纹图谱研究.天津医科大学学报，2016，22（2）：164-167.

8. 李林颖，朱靖博，付绍平，等.热毒宁注射液及其中间体的 HPLC 指纹图谱.中国医药工业杂志，2014，45（2）：150-154.

9. 曲婷丽，魏玉海，李爱平，等.黄芪注射液 ~1H-NMR 指纹图谱研究.药学学报，2016，（5）：780-785.

10. 陈晨，李文龙，瞿海斌，等.复方苦参注射液渗漉过程的近红外光谱在线检测方法.中国药学杂志，2012，47（21）：1698-1701.

11. 金叶，丁海樱，吴永江，等.近红外光谱技术用于血必净注射液提取过程的在线检测研究.药物分析杂志，2012，（7）：1214-1221.

12. 李文龙.痰热清注射液生产过程质量控制方法研究.浙江大学，2011.

13. 张磊，岳洪水，鞠爱春，等.基于近红外光谱技术的注射用丹参多酚酸生产过程分析系统构建及相关探讨.中国中药杂志，2016，41（19）：3569-3573.

14. 李云，毕宇安，王振中，等.近红外光谱技术在热毒宁注射液栀子提取液浓缩过程中的应用.中国实验方剂学杂志，2016，（12）：1-6.

15. 白新涛，霍宝军，张博，等.近红外光谱法快速检测黄芪注射液中黄芪甲苷和总固体量.中草药，2012，43（11）：2189-2193.

16. 朱向荣，李娜，史新元，等.近红外光谱与组合的间隔偏最小二乘法测定清开灵四混液中总氮和栀子苷的含量.高等学校化学学报，2008，29（5）：906-911.

17. 刘爽悦，李文龙，瞿海斌，等.基于近红外光谱的丹红注射液提取过程质量在线检测方法研究.中国中药杂志，2013，38（11）：1657-1662.

18. 王永香，米慧娟，张传力，等.近红外光谱技术用于热毒宁注射液金银花青蒿醇沉过程在线监测研究.中国中药杂志，2014，39（23）：4608.

19. 王雪，张伟，李家春，等.4 种常用蛋白质测定方法用于中药注射剂中大分子蛋白检测的适用性研究.中草药，2015，46（15）：2228-2231.

20. 武彦舒.基于化学 - 生物特征图谱的清开灵注射液质量可控性初步研究.成都中医药大学，2009.

21. 王碧松.生物活性测定法用于活血化瘀类中药注射剂质量控制的研究.北京中医药大学，2010.

22. 施朝晟，刘雪松，陈勇，等.一种丹参提取过程终点快速判断方法.中国药学杂志，2006（23）：1771-1774.

23. 金叶，吴永江，刘雪松，等.蟾皮提取液浓缩过程中吲哚类生物碱等多指标近红外快速检测研究.中国药学杂志，2012，47（9）：712-717.

24. 陈雪英，徐翔，陈勇，刘雪松.红花提取物纯化过程的近红外光谱快速测定方法研究.中国中药杂志，2012，37（20）：3062-3067.

25. 孙笛，袁佳，胡晓雁，等.一种基于近红外光谱的华蟾素醇沉过程指标成分及其转移率快速测定方法.中国中药杂志，2011，36（18）：2479-2483.

26. 白新涛，霍宝军，张博，等.近红外光谱法快速检测黄芪注射液中黄芪甲苷和总固体量.中草药，2012，43（11）：2189-2193.

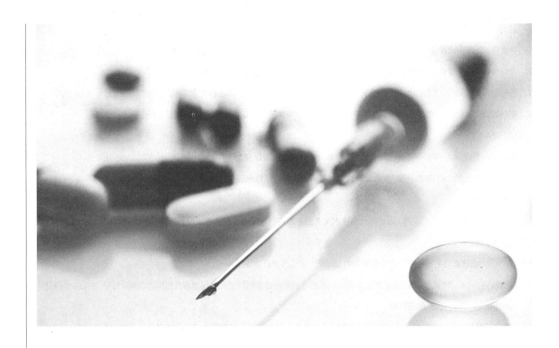

第二节 中药注射剂临床应用的安全性问题

中药注射剂作为我国独创的新剂型，是现代中药剂型的发展方向之一。其优点在于药效迅速，作用可靠，尤其在危重疾病急救、不宜口服给药及感染性疾病、心脑血管疾病、恶性肿瘤、一些疑难杂症疾病的治疗上具有一定的优势，在临床疾病治疗中发挥着不可替代的作用。

中药注射剂主要应用于心脑血管疾病、呼吸系统疾病、肿瘤疾病、骨骼肌肉系统疾病和消化系统疾病这五大疾病治疗领域，在一些疾病治疗中发挥了较好的作用，如丹参注射液、生脉注射液、参脉注射液是治疗心脑血管疾病常用的注射液，康莱特注射液和艾迪注射液在治疗肿瘤方面发挥了良好的作用，清开灵注射液等列入全国中医医院急诊必要中成药目录，参脉注射液、醒脑静注射液、清开灵注射液在抗击非典中取得令人瞩目的成绩。中药注射剂具有生物利用度高、作用迅速等特点，能较好地发挥中药治疗急病重症的作用，在临床上显示了很好的、甚至化学药物无法达到的治疗效果。

一、中药注射剂的安全性问题

目前，对中药注射剂的评价体系科学性不强。2006 年以来，媒体对中药注射剂不良反应的广泛报道导致临床医生和患者对中药注射剂的信任有所下滑，但这并不能否定中药注射剂在临床上的疗效，所以加强研究、提高其安全性、有效性及质量标准，降低严重不良反应，是中药注射剂研究的当务之急。中药注射剂引起的不良反应主要为过敏样反应，约占总不良反应的 80%，且严重不良反应多为过敏性休克、呼吸困难等。

2016 年 7 月 12 日，国家食药监总局发布了 2015 年药品不良反应监测报告，对于 2015 年药品不良反应的情况进行统计。全国药品不良反应监测网络 2015 年共收到关于中药注射剂的报告 12.7 万例次，其中严重报告 9798 例次（7.7%）。2015 年中药引起的不良反应事件报告中，注射剂占比为 51.3%，相比于 2014 年降低 2.1%。2015 年中药注射剂报告数量排名居前的类别是理血剂、补益剂、开窍剂、清热剂、解表剂、祛痰剂，共占中药注射剂总体报告的 97.0%。报告数量排名前五名的药物分别是：清开灵注射剂、参麦注射剂、血塞通注射剂、双黄连注射剂、舒血宁注射剂（见表 6-2）。

表 6-2 中药注射剂不良反应报告前五名

排名	名称	类别
1	清开灵注射剂	清热剂
2	参麦注射剂	补益剂
3	血塞通注射剂	理血剂
4	双黄连注射剂	清热剂
5	舒血宁注射剂	理血剂

唐伟等[1] 通过检索万方、CNKI、Cochrane Library、Embase、Pubmed 等几个数据库，检索时间均从数据库建库至 2015 年 12 月 31 日，采用 R3.2.3 软件进行 Meta 分析。最终纳入了 56 篇文献，双黄连注射剂用药者总共 11 001 例，累计不良反应发生有 585 例。Meta 分析结果显示：总不良反应发生率为 6.5%。亚组分析显示：儿童和成人发生率分别为 4.8%、8.1%；0.9% 氯化钠注射液和 5%~10% 葡萄糖注射液发生率分别为 6.6%、7.2%；粉针剂和注射液发生率分别为 6.3%、7.0%；≤ 7d 和 > 7d 发生率分别为 5.8%、8.9%；单用药和联合用药发生率分别为 4.2%、8.4%。报道最多的不良反应症状表现类型依次是皮肤及黏膜、消化系统、体温中枢反应，发生率分别为 4%、3%、1%。该系统评价说明引起双黄连注射剂不良反应发生的因素与联合用药、溶媒、年龄、使用时间等存在关联性，且不同损害类型间的不良反应发生率差异也较大。

艾春玲等[2] 通过检索数据库，检索时间均为建库时间到 2015 年 7 月 30 日，根据 meta 分析，最终纳入文献有 63 篇，清开灵注射液用药者共计 9793 例；其中累计不良反应 / 事件发生 367 例，消化系统的不良反应事件发生率有 6%、注射部位不良反应事件发生率有 4%、皮肤及黏膜的不良反应事件发生率有 2%。该研究提示不良反应发生的影响因素与临床不合理用药，如年龄、联合用药等因素有关。赵森等认为清开灵注射液引起不良反应的原因包含配伍禁忌因素、药物成分因素、制剂工艺及辅料因素、输液时滴速因素等。

二、影响中药注射剂安全性的根由

自柴胡注射液问世以来，中药注射剂不断被开发利用，早在 20 世纪 80 年代就有中药注射剂 1400 种左右，经过历次药政管理与标准提高后，目前不少品种已被淘汰。

自 1985 年根据《新药审批办法》，新药由卫生部审批，国家又新批准了 29 个品种。中药注射剂大约 80% 是在国家实施新药审批办法以前开发的品种，由于当时研发水平与科技条件的限制，其生产工艺和质量研究欠完善，临床研究不足，没有充分的系统有效性和安全性的研究资料，某些品种只有生物等效性试验数据，而临床试验数据支撑力远远不够。自 1941 年柴胡注射剂创制成功，至今已 70 余年。由于不同时期制剂技术和法规要求不同，加之企业之间自身生产管理差异较大，导致现有中药注射剂在不同企业、不同品种间差异明显，虽国家多次出台法律法规进行整顿，但中国药典 1990 版未收载中药注射剂，1995 年版和 2000 年版均只收载止喘灵注射液、灯盏细辛注射液、注射用双黄连（冻干）、清开灵注射液等 4 个中药注射剂品种，而目前执行的 2015 年版中国药典也只收载了止喘灵注射液、灯盏细辛注射液、注射用灯盏花素、注射用双黄连（冻干）、清开灵注射液[3]。

中药注射剂大多为复方制剂，成分相对复杂，大部分产品是多种中药材综合成分的提取物，而在质量控制中，只能对其中的有效成分进行定性、定量的检测，而其中未知的成分如大分子蛋白质、氨基酸、鞣质和一些不溶性微粒等都没有可执行的标准。由于没有完善的质量标准，不能对除有效成分以外的成分种类及含量进行有效的检测，而这些成分其中某些可能是引起不良反应，尤其是过敏反应发生的物质。

（一）药材问题

中药材的来源是造成中药注射剂不良反应发生的原因之一。由于药材产地的不同，受到土质、气候和采收季节等种植条件的影响，其中含有的成分可能有一定差别，不同基源的同一药材差别可能会更大。原药材质量的不稳定往往会造成中药注射剂不同批次间质量的差异，从而导致其过敏反应的发生也不尽相同。

1. 道地性

中药材的质量受产地影响很大，同种异地出产的药材，在质量上会有明显差异，并直接影响了药材中有效成分的含量，对药物的质量有着直接的影响。

丹参是受产地影响，导致含量差异巨大的典型案例。依据药典标准，丹参中的有效成分为丹参酮IIA，其作为衡量原材料质量的标准是较为客观、简便易行的一种办法。通过对不同地区的丹参药材的丹参酮IIA样本加以分析，发现其含量差别是巨大的，最大的差距达到了20倍。且对于同一地区的丹参药材，其丹参酮的含量差别亦有很大不同。

2. 同名异物药材

中药材中存在同名异物、同物异名的现象，如金银花与山银花，川贝与浙贝。中药材名称的不同，其背后不仅是产地、部位的不同，而更多的是植物基源的差别。而植物基源不同，其作为中药发挥作用的基础，即其次生代谢产物便不同。即使有类似的次生代谢产物分布谱，由于其基因型的不同，也导致了不同的生理结构、转录产物表达量，从而影响次生代谢物的产量。次生代谢物是中药注射剂产生作用的基础。因此不同的中药材之间，混用、乱用，会导致相关物质的含量与原药材产生极大的差别，是非常危险的。

金银花和山银花的来源不同，金银花为忍冬科植物忍冬的干燥花蕾或带初开的花。山银花为忍冬科植物灰毡毛忍冬、红腺忍冬或华南忍冬的干燥花蕾或带初开的花。2000年版中国药典曾规定，金银花和山银花统称金银花，两品都可作金银花使用。但金银花价高，山银花价低，导致很多药厂生产投料为了降低成本，都使用山银花。至2014年，国家食药监总局发布《关于分列管理中药材品种有关问题的复函》。《复函》指出，各生产企业将处方中金银花明确为山银花的，应将金银花变更为山银花投料生产，并按要求进行备案说明。

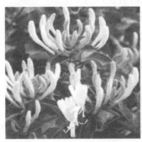 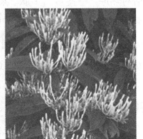

金银花　　　　　　　　　　山银花

3. 采收加工炮制

原药材质量的不稳定还在于中药采收，以及初级加工处理的不规范、小规模、无序化等。同一药物在同一产地也因采摘时间不同，其药性和毒性也不同，一般认为，花类宜在花初放时采集，果实类宜在秋季成熟时采集。因此，不同产地，不同采收季节，将直接影响中药材的质量。

目前为止，我国还没有一套完整、统一的炮制方法，中药材普遍的初级加工处理方式大多简陋，没有规范操作。操作人员的技术水平，经验判断等直接影响到药材的质量，各个生产厂家加工出来的中药质量也会不同。而在收购环节，各种质量水平的药材流入市场，标准化、大规模、规范化管理的 GAP 种植中心所产药材仍在市场上较为少见。中药材原材料风险非常巨大，是中药注射剂所面临的最主要风险。

4. 过程污染

由于药材的产地不同，受土质、气候、采收季节等种植条件影响，药材所含成分有较大差异，且药材在流通存储过程中可能会发生霉变，以及在炮制加工过程中进行非法加工，如硫黄熏蒸等，导致产品质量均一性差。因此，过程监控是检验不能取代的。

（二）制备工艺问题

中药成分复杂，其中有些成分分子量较大，如含有生物大分子物质、动植物蛋白质等，在提取制备工艺中，这些大分子物质、蛋白等并未完全除去，而此类物质常为引起过敏及类过敏反应的致敏原，如清开灵注射液中所含有的水牛角成分。另有一些注射剂可能因为引入异性蛋白质，而具有抗原性，也容易引起过敏反应的产生，如含有水牛角、羚羊角、山羊角等动物药材的注射剂。

1. 成分精制纯化程度低

由于简便易行，水提醇沉法被广泛应用于中药材有效成分的提取。通过水溶液的煎煮，或冷浸在溶液中得到有效成分。之后通过乙醇析出溶液中的大分子物质，则最终保留水溶性的有效成分在溶液中。这种方法原始简单，虽然成本低廉，但也有其缺点：该法提取效率低、提取率也很低，仅适用于水溶性较好的有效物质，提取得到的粗品中，水溶性杂质过多。

2. 针对性有害物质的去除工艺缺失

对于没有严格质量控制的中药注射剂工艺流程，生产过程中则会造成多种杂质出现于最终产品中，其中的有害物质将直接威胁患者健康，对用药安全产生重大影响。但目前并没有针对有害物质去除的工艺，包括对热原、一些蛋白多肽、某些有害成分（比如一些聚合物和缩合物）的去除。虽然国家食品药品监督管理局于 2000 年颁布了《中药注射剂指纹图谱研究的技术要求（暂行）》后，有些中药注射剂开始建立指纹图谱技术质量控制标准，但是现阶段建立的指纹图谱基本上不能反映有害物质，因此无法严格保证产品安全有效，这些问题都亟待解决。

（三）生产过程微生物污染

在中药注射剂的生产过程中，药材浸膏可能会产生突发污染，包括内毒素、非内毒素类热原，还有其他的有害微生物。内毒素在生产过程中可以去除，但其他的热原和有害物质均没有有效的监控手段和去除方法，会对注射剂的质量产生严重影响。

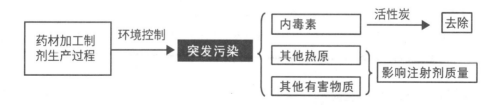

热原系指能够致热的微生物的尸体及其代谢产物，中药注射剂中的外源性热原，主要是革兰

中药注射剂现代化生产原理与应用

氏阴性杆菌产生的内毒素，实际上革兰氏阳性杆菌、革兰氏阳性球菌、霉菌、放线菌等污染后均能产生热原。由于中药注射剂工艺落后而复杂、生产周期长，中药注射剂所含的热原可能会比较复杂，比如植物生长期多是与真菌等多种微生物共生的，植物原料所含有的热原就比较复杂；且原药材在加工、贮藏、运输过程最易被霉菌感染（霉变）也会残留热原；在中药注射剂生产过程中，卫生环境及标准均是针对细菌设定，而真菌（霉菌）、放线菌与细菌相比，是通过极不易被杀灭的休眠体"孢子"进行繁殖、污染的，孢子可处于休眠状态，长时间生存，并在日常环境中大量存在，灭活的条件高，生产车间的细菌灭菌条件很难有效地杀灭，一旦环境因素如温度、湿度适宜，

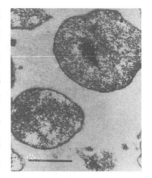

热原体

它就能大量繁殖。孢子不仅仅大量分布在日常生活环境中，还可能原料药材本身就带有大量孢子；而注射剂生产环境完全符合其生长要求，特别是中药及提取物均为富含糖的营养物质，因此中药注射剂中可能存在非内毒素类热原。

热原的去除可以通过多种途径完成。常用的活性炭方法主要原理在于活性炭的吸附能力。通过活性炭的吸附作用，可以去除溶液中的热原，色素以及其他多种颗粒杂质。但活性炭的应用本身又会将新的杂质引入体系中，同时其本身的去除与清洁也没有很好的办法。活性炭的加入也受到员工培训以及其他各种偶然因素的影响。因此活性炭在制剂除热原中的应用正在被逐渐淘汰。

（四）注射剂中不溶性微粒

注射剂中不溶性微粒是指药物在生产或应用中经过各种途径污染的微小颗粒杂质，其粒径在 $1\sim50\mu m$ 之间，为肉眼不可见易动的非代谢性的有害粒子。微粒的输入可引起炎症反应、肉芽肿、栓塞、肿瘤、热原样反应和变态反应。

单文卫等[3]自 1998 年起对中药注射剂安全性进行了系统试验，共计 19 批 118 个品种，结果中药注射剂的不溶性微粒不合格率为 45.95%，且中药注射剂中 2~10μm 的微粒占总微粒数的99.75%，较西药注射剂同粒径微粒98.00%多，10μm 以上的微粒仅占 0.25%；在开放与洁净两种条件下配制的输液，微粒结果差异有统计学意义（P<0.05），其中局部百级条件下配液后的微粒最少，可以保证患者用药安全。另外筛选出滤过精度较高的输液过滤器与普通输液过滤器进行对比实验研究，结果显示：实验组发生不良反应人数明显少于对照组。经理化性质鉴别和显微镜下观察，注射剂不溶性微粒有玻璃碎、橡胶屑、塑料粒、活性炭、药物残渣和毛屑索条等 6 种物质。与 20世纪五六十年代的 30 余种微粒等相比，是巨大的进步，这应归功于药典标准的大力提升和政府强制推行 GMP 认证。

（五）其他

中药注射剂配制后放置过长时间，由于溶液 pH 值等影响，会使某些成分析出；成分之间发生化学或物理变化生成了沉淀；配药或者输液过程中被污染。中药注射液与其他中西药注射液混合使用后发生配伍禁忌，常呈现出沉淀、浑浊、变色或产生气泡等现象，主要发生原因也是因为药液混合后溶液 pH 值发生了变化。

此外，中药注射剂的安全性研究，如其引起的过敏及类过敏反应，还有心脏毒性等，研究都

还不够深入。

三、中药注射剂的严重不良反应

临床上中药注射剂产生的严重不良反应主要包括热原反应、过敏及类过敏反应、心脏毒性和交叉反应。

(一) 热原反应

注入人体的注射剂中含有热原量达 $1\mu g/kg$ 就可引起不良反应，发热反应通常在注入 1 小时后出现，可使人体产生发冷、寒颤、发热、出汗、恶心、呕吐等症状，有时体温可升至 40℃以上，严重者甚至昏迷、虚脱，如不及时抢救，可危及生命。该现象称为"热原反应"。

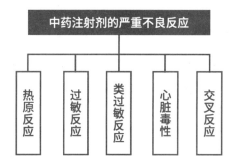

(二) 过敏反应

过敏反应是指已产生免疫的机体在再次接受相同抗原刺激时所发生的组织损伤或功能紊乱的反应。反应的特点是发作迅速、反应强烈、消退较快；一般不会破坏组织细胞，也不会引起组织严重损伤，有明显的遗传倾向和个体差异。过敏反应的发生分为两个阶段：致敏和攻击。当抗原第一次进入机体后，使浆细胞产生的抗体 IgE 附着在嗜碱性粒细胞表面与肥大细胞表面，当抗原再次进入机体后，与附着于细胞表面的 IgE 接合，通过一系列的反应使靶细胞脱颗粒，释放组胺、类胰蛋白酶、β-氨基己糖苷酶等生物活性介质，引起支气管平滑肌收缩、血管通透性增加，刺激黏液分泌，从而产生一系列过敏症状。

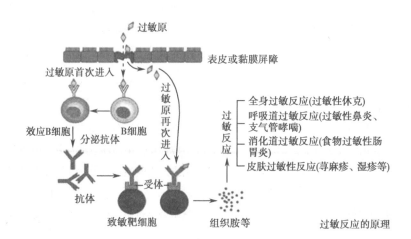

过敏反应的原理

(三) 类过敏反应

临床上使用的很多药物既不是抗原也不是半抗原,当其与机体首次接触即可发生反应,临床表现与过敏反应相似,因此称为"类过敏反应"。大量的实验研究证明类过敏反应是不依赖于抗原－抗体的免疫反应。类过敏反应临床引发的过敏样特征与过敏反应存在明显差异:患者在首次接触药物时即可出现过敏症状,症状与给药剂量及速度密切相关,血浆中抗原未见升高。中药注射剂所引起的不良反应中过敏样反应最为严重,有调查报告表明由中药注射剂所引起的急性过敏反应中大约77%为类过敏反应。

(四) 心脏毒性

心脏毒性是指在相对小的剂量和相对短的时间内,药物对心脏产生的影响生理功能或损害心肌的药效反应。近年来,有关中药注射剂引起的心脏毒性的报道日趋增多。动物及离子通道实验表明,双黄连、清开灵和茵栀黄分别通过抑制 L 型钙、钠和钾通道导致缓慢性心律失常,心电图的特征表现为 P-R 及 QTc 间期延长。其作用机制表现为对 hNavl.5 电流、hERG 电流及 L 型钙电流不同程度的抑制作用。而非 ICH(人用药品注册技术要求国际协调会)关注的药物对 hERG 电流阻滞所致的快速性心律失常。鉴于中药注射剂的严重不良反应是过敏反应的流行理论,临床上在抢救其过敏反应时,采用肾上腺素及受体阻断剂－异丙嗪进行对抗治疗。实验表明,肾上腺素能够有效对抗中药注射剂引起的缓慢性心律失常;而异丙嗪加重中药注射剂所致的缓慢性心律失常,因为异丙嗪同样具有抑制 hNavl.5 电流、hERG 电流及 L 型钙电流的作用[4]。ICH 明确规定新药在进入临床前必须进行动物的在体和离体心脏安全性评估。然而,在中药注射剂的安全性评价当中并不包含心脏安全性评估,造成其存在严重的心脏安全性隐患。

(五) 交叉反应

交叉反应定义的基础来源于免疫识别,如果说一种特异性抗体或 T 细胞受体能够对两种不同的过敏原都产生应答,那么就可以认为这两种过敏原之间存在交叉反应。交叉反应的产生与以下因素有关:①共同抗原,不同生物体的某些生物大分子具有相同的抗原结构;②共同表位,不同的生物大分子的某些片段(肽段)具有相同的表位;③相似表位,不同的生物大分子,其表位的部分空间构象十分类似,可以和同一种抗体的互补决定区相契合。

临床上,例如患者会对某一种药物产生过敏反应,在第一次使用该药物后产生了相应的抗体,之后使用另一种药物,虽然这种药物与首次使用的药物不同,但是在化学结构上与首次使用的药物相似,同样可能发生药物过敏反应。药物交叉过敏是临床实践中常见的药学问题。临床上若不注意该现象(尤其是在使用中药注射剂的过程中),会造成用药失误。

中药注射剂引起以上五种不良反应的症状和产生原因见表 6-3。

表 6-3　不同类型不良反应的症状及产生原因

类型	症状	产生原因
热原反应	冷颤、高热、出汗、昏晕、呕吐，严重者出现昏迷、虚脱，甚至有生命危险	配制注射剂的装置、用具、管道及容器，如没有洗净或灭菌产生热原；包装不严密或灭菌不完全产生热原；输液用具污染了产生热原；输液中的微粒引起热原反应
过敏反应	过敏性鼻炎、荨麻疹、血管神经性水肿、哮喘、休克，皮肤红肿、发痒、打喷嚏、呼吸困难、胸闷、心悸、喉头有堵塞感	中药注射剂中含有的具有抗原性和半抗原性的蛋白或生物大分子物质、鞣质、不溶性微粒以及所含的有效成分，如双黄连注射剂中的绿原酸
类过敏反应	皮肤潮红、荨麻疹、眼睑水肿、低血压、支气管痉挛或休克	中药注射剂中的赋型剂（或助溶剂）和一些有效成分、造影剂、麻醉剂
心脏毒性	心悸、胸闷、面色苍白、四肢厥冷、类心绞痛反应、心律加快或减慢、房性或室性早搏、房颤	患者有心律失常病史或冠心病史、联合用药（尤其含中药注射剂）
交叉反应	皮肤瘙痒、皮疹、红斑或发热、水肿等	联合用药、已经致敏者、过敏体质

参考文献

1. 唐伟，石庆平，马涛，等.双黄连注射剂不良反应发生率的 Meta 分析.中国中药杂志，2016，41（14）：2732-2742.

2. 艾春玲，谢雁鸣，黎明全，等.清开灵注射液不良反应/事件发生率的 Meta 分析.中国中药杂志，2015，40（24）：4770-4778.

3. 单文卫，崔嵘，吕强.注射剂安全性研究概述.药品评价，2015，（20）：10-13.

4. 陈龙.中药注射剂心脏安全性隐患及临床抢救对策.中国毒理学会湖北科技论坛.2015.

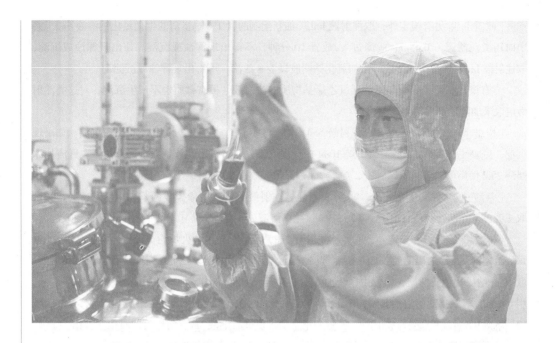

第三节　中药注射剂安全性的检测技术与发展

　　目前上市使用的中药注射剂有 134 个品种，包括肌内注射用、穴位注射用、静脉用注射剂等。中药注射剂能提升药效，使某些中药的疗效得到更好地发挥，但带来的不良反应也时常发生，甚至还很严重，使其安全性问题受到了业界甚至公众的广泛关注，其中以静脉用注射剂的安全性问题最为突出。

一、中药注射剂安全性检验通则

（一）注射剂有关通则

有关通则			
蛋白质	鞣质	树脂	草酸盐
钾离子	可见异物	不溶性微粒	
重金属残留	无菌	细菌内毒素	热原

　　注射剂有关物质系指中药材经提取、纯化制成注射剂后，残留在注射剂中可能含有并需要控制的物质。除另有规定外，一般应检查蛋白质、鞣质、树脂等，静脉注射液还应检查草酸盐、钾离子等。其检查方法如下：

　　[蛋白质] 除另有规定外，取注射液 1ml，加新配制 30% 磺基水杨酸溶液 1ml，混匀，放置 5 分钟，不得出现浑浊。注射液中如含有遇酸能产生沉淀的成分，可改加鞣酸试液 1~3 滴，不得出现浑浊。

［鞣质］ 除另有规定外，取注射液 1ml，加新配制的含 1% 鸡蛋清的生理氯化钠溶液 5ml［必要时用微孔滤膜（0.45um）滤过］，放置 10 分钟，不得出现浑浊或沉淀。如出现浑浊或沉淀，取注射液 1ml，加稀醋酸 1 滴，再加氯化钠明胶试液 4~5 滴，不得出现浑浊或沉淀。

含有聚乙二醇、聚山梨酯等聚氧乙烯基物质的注射液，虽有鞣质也不产生沉淀，对这类注射液应取未加附加剂前的半成品检查。

［树脂］ 除另有规定外，取注射液 5ml，加盐酸 1 滴，放置 30 分钟，不得出现沉淀。如出现沉淀，另取注射液 5ml，加三氯甲烷 10ml 振摇提取，分取三氯甲烷液，置水浴上蒸干，残渣加冰醋酸 2 ml 使溶解，置具塞试管中，加水 3ml，混匀，放置 30 分钟，不得出现沉淀。

［草酸盐］ 除另有规定外，取溶液型静脉注射液适量，用稀盐酸调节 pH 值至 1~2，滤过，取滤液 2ml，滤液调节 pH 值至 5~6，加 3% 氯化钙溶液 2~3 滴，放置 10 分钟，不得出现浑浊或沉淀。

［钾离子］ 除另有规定外，取静脉注射液 2ml，蒸干，先用小火炽灼至炭化，再在 500~600℃ 炽灼至完全灰化，加稀醋酸 2ml 使溶解，置 25ml 量瓶中，加水稀释至刻度，混匀，作为供试品溶液。取 10ml 纳氏比色管两支，甲管中精密加入标准钾离子溶液 0.8ml，加碱性甲醛溶液（取甲醛溶液，用 0.1mol/L 氢氧化钠溶液调节 pH 值至 8.0~9.0）0.6 ml、3% 乙二胺四醋酸二钠溶液 2 滴、3% 四苯硼钠溶液 0.5ml，加水稀释成 10ml，乙管中精密加入供试品溶液 1ml，与甲管同时依法操作，摇匀，甲、乙两管同置黑纸上，自上向下透视，乙管中显出的浊度与甲管比较，不得更浓。

［可见异物］ 除另有规定外，照可见异物检查法（通则 0904）检查，应符合规定。

［不溶性微粒］ 除另有规定外，用于静脉注射、静脉滴注、鞘内注射、椎管内注射的溶液型的注射液、注射用无菌粉末及注射用浓溶液照不溶性微粒检查法（通则 0903）检查，均应符合规定。

［重金属及有害元素残留量］ 除另有规定外，中药注射剂照铅、镉、砷、汞、铜测定法（通则 2321）测定，按各品种项下每日最大使用量计算，铅不得超过 12μg，镉不得超过 3μg，砷不得超过 6μg，汞不得超过 2μg，铜不得超过 150μg。

［无菌］ 照无菌检查法（通则 1101）检查，应符合规定。

［细菌内毒素］或［热原］ 除另有规定外，静脉用注射剂按各品种项下的规定，照细菌内毒素检查法（通则 1143）或热原检查法（通则 1142）检查，应符合规定。

（二）注射剂安全性生物检查法应用指导原则

该指导原则为中药注射剂临床使用的安全性和制剂质量可控性而定。

注射剂安全性检查包括异常毒性、细菌内毒素（或热原）、降压物质（包括组胺类物质）、过敏反应、溶血与凝聚等项。根据处方、工艺、用法及用量等设定相应的检查项目并进行适用性研究。其中，细菌内毒素检查与热原检查项目间、降压物质检查与组胺类物质检查项目间，可以根据适用性研究结果相互替代，选择两者之一作为检查项目。

1. 注射剂安全性检查项目的设定

（1）静脉用注射剂：静脉用注射剂，均应设细菌内毒素（或热原）检查项，其中，化学药品注射剂一般首选细菌内毒素检查项；中药注射剂一般首选热原检查项，若该药本身对家兔的药理作用或毒性反应影响热原检测结果，可选择细菌内毒素检查项。

所用原料系动植物来源或微生物发酵液提取物，组分结构不清晰或有可能污染毒性杂质且又缺乏有效的理化分析方法的静脉用注射剂，应考虑设立异常毒性检查项。

所用原料系动植物来源或微生物发酵液提取物时，组分结构不清晰且有可能污染异源蛋白或未知过敏反应物质的静脉用注射剂，如缺乏相关的理化分析方法且临床发现过敏反应，应考虑设立过敏反应检查项。

所用原料系动植物来源或微生物发酵液提取物时，组分结构不清晰或有可能污染组胺、类组胺样降血压物质的静脉用注射剂，特别是中药注射剂，如缺乏相关的理化分析方法且临床发现类过敏反应，应考虑设立降压物质或组胺类物质检查项。检查项目一般首选降压物质检查项，但若降血压药理作用与该药具有的功能主治有关，或对猫的反应干扰血压检测，可选择组胺类物质检查项替代。

中药注射剂应考虑设溶血与凝聚检查项。

> 静脉用中药注射剂：热原检查、细菌内毒素检查、过敏反应检查、降压物质或组胺类物质检查、溶血与凝聚检查

（2）肌内注射用注射剂： 所用原料系动植物来源或微生物发酵液提取物时，组分结构不清晰或有可能污染毒性杂质且又缺乏有效的理化分析方法的肌内注射用注射剂，应考虑设立异常毒性检查项。

所用原料系动植物来源或微生物发酵液提取物时，组分结构不清晰或有可能污染异源蛋白或未知过敏反应物质的肌内注射用注射剂，如缺乏相关理化分析方法且临床发现过敏反应，应考虑设立过敏反应检查项。

临床用药剂量较大，生产工艺易污染细菌内毒素的肌内注射用注射剂，应考虑设细菌内毒素检查项。

（3）特殊途径的注射剂： 椎管内、腹腔、眼内等特殊途径的注射剂，其安全性检查项目一般应符合静脉用注射剂的要求，必要时应增加其他安全性检查项目，如刺激性检查、细胞毒性检查。

（4）注射剂用辅料： 注射剂用辅料使用面广，用量大，来源复杂，与药品的安全性直接相关。在质量控制中，应根据辅料的来源、性质、用途、用法用量，配合理化分析方法，设立必要的安全性检查项目。

（5）其他： 原料和生产工艺特殊的注射剂必要时应增加特殊的安全性检查项目，如病毒检查、细胞毒性检查等。

2. 安全性检查方法和检查限值确定

检查方法和检查限值可按以下各项目内容要求进行研究。研究确定限值后，至少应进行3批以上供试品的检查验证。

（1）异常毒性检查： 本法系将一定量的供试品溶液注入小鼠体内，规定时间内观察小鼠出现的死亡情况，

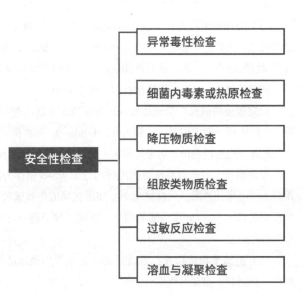

以判定供试品是否符合规定。供试品的不合格表明药品中混有超过药物本身毒性的毒性杂质，临床用药将可能增加急性不良反应。

检查方法 参照异常毒性检查法（通则1141）。

设定限值前研究 参考文献数据并经单次静脉注射给药确定该注射剂的急性毒性数据（LD_{50}或LD_1及其可信限）。有条件时，由多个实验室或多种来源动物试验求得LD_{50}和LD_1数据。注射速度0.1ml/s，观察时间为72小时。如使用其他动物、改变给药途径和次数、或延长观察时间和指标，应进行相应动物、给药方法、观察指标、观察时间的急性毒性试验。

设定限值 异常毒性检查的限值应低于该注射剂本身毒性的最低致死剂量，考虑到实验室间差异、动物反应差异和制剂的差异，建议限值至少应小于LD_1可信限下限的1/3（建议采用1/3~1/6）。如难以计算得最低致死量，可采用小于LD_{50}可信限下限的1/4（建议采用1/4~1/8）。如半数致死量与临床体重剂量之比小于20可采用LD_{50}可信限下限的1/4或LD_1可信限下限的1/3。

如对动物、给药途径和给药次数、观察指标和时间等方法和限值有特殊要求时应在品种项下另作规定。

（2）细菌内毒素或热原检查： 本法系利用鲎试剂（或家兔）测定供试品所含的细菌内毒素（或热原）的限量是否符合规定。不合格供试品在临床应用时可能产生热原反应而造成严重的不良反应。

检查方法 参照细菌内毒素检查法（通则1143）或热原检查法（通则1142）。

设定限值前研究 细菌内毒素检查应进行干扰试验，求得最大无干扰浓度；热原检查应做适用性研究，求得对家兔无毒性反应、不影响正常体温和无解热作用剂量。

设定限值 细菌内毒素和热原检查的限值根据临床1小时内最大用药剂量计算，细菌内毒素检查限值按规定要求计算，由于药物和适应证（如抗感染、抗肿瘤、心血管药等急重病症用药、儿童老人用药、复合用药、大输液等）的不同，限值可适当严格，至计算值的1/3~1/2，以保证安全用药。热原检查限值可参照临床剂量计算，一般为人用每千克体重每小时最大供试品剂量的2~5倍（中药为3~5倍），供试品注射体积每千克体重一般不少于0.5 ml，不超过10ml。

细菌内毒素测定 浓度应无干扰反应，热原限值剂量应不影响正常体温。如有干扰或影响，可在品种项下增加稀释浓度、调节pH值和渗透压或缓慢注射等排除干扰或影响的特殊规定。

（3）降压物质检查： 本法系通过静脉注射限值剂量供试品，观察对麻醉猫的血压反应，以判定供试品中所含降压物质的限值是否符合规定。供试品的不合格表明药品中含有限值以上的影响血压反应的物质，临床用药时可能引起急性降压不良反应。

检查方法 参照降压物质检查法（通则1145）。

设定限值前研究 供试品按一定注射速度静脉注射不同剂量后（供试品溶液与组胺对照品溶液的注射体积一般应相同，通常为0.2~1ml/kg），观察供试品对猫血压反应的剂量反应关系，求得供试品降压物质检查符合规定的最大剂量（最大无降压反应剂量）。

设定限值 一般以临床单次用药剂量的1/5~5倍作为降压反应物质检查剂量限值，急重病症用药尽可能采用高限。特殊情况下，如供试品的药效试验有一定降血压作用，则可按猫最大无降压反应剂量的1/2~1/4作为限值剂量；供试品原液静脉注射1ml/kg剂量未见降压反应，该剂量可作为给药限值。

（4）组胺类物质检查： 本法系将一定浓度的供试品和组胺对照品依次注入离体豚鼠回肠浴槽内，分别观察出现的收缩反应幅度并加以比较，以判定供试品是否符合规定的一种方法。不合格供试品表明含有组胺和类组胺物质，在临床上可能引起血压下降和类过敏反应等严重的不良反应。

检查方法 参照组胺类物质检查法（通则 1146）。

设定限值前研究 在确定限值前，应考察供试品对组胺对照品引起的离体豚鼠回肠收缩反应的干扰（抑制或增强），求得最大无收缩干扰浓度。若供试品的处方、生产工艺等任何有可能影响试验结果的条件发生改变时，需重新进行干扰试验。

干扰试验按组胺类物质检查法，依下列顺序准确注入供试品稀释液加对照品稀释液低剂量、对照品稀释液低剂量、供试品稀释液加对照品稀释液高剂量、对照品稀释液高剂量（d_{s1}+T、d_{s1}、d_{s2}+T、d_{s2}），重复一次，如 d_{s1}+T 及 d_{s2}+T 所致的反应值与 d_{s1} 和 d_{s1} 所致的反应值基本一致，可认为供试品不干扰组胺物质检查；否则该品种不适合设立组胺物质检查项，建议设立降压物质检查项。同时应进行本法与降压物质检查法符合性的研究。

设定限值 除特殊要求外，原则上与降压物质检查限值一致，以临床单次用药剂量的 1/5~5 倍量和每千克体重 0.1mg 组胺剂量计算注射剂含组胺类物质检查限值，其计算公式为：限值 L=K/M，其中 K 值为人每千克体重接受的组胺量（0.1μg/kg），M 为降压物质检查限值（mg/kg、ml/kg、IU/kg）。供试品剂量应低于最大无收缩干扰剂量。抗肿瘤药、心血管病药等急重病症用药应采用高限。

（5）**过敏反应检查**：本法系将一定量的供试品皮下或腹腔注射入豚鼠体内致敏，间隔一定时间后静脉注射供试品进行激发，观察豚鼠出现过敏反应的情况，以此判定供试品是否符合规定。供试品不合格表明注射剂含有过敏反应物质，临床用药时可能使患者致敏或产生过敏反应，引起严重不良反应。

检查方法 参照过敏反应检查法（通则 1147）。

设定限值前研究 测定供试品对豚鼠腹腔（或皮下）和静脉给药的无毒性反应剂量。必要时，可采用注射剂的半成品原辅料进行致敏和激发研究，确定致敏方式和次数，在首次给药后 14、21、28 天中选择最佳激发时间。

设定限值 致敏和激发剂量应小于该途径的急性毒性反应剂量，适当参考临床剂量。一般激发剂量大于致敏剂量。常用腹腔或鼠鼷部皮下注射途径致敏，每次每只 0.5ml，静脉注射 1ml 激发。如致敏剂量较小，可适当增加致敏次数，方法和限值的特殊要求应在品种项下规定。

（6）**溶血与凝聚检查**：本法系将一定量供试品与 2% 兔红细胞混悬液混合，温育一定时间后，观察其对红细胞的溶血与凝聚反应以判定供试品是否符合规定。

检查方法 参照溶血与凝聚检查法（通则 1148）。

设定限值前研究 对注射剂原液和稀释液进行溶血与凝聚实验研究，指标除目测外可增加比色法和显微镜下观察的方法，同时观察溶血和凝聚，确定无溶血和凝聚的最大浓度。

设定限值 以无溶血和凝聚的最大浓度的 1/2 作为限值浓度，一般应不低于临床最大使用浓度，如注射剂原液无溶血和凝聚反应则以原液浓度为限值。

二、中药注射剂安全性相关物质检验的研究

中药注射剂可能含有的大分子物质有蛋白质、核酸、多糖、缩合鞣质、树脂等，也可能含草酸（盐）、钾离子等小分子物质。除非有特别的研究支持，这些物质基本上对中药注射剂都没有疗效贡献，或者其贡献可以忽略。

文献研究表明某些植物蛋白质具有某些特定生物活性，但对于中药注射剂而言大多不属于活性成分；另外也有文献报道植物多糖具有多种生物活性，但多糖是不易吸收的，甚至连相对分子质量较小的蔗糖也需水解成单糖才吸收，由此推测也不属于注射剂预定的活性成分。因此，提高中药注射剂大分子物质的质量标准有利于从物质基础方面提高中药注射剂的质量。

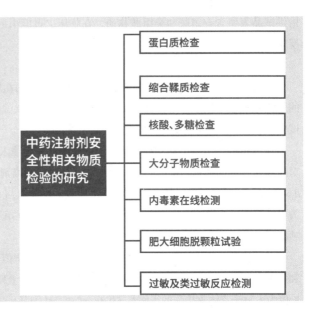

（一）蛋白质检查

中国药典中检查中药注射剂中蛋白质的方法是磺基水杨酸自然沉淀法。但该方法灵敏度较低，且一般中药注射剂的颜色较深，还会干扰比浊。

蛋白质是强抗原，能诱发机体变态反应，且中药注射剂中的蛋白多属于植物蛋白或动物蛋白，与人的种属差异大，抗原性很强，微量的蛋白质能足够诱发免疫反应。

中药注射剂蛋白质检查方法，可以采用较大反应体系进行离心沉淀检查。比如采用 5ml 中药注射剂和 5ml 磺基水杨酸试剂混匀后于 5000r/min 离心 10 分钟，不得出现沉淀。这样可以降低检测限，同时中药注射剂的颜色也不会有太大干扰。另外还可以采用富集策略，能够提高检测的灵敏度。例如，将一定体积的中药注射剂通过 PVDF 膜小孔，PVDF 膜将特异性地吸附溶液中的蛋白质，随后用有机溶剂洗除中药注射剂的杂色，再用蛋白质特异性染色剂如考马斯亮蓝显色来检测蛋白质。

现代蛋白质检测方法还包括二甲酸喹啉（bicinchoninic acid，BCA）检测，以及专属性蛋白酶联免疫分析法（enzyme-linked immune sorbent assay，ELISA）。BCA 检测原理是二价铜离子在碱性的条件下，可以被蛋白质还原成一价铜离子，一价铜离子和独特的 BCA Solution A 相互作用产生敏感的颜色反应。两分子的 BCA 螯合一个铜离子，形成紫色的反应复合物。该水溶性的复合物在562nm 处显示强烈的吸光性，吸光度和蛋白浓度在广泛范围内有良好的线性关系，因此根据吸光值可以推算出蛋白浓度，并且该方法的灵敏度高，检测不同蛋白质分子的变异系数远小于考马斯亮蓝法蛋白定量，并且比经典的 Folin- 酚试剂法快而且更加方便。ELISA 检测法也是测定蛋白质的一种重要方法，可以同时检测几十个甚至几百个样品，灵敏度较高，且具有高度特异性。

（二）缩合鞣质检查

中国药典检查的是鞣质，包括鞣质单体和缩合鞣质，因为单体鞣质和缩合鞣质均能被蛋白质沉淀。中国药典鞣质检查方法对添加聚乙二醇和聚山梨酯的中药注射剂成品无法检查，使得某些中药注射剂的缩合鞣质无法受到监控。

从原理上看，药典方法并不很适合中药注射剂，因为越来越多的研究表明单体鞣质属于活性物质，如儿茶素等就具有较好的药理活性，且能被口服吸收。实际上只有缩合鞣质口服不易吸收，且没有太大生物活性，相反还会带来安全性问题。缩合鞣质颜色深，水溶性差，容易产生不溶微粒，也能与蛋白质形成复合沉淀，起到增强抗原的作用。

其次，中国药典中鞣质检查采用蛋白质自然沉淀法，检查限量偏高，检出限＞6mg/ml。在提高检测灵敏度方面，如果采用离心沉淀法，检查限将会降低。如果进一步改进方法，采用蛋白质包被的PVDF膜来检测，对注射剂中的缩合鞣质检查限可达70μg/ml。该方法仍是利用蛋白质与鞣质形成复合物的原理。由于缩合鞣质与蛋白质形成的复合物具有颜色，而且几乎不溶于常见的有机溶剂，因此也会排除单体鞣质的干扰，检查的针对性增强[1]。

（三）核酸、多糖检查

由于中药注射剂属于生物提取物，大分子物质核酸和多糖也可能带入到中药注射剂中。核酸在无水乙醇中的溶解度约为15μg/ml，在70%乙醇中的溶解度约为90μg/ml，但中国药典并未将这两类大分子纳入检查项目[1]。

植物核酸属于异源性核酸，不能直接吸收，目前也尚未见其药用活性的报道。因此，对于中药注射剂而言，应不属于活性成分。相反，核酸还具有一定的抗原性，能增强其他抗原的抗原性。

多糖物质的活性报道较多，多集中在增强机体免疫方面，如灵芝多糖。但机体对多糖很难直接吸收，目前也很难找到植物多糖直接吸收的证据，因此推测其也不属于中药注射剂的有效物质。如果将植物多糖注入体内，其增强免疫作用很可能就成为促进变态反应的作用，诱发机体变态反应。因此，核酸和多糖大分子物质也应该纳入中药注射剂中的检查范围。

（四）大分子物质检查

采用高灵敏度的仪器检查某些具体物质，具有很多优势，主要体现在检测灵敏度方面。比如SDS-PAGE（十二烷基硫酸钠聚丙烯酰胺凝胶电泳）检查某种蛋白质的灵敏度可达ng级，质谱检测也常能达到ng级，ELISA（酶联吸附免疫）检测可达pg级。然而，中药注射剂中大分子物质是由很多分子量不均一、理化性质也不均一的分子组成的，经SDS-PAGE分离后，每个蛋白质的含量可能都低于检测限，导致信号被噪音淹没，也存在核酸、多糖、脂类等干扰分子影响检测结果；质谱检测也存在类似的问题，某一具体大分子物质因峰度不够仍可能被检测噪音淹没；普通HPLC由于采用分离检测原理，检测器多为UV检测器，大分子物质峰并不存在特异性，即使含量很高也会受其他峰的干扰而无法指认；ELISA检测的信号放大率很高，但只针对某个特异性分子[1]。

（五）内毒素在线检测

现有中药注射剂的质量监控模式是以终产品为研究对象的静态控制模式，缺乏事前监控指标，难以获得生产过程的有效控制手段和途径，有待进一步完善。细菌内毒素定量检测方法作为快速、定量的热原控制手段，可用于中药注射剂生产过程中内毒素的过程分析和动态监控，实现中药注射剂的在线检测，从而减少其不良反应。

（六）肥大细胞脱颗粒试验

肥大细胞脱颗粒反应既是机体一种防御反应，也是速发型变态反应进而炎症反应等病理反应的基础。一般用此方法区分药物引起的过敏反应与类过敏反应，常常选择人体肥大细胞或动物为试验对象，将药物与肥大细胞共同孵育一段时间后检测组胺释放量和释放率，若两者均升高则提示该药物可能导致类过敏反应，否则为过敏反应。

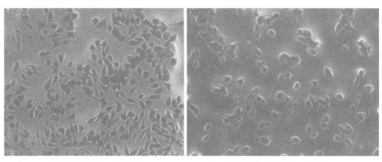

正常肥大细胞（×200）　　　　　脱颗粒肥大细胞（×200）

（七）过敏反应检测指标

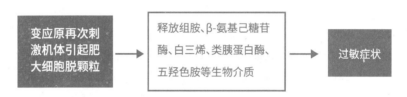

1. 组胺

组胺是过敏反应症状产生的最主要的活性物质之一，当与机体不同部位的受体结合后，会出现血管通透性增加、平滑肌收缩、黏液分泌增多等过敏样症状。组胺的检测方法包括生物法、酶联免疫分析法（enzyme-linked immune sorbent assay，ELISA）、荧光分光光度法以及放射免疫分析法（radioimmunoassay，RIA）。直接检测组胺可以用于体外试验和动物实验中，但是溶血、凝血、抽血过快或离心速度过快引起的细胞损伤等，均可能引起组胺水平升高，且组胺半衰期短仅几分钟，因此将组胺作为临床的检验指标存在一定困难。

2. IgE

特异性 IgE 是区别 I 型超敏反应和类过敏反应的专属性生物标志物。临床诊断中进行特异性 IgE 检测，当 IgE 水平升高时，表明机体极有可能发生 I 型超敏反应。而当血浆组胺和类胰蛋白酶水平升高却未见特异性 IgE 产生，机体则可能发生类过敏反应。因此是否发生过敏反应需要对机体血浆中的组胺、类胰蛋白酶和 IgE 进行综合评价。

3. β-氨基己糖苷酶

β-氨基己糖苷酶是肥大细胞颗粒中所包含的物质，其释放与肥大细胞脱颗粒程度一致，与组胺释放呈正相关，是肥大细胞脱颗粒的一种标志物。β-氨基己糖苷酶半衰期长，较组胺稳定，测定方法简单、经济、重复性好，因此，可以通过检测经药物作用后的动物血液中 β-氨基己糖苷酶含量，评价该中药注射剂的致敏性。

4. 类胰蛋白酶

类胰蛋白酶是肥大细胞脱颗粒的另一生物活性介质，正常情况下，机体血液中几乎不含类胰蛋白酶，但当急性过敏反应发生时类胰蛋白酶含量显著升高。与组胺相比，类胰蛋白酶半衰期长，且不能由嗜碱性粒细胞释放，因此类胰蛋白酶比组胺更具有特异性。

5. 白三烯

白三烯是花生四烯酸通过 5- 脂氧合酶途径代谢的产物，由 MC、BAS 分泌，是 MC 脱颗粒的标志性物质之一，在体内含量虽微，但却具有很高的生理活性，白三烯在上下呼吸道的炎症中起重要作用。在诱导鼻过敏反应方面，白三烯的作用比组胺强 1000 多倍。在变应原诱导的鼻过敏反应中，无论是在速发反应还是迟发反应阶段，白三烯的数量都显著增加。

6. 补体

① CH50 检测，即通过检测终端补体复合物（ TCC，C5b-9 ）的含量反映血清补体的总体功能水平；②直接检测过敏毒素 C3a，C4a 和 C5a 因子，三者均为活性片段，与细胞脱颗粒直接相关，三者水平的改变也可以提示致敏物质是否参与补体系统的激活；③检测 SC5b-9，SC5b-9 为补体系统激活过程中 C5 和 C9 因子结合后再与 S 蛋白结合形成，为补体系统的末端复合物，通过检测 SC5b-9 可反映 C5 因子的裂解和清除过程；④检测 Bb 因子，Bb 因子为补体 B 因子水解后的片段，为补体旁路激活途径的代表性指标；⑤检测 C4d 因子，C4d 因子为 C4 水解产物，较为稳定，是补体经典激活途径代表性指标。

7. 五羟色胺

汪芳等[2]在对五羟色胺监控中药注射剂过敏反应的可行性研究中，通过对 IgE 及过敏介质五羟色胺进行检测，发现在发生过敏反应后，IgE 和五羟色胺均有不同程度的升高，且 IgE 和五羟色胺变化趋势基本一致。由于过敏性介质五羟色胺可以通过高效液相直接检测，所以用五羟色胺控制中药注射剂过敏反应可行，既可以提高检测速度，又能降低检测成本。

（八）类过敏反应检测方法

由于过敏反应和类过敏反应临床症状相似，很难区分，且研究表明中药注射剂 77% 的急性过敏反应为类过敏反应，类过敏反应发生率远高于过敏反应，因此建立类过敏反应检查方法，区分过敏反应，将更有效地控制中药注射剂不良反应的发生率。汪芳等[3]通过优化动物模型和多品种、大样本类过敏生理指标的检测筛选，构建中药注射剂类过敏反应特征，建立了中药注射剂类过敏的检查方法，以区分于过敏反应和炎症反应，其评判标准见表 6-4。

表 6-4 区分类过敏反应、过敏反应和炎症反应的特征生理指标评判标准

生理指标	类过敏反应	过敏反应	炎症反应
5-HT	+	+	-
SC5b-9	+		+
IL-6	-	+	+
Bb	+	-	-
C4d	-		+

注："+"为显著升高，"-"为没有显著变化

类过敏反应判断标准：空白组为对照，计算组合指标的升高率及 T 检验，升高率 ≥ 20% 及 $P<0.05$ 为阳性。以 5–HT、SC5b–9、Bb 为阳性，IL–6、C4d 为阴性作为类过敏反应评判标准。

三、中药注射剂安全性提升的发展方向

中药注射剂的产品质量及安全性相关的研究进程，远远跟不上社会发展的步伐，根据目前社会生活用药对安全性的要求，中药注射剂还存在一定差距。为了提升中药注射剂的质量，要进一步加强中药注射剂安全性的基础研究，在中药注射剂安全性评价体系上进行从严要求，确实保证注射剂产品质量。

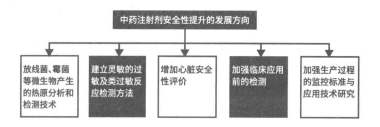

（一）放线菌、霉菌等微生物产生的热原分析和检测技术

一般而言注射剂所含的外源性热原，多属于多糖类物质。内毒素是革兰氏阴性杆菌的多糖细胞壁，为脂多糖结构；而放线菌细胞壁多糖为肽聚糖，并如革兰氏阴性杆菌的多糖一样含有 DAP；真菌的多糖部位较复杂，主要由多聚 N– 乙酰基葡萄糖构成，并含葡聚糖，甘露聚糖，某些真菌（如酵母菌）还含类脂体。

注射剂成型制剂的 GMP 生产车间，对细菌有极严格的控制，但并未有效地控制真菌、放线菌的孢子，一旦环境适宜，也会繁殖污染，可能产生非内毒素类热原。但是国内现状是对中药注射剂所含的内毒素以外的热原一无所知。所以要了解热原，特别是非内毒素类热原（如真菌类）的物理化学性质、分子量大小及结构特征，如有这些信息基础就可以针对性地进行控制或去除，有效地在生产过程中控制它们的含量，提高注射剂安全性。可以对污染环节进行微生物的采集、分离、鉴定，筛选产生热原性微生物，采用现代分离、分析技术，与活性检测手段相结合，研究它们的性质、分子量及结构物质，解决关键问题。

热原检查指检查包括细菌内毒素在内所有致热物质，而细菌内毒素检查法是检查由革兰氏阴性菌产生的内毒素，从广义上看热原不仅仅只代表内毒素一种，它还包括其他不同微生物产生的具有热原反应的代谢产物，这些微生物中需特别注意的是放线菌、真菌等，因传统的细菌内毒素检查（鲎试剂法）并不能检出以上这些可产生热原反应的物质。因此有必要对其他类型微生物产生的热原物质进行研究，建立新的热原检测方法，以完善热原定量检查法。

根据非内毒素类热原的结构特征，建立其检测方法是需要解决的关键问题。从药材原料及生产环境中分离、培养的非内毒素类热原，是否在注射剂中存在，还需要研究检测方法，再进行测

定。检测方法的建立也是生产过程中有效的监测手段之一，为控制或降低非内毒素类热原的含量，提高中药注射剂质量提供保障。

（二） 建立灵敏的过敏及类过敏反应检测方法

中药注射剂不经过生物屏障而直接进入血液，容易引起不良反应，最常见的不良反应是过敏及类过敏反应，但类过敏与过敏反应的临床症状表现类似，多数误认为过敏反应。然而中药注射剂多数不良反应表现为首次给药即可发生，且与剂量和给药速度有关，与类过敏反应特征一致。

目前，中国药典中只有过敏反应的检查方法，且该检测方法灵敏度低，因此建立灵敏、切实可行的过敏和类过敏反应检查方法，将更有效地控制中药注射剂不良反应的发生率。建立整体动物的过敏及类过敏反应的检测方法，解析中药注射剂其反应特征与作用机制，才能打开中药注射剂过敏和类过敏反应研究的瓶颈。

（三） 增加心脏安全性评价

新药在进入临床前必须进行动物的在体和离体心脏安全性评估，这在人用药品注册技术要求国际协调会（ICH）中的关于心脏安全评估的 S7B 文件中做出了明确规定，这使得近些年来一些已投入临床使用的药物因为具有心律失常的作用陆续被召回。陈龙等[4]发现中药注射剂（以双黄连、清开灵及茵栀黄为代表）低浓度延长 P-R 间期，高剂量出现房室传导阻滞合并室内传导阻滞，表现出缓慢性心律失常。然而，有关中药注射剂安全性检查方法中并没有包含心脏毒性的检查，这需引进国际上最先进的心脏毒性评价理念与检测方法，研究各中药注射剂品种的心脏作用特征。

（四） 加强临床应用前的检测

临床上，使用中药注射剂产生不良反应后，医院会对患者进行抽血检验，经常会发现患者体内 IgE 水平明显比正常人的水平要高，通常会认为是该中药注射剂引起了过敏反应。但是，体内 IgE 水平升高不一定是注射剂所造成的，也可能是患者本身是过敏性体质，在用药之前体内 IgE 水平就已经较高。所以，为了对发生的不良反应有准确的判断，应该在使用中药注射剂前，对患者进行抽血检验，包括对相关的过敏介质和炎症因子进行检测。

（五） 其他

要采用专属、灵敏的蛋白质检查方法进行蛋白质的测定，未来大分子物质的检测需采用质谱法来完成。另外，应加强生产过程的监控标准与应用技术研究，如加强生产体系如真菌污染的监测与控制，制定更科学的生产设备洁净度考核指标，开展先进、可行的在线污染监测技术的研究与应用，探索复杂体系的多成分在线检控技术，推行生产标准化、规范化，从生产过程的监控上保障用药安全。

探索中药注射剂安全性检测的新技术与新方法，研究各中药注射剂产生不良反应的特征，制定合理的临床用药方法、注意事项与应急措施，从根本上降低临床用药的风险。

参考文献

1. 段为钢，张陆勇.提高中药注射剂安全性的技术策略.中成药，2012，34（11）：2201-2205.

2. 汪芳，萧伟，王振中，等.5-羟色胺监控中药注射剂过敏反应的可行性研究.中成药，2015，37（2）：457-459.

3. Wang F，Weng Z，Li C，et al. A reliable method for the evaluation of the anaphylactoid reaction caused by injectable drugs. Molecules，2016，21（10）：1352.

4. 陈龙，杨琳，吕强，等.ICH 对药物临床前心脏安全性评价的技术要求.中国新药杂志，2010，（18）：1642-1647.

07

第七章　中药注射剂质量传递的可溯源信息化

　　"中药质量可溯源信息化"就是针对"药材种子种苗到患者使用的制剂"整个药品供应链的一体化设计，从药材的种植、加工、制剂、包装等环节进行全面的跟踪、记录，集成创新，构建全过程的质量溯源体系，并可以利用跟踪记录的信息回溯到每一件药品所处的具体位置及生产状况。一旦出现危害健康等问题，即可根据从药材种植到成为最终消费的药品过程中各个环节所记载的信息，追踪药品流向，回收尚未被消费的药品，撤销其上市许可，切断源头，并对问题环节做出相关处理，消除危害，减少损失，为药品生产、消费、使用及售后提供保障。

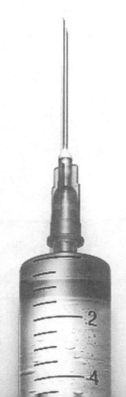

来源可知、去向可追、质量可查、责任可究是中药可溯源的目的，对此，国家也鼓励支持各个中药企业能够加快中药质量可溯源信息化建设，完善中药标准化体系。

2014年9月，在国家食品药品监督管理总局发布的"中药材及饮片专项抽验"不合格名单中，全国31省（市、区）中10个中药材品种772批样品竟然有93批不合格产品。消费者也因此对中药材的质量产生质疑：中药在没有产地、厂家和生产日期等一系列其他商品应有的信息标注情况下如何确保安全性。

其实，我国在近几年也高度关注中药生产管理，初步形成了以中药材种植（养殖）、加工、仓储和制剂生产、储存、流通为重要环节的中药制剂产业。但是，仍有不少安全事件的发生，且在过程中无法及时找出问题环节，对社会产生一定影响，特别是"鱼腥草事件"、"刺五加事件"、"茵栀黄事件"、"清开灵事件"、"双黄莲事件"等中药注射剂安全事故[1]。因此，国家开始重视中药生产全过程各个环节的信息追溯问题。

但是，当前我国对中药的监管可谓"政出多门"。中药饮片的生产环节归农业部门监管，加工和流通环节的职责又落在了商务部，饮片制剂归属于食品药品监督管理局监管，最后的使用环节则由卫计委负责。不统一的管理制度造成了许多商家的"钻空"行为，例如药店中药饮片产地来源不明，不规范地购置和销售饮片，一些民间作坊在生产加工环节中使用硫磺、增白剂、苏丹红等添加剂。由此，我国建立了相关的机制来规范化药材饮片的加工流通等过程，内容包括中药饮片及其品质的分类。其中，中药饮片溯源机制，以二维码溯源为主，通过扫描二维码可以获取该产品的产地、加工地、流通过程等信息；中药药品溯源管理体系，则是在二维码的基础上加入药材的DNA条形码，在识别产地的同时，还将实现同一产地不同批次药品的药效质量监测[2]。

除了中药饮片外，中药前期种植和制剂的信息流通同样对整个中药的生产过程产生重大影响。所以，构建中药生产全过程的可溯源体系对中药产业发展和消费者权益的保障都具有重要贡献。通过结合生产管理和质量控制，全方面实现中药生产真实、可靠和使用安全、有效的目的。

2015 年 4 月《中药材保护和发展规划（2015–2020 年）》中强调要将"建立覆盖主要中药材品种的全过程追溯体系"作为构建中药材质量保障体系的主要任务。

2015 年底，国务院办公厅出台《关于加快推进重要产品追溯体系建设的意见》，明确要以推进药品全品种、全过程追溯与监管为主要内容，指定主责部门建立标准化、规范化、法制化的中药产品全产业链质量追溯体系，同时引入第三方检验机构，对大批量、重点中药产品在追溯关键节点进行质量把关，将中药产品是否实现全程质量追溯纳入中药优质优价评审标准。此外，对进入国家基药目录、国家及地方医保目录中的中药产品实现全程质量可追溯，并推动大型中医药集团、企业、各级医院及采购部门，优先采购可全程质量追溯的中药产品。

2016 年 2 月国务院印发《关于取消 13 项国务院部门行政许可事项的决定》。决定中取消了中药材生产质量管理规范（GAP）认证。中药产品上游质量控制全部下放给企业，因此现阶段迫切需要一套质量追溯体系来统一监督中药产品各环节生产质量。全国人大代表、天士力制药股份有限公司董事长闫希军也建议，建立贯通中药全产业链的质量追溯体系，从根本上提升我国中药材质量，更好地保障人民群众用药安全，促进中医药产业良性发展。

2016 年 2 月国务院常务会议部署推动医药产业创新升级，要求建立安全性评价和产品溯源体系。构建中药向前跟踪和向后追溯体系，一定程度上避免中药管理不规范、基本信息缺失、问题中药无法召回、责任无法追究等问题的发生。

2016 年 4 月 28 日，国家食品药品监督管理总局起草了《关于进一步完善食品药品追溯体系的意见》，要求企业按照国家建立追溯制度及追溯体系，鼓励企业采用信息化手段采集、留存生产经营信息的工作原则。药品和医疗器械生产企业要严格执行生产质量管理规范（GMP），经营企业要严格执行经营质量管理规范（GSP），以保证其生产和经营过程中的数据真实、完整、可追溯。药品生产经营企业须对药品生产经营过程中的物料采购、生产、检验、放行和药品采购、验收入库、养护、销售出库等环节操作进行认真审核记录，确保各项记录完整准确真实，并使用计算机系统进行有效管理。

2016 年 7 月 13 日，国家食品药品监督管理总局发布关于修改《药品经营质量管理规范》的决定，修改了企业对于产品溯源的要求，明确企业应当建立能够符合经营全过程管理及质量控制要求的计算机系统，实现药品可追溯[3]。

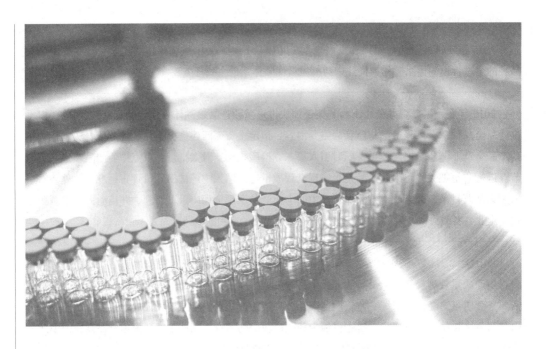

第一节　中药可溯源信息系统的特征

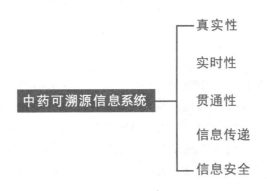

一、可溯源信息系统的真实性

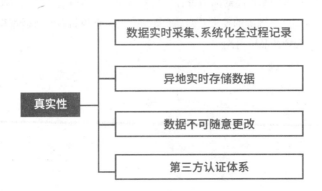

真实性是可溯源信系统的首要特征。目前大部分中药可溯源信息软件是基于电脑操作，实际上是基于纸质 GAP、GMP、GSP 的电子记录。在真实性上，尽管采用部分实时采集技术，如实时监控、温度数字探测、溯源电子秤[4]，但从全过程来说，仍旧无法根本保证数据的真实性，特别是落后地区药材种植信息、部分野生品种植信息。由此，真实性需依靠传感器等采集器进行实时数据采集，并在各个环节建立数据采集点完成系统化全过程记录；系统获取的数据能实现离线在线、当地异地的上传与存储；专用数据的改动有相应的标识，不可随意更改，并进行详细记录；引入第三方认证机构，对整体信息进行真实性把关，由此确保数据的可靠有效。

二、可溯源信息系统的实时性

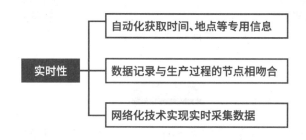

可溯源信息系统利用图片、影像等多媒体网络化技术进行数据的采集与传输，结合云平台实现线上与线下的数据共享与存储[5]。根据不同的采集手段与技术能够自动化获取相应的时间、地点、气候信息匹配对应的生产过程，且记录的数据信息与生产过程的节点相吻合，特别是在追溯关键节点进行详细记录，例如种植阶段施药的时间、天气、地点、农药信息、施药手法等。

三、可溯源信息系统的贯通性

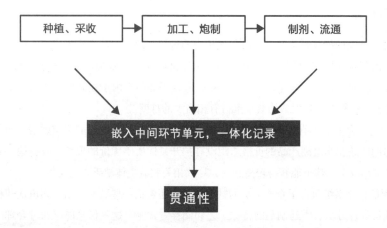

可溯源信息系统需要实现的是真正从中药种子种苗到最终药品的全过程一体化信息记录与追踪。现存的监控中药生产中某一过程的溯源体系无法从根本上体现追溯的意义与要求，无法将整个生产过程沟通衔接，各个环节之间信息传递易出现脱节问题。在中药生产过程中，种植阶段田间管理、药肥信息、培育采收会影响药材的品质；产地加工和炮制的方法与手段与饮片等级直接相关，制剂生产与流通中不同工艺及参数的选择则与药品质量密不可分[6]。只有从全局上把握中药生产的各个环节，才能保证中药品质的高效、可控。

四、可溯源信息系统的信息传递内容

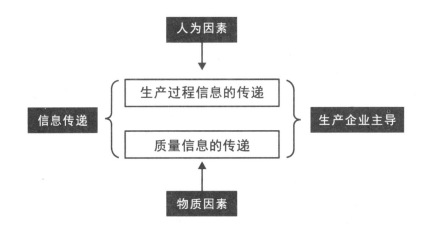

可溯源信息系统实现可追溯主要有两个方面：一是生产过程中操控的信息传递，指从药材种植、采收、加工、制剂的全过程数据的实时记录与监控，其中各个环节的实际操作和参数，物流、贮藏等条件都是其关键信息。二是质量信息的传递，在种植、加工、制剂的同时嵌入质量检验体系，检验报告会随产品的生产流程进行逐级的传递共享，通过全过程质量追踪记录，形成完整质量标准体系，其中生产过程质量指标、QA检验结果及系列质检报告是重要信息链。两者结合形成的双溯源的标准化体系，确保了生产的真实性，产品质量的可靠性[7]。其次，可溯源系统以生产企业为主导，所产生的溯源信息真实可靠，内容明确不能偏移。

五、信息安全

追溯体系涉及的操作较为复杂，对象包括中药种植基地、中药生产加工商、中药零售商、药店、医院、消费者等单位和个人。同时，还有监管部门应用该系统监管中药材的整体流通流程，主要有商务、农业、公安、环保、卫生、工商、质检等部门。由于建立新模式需要大量资金投入和模式的转变，单靠企业自发或协会来推行有相当大的难度。

再由于生产力水平和消费水平的限制，产品安全并不是购买意愿的决定因素，而价格因素才是主导，追溯产品和非追溯产品的价格差距没有拉开，优质不优价的现象比较普遍，参加追溯的主体付出了追溯成本，却未能获得较高利润，导致相关利益主体缺乏参与意愿。

可溯源信息化系统包含了企业大量的数据，其中还包括一些商业机密，如道地药材种植与产地加工的独特处理方法、中药制剂的特殊工艺和储存方式等，这些信息能够通过合理的云平台方式进行存储，线上线下同时备份，以确保数据库的完整与安全，及时有效地在发生问题环节时进行追踪处理。同时，对药材货源的竞争也会因可溯源系统的透明化而加大。大批量的企业会争先恐后地采购优质的道地药材作为可溯源信息系统建设的物质基础，这也在一定程度上促进了商业竞争[8]。

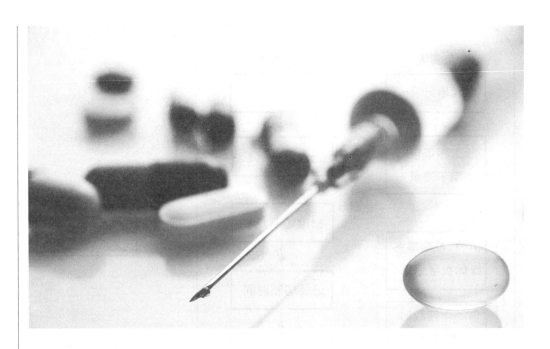

第二节 中药生产可溯源信息化的软件特征

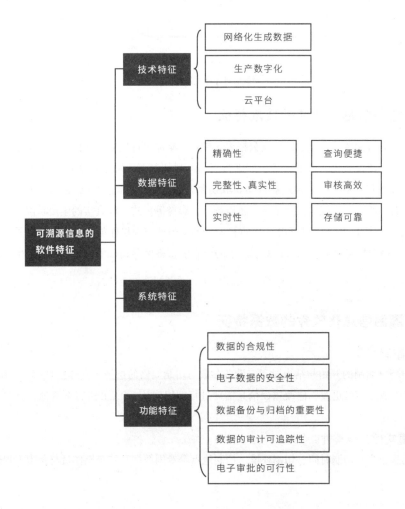

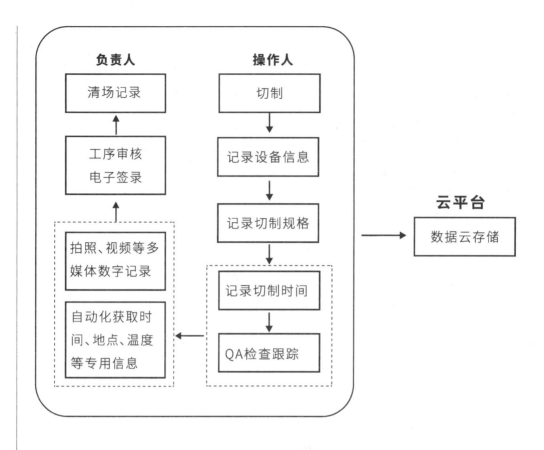

药材的切制可溯源软件方案

一、可溯源信息化软件的技术特征

中药生产可溯源信息化软件创新数据采集模式，添加了现代数据存储传输技术，例如网络化实时生成、生产数字化、云平台等。如进行当归药材切制时，除了操作员选择或者输入实际使用的设备参数和规格外，软件还能自动获取切制开始与结束时间、切制地点、切制环境、温度等专用数据。此外，多媒体数字记录设备以图片、影像等形式反映真实的生产状况，共同作为生产信息的追踪证明。生产负责人在工序审核时能够清晰地获取操作员切制流程信息并进行审核清场。最终，操作员与负责人记录、审核产生的所有信息将保存到云平台，以供后续生产信息传递与共享[9]。

二、可溯源信息化软件的数据特征

1. 精确性

当归药材切制的开始与结束时间、设备参数与切制规格的选择等具体信息都有明确的记录，信息一经生成便不可更改，修改错误信息需要进行标识确认，QA并进行全程地检查跟踪，以确保内容的可靠。

2. 真实性、完整性

自动采集当归切制时间、切制环境、切制地点等专用数据，结合操作员与负责人提供的生产及数字化信息，以云平台自动存储处理代替手工记录操作，使整体记录更完整、真实，反应出实际生产情况。

3.实时性

除了网络化后台能实时生成并获取专用数据外，操作员实际进行的每一步切制操作也能详细、同步地展现在负责人处，实现实时监控。

4.查询更便捷

高效的电子记录管理功能，附带多样化的多媒体补充信息，简洁明了，方便企业或检查部门随时查阅、调取文档、汇总打印。

5.审核更高效

流程管理与电子签录系统明确当归切制各个环节的流程概况、操作员与负责人，调高审批效率与生产进度。

6.存储更可靠

所有生产数据集中保存在云端，自动化存储及备份，保护企业数据安全，方便企业及监管部门查看管理回溯生产信息[10]。

三、可溯源信息化软件的系统特征

可溯源信息化软件往往由计算机系统进行相应处理，生成电子记录的计算机化系统必须经过验证，且为不同的负责人和操作员分配不同的权限。不同权限的操作人员进入系统之后，可以对电子记录进行对应的操作[11]。电子签录则是实现权限分配的最有效手段，如切制操作员对当归切制的参数选择，切制环节的负责人对相应的工序进行审核签录。由软件获取的数据形成的记录，在遭遇断电或其他突发事故后，能够立即恢复并且不失真。

四、可溯源信息化软件的功能特征

1.数据的合规性

只有赋予操作权限的人员才能进入和使用系统，不同工艺、不同环节有着对应的权限及相匹配的操作人员。如切制操作员与负责人对软件内容拥有不同的权限进行访问与操作。

2.电子数据的安全性

可溯源信息化软件产生的信息能通过权限控制对数据进行访问、录入、修改和删除等操作，确保不被人为失误操作或有意的篡改行为而影响数据安全。

3.数据备份与归档的重要性

电子数据相比纸质数据更易备份存档，也可以更完整地反应相关数据的状态，例如切制工艺记录的图像、影片、地理信息等数据可以真实还原当归炮制时的基本情况。另外，网络版软件采用服务器将原始数据存储于更为安全的网络云平台，确保了数据的物理安全。通过服务器实现数据的每日自动备份，为企业提供了不少便利。

4.数据的审计可追踪性[12]

通过"审计追踪"功能，软件可追踪对数据的访问更改。如需要对切制设备及规格进行更改时，软件将保留原始信息，并要求操作员准确填写改动的原因和签名，而这些信息同样将被保留在数据库中。审计追踪能采集这一行为的所有历史信息，降低了丢失或修改的风险，保护系统内的数据免遭修改。当面临审计要求、要提供客观证据时，可以从数据库中快速、方便地找到证明文档，而无需人工翻查纸质打印报告，相应地提高了运作效率。

5.电子审批的可行性

通过电子签名或签录的形式，结合权限控制，操作员与负责人能够对生产过程的责任环节进行记录并对此负责，而且具有及时性，不会出现纸质版的补签漏签行为。除了电子签录外，指纹、人脸识别等电子审批技术也不断发展，都能为日后药品电子审批提供高效的技术支撑[13]。

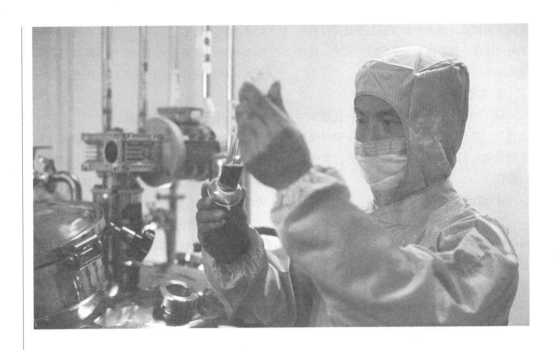

第三节　溯源常用技术及实现形式

　　可追溯技术原理简单、应用广泛，但针对中药可追溯技术的研究目前尚未有完整的文献报道，试点工作主要借助食品或农产品等领域的成熟技术。目前常用的可追溯技术有射频识别技术、条形码技术、射频加条形码复合技术以及基于地理信息系统、Web 服务、移动网络智能视频等。

一、可溯源常用技术

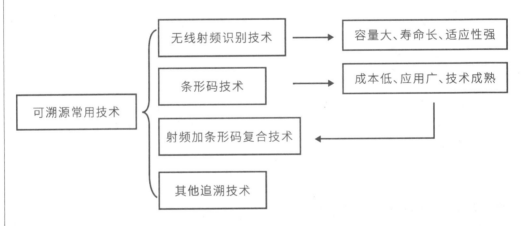

（一）无线射频识别技术

　　无线射频识别技术（radio frequency identification，RFID）开发于 20 世纪 90 年代，是利用射频信号通过空间耦合实现无接触信息传递，达到识别和数据交换的目的。RFID 具有存储数据容量大、可读取距离远、使用寿命长、可重复使用、多目标识别等优势。中药从原植物的种子种苗，原药材的采收、加工、炮制，到质量检测、物流和运输都还处于无序分散的多系统多阶段状态，在实际操作中多采用具有可重复使用和追加信息的 RFID，与其他多种技术结合进行追溯[11]。

（二）条形码技术（barcode）

条形码作为一种数据输入手段已被物流信息系统所采用，通常对于每一种物品，它的编码是唯一的，已成为商品独有的世界通用的"身份证"。条形码可以标出商品的生产国、制造厂家、商品名称、生产日期、类别等信息，在相关的生产和流通环节可以对质量进行监控，另外，销售商可以通过计算机网络及时将销售信息反馈给生产单位，缩小产、供、销之间信息传递的时空差。条形码一经录入便可反复使用、具有使用便捷、检索准确等优点，避免了传统的手工操作，是一种费用低廉、省时省力、应用面广的资料自动收集技术。

一维条形码目前使用最为广泛，但其最大资料长度通常不超过 15 个字元，受到资料容量的限制。二维条形码具有条码技术的一些共性，同时还具有信息自动识别功能及处理图形旋转变化等特点，通过改进运算方法可以提高容量效率，可把 DNA 条形码、化学条形码和流通的详细信息整合到一起输出到条码里，达到中药整个流通过程的实行监控[2]。

（三）射频加条形码复合技术

射频技术和条形码技术都是可快速进行追溯的技术手段，条形码技术成本低、结构简洁，技术相对更为成熟，使用最为广泛；但较易磨损，数据存储量小而且条码只对一种或一类商品有效，内容无法修改。相比之下，RFID 技术则具有明显的环境适应性，如防水、防磁、耐高温，标签使用寿命长、数据存储容量大和无需接触等优势，可同时对多个个体进行处理。鉴于各自特点，其具有各自适用范围。条形码多应用于大宗普通商品，射频卡多应用于价格较高的商品溯源。而实际应用时，为结合两种技术的优势，多进行联合使用。从中药商品和药品双重属性的角度，条形码技术可以快速准确的对种植、采收和加工进行信息的采集，而无线射频技术又可以很好的对中药材个体化差异信息进行区分，二者的结合契合中药材自身的商品和药品双重属性特点[14-16]。

（四）其他追溯技术

随着第四代移动通讯技术的发展及 4G 手机的普及，使用 4G 手机进行产品安全管理和质量追溯成为可能。使用 4G 手机自带的摄像头能方便地采集产品的图片、视频信息，通过 LTE 上传至 Web 服务器。应用数据库技术、网络技术、LTE 等技术，可以开发基于 .net 平台的产品质量安全追溯系统，该系统由基于 Web 端的中心管理模块和企业管理模块、基于 4G 手机端的企业操作实时信息采集模块、基于 4G 手机的产品追溯模块四部分组成，实现了对产品生产、包装、销售全过程的信息跟踪和用户追溯的功能[16]。

例如，四川某公司采用以 FRID（radio frequency identification）、二维码为核心的物联网、WiFi、自动传感以及数据库软件技术设计与实现了中药材流通追溯系统。该系统包括中药材产地追溯子系统、中药材流通追溯子系统、中药专业市场追溯子系统、中药饮片生产追溯子系统、中药饮片流通追溯子系统、中药饮片使用环节追溯子系统、中药材流通追溯地方监管子系统。中药材追溯体系首次将 FRID 电子标签、传感器等物联网技术使用在了传统的中药材的整个流通过程中，对中药材产品的质量进行了动态监测，并利用溯源秤、溯源码等追踪技术实现追溯；利用 IC 卡、

CPU卡等方式实现操作人员的权限分配、数据处理过程；与国际标准结合，编写了中药材商品分类、分级规范化技术；建立了关键的评价体系；确立应急处理体系和操作要求；建立了面向政府监管部门、中药材市场、药企、药商、消费者的中药材流通第三方公共服务平台[17]。

中药材溯源系统安全体系		展示层				药材及饮片分类标准体系
	身份认证	溯源一体机	手机客户端查询系统	公众查询平台	400热线	
	数据认证	业务应用层				药材流通标准体系
		市级溯源监管平台	产地溯源平台	专业市场溯源平台	饮片企业溯源平台	
	访问授权					药材第三方真伪鉴别中心
	网络安全	智能处理层				
		ID管理	数据统计	数据分析	数据共享	药材及饮片检验报告
		随机编码	企业ERP	供应商管理		
	容灾备份	网络层				政府及行业公众监督机构
		感知层	接入层	汇聚层	传输层	

中药材饮片质量监管体系

二、可溯源信息的实现形式

中药作为特殊的商品，有其独特的溯源信息的实现形式，包括药材的种植、采收、加工、制剂、运输、销售等。

（一）药材种植／养殖

通过无线传感网络、传感器等数据采集器能够满足采集土壤温湿度、光照强度、空气温湿度和地理海拔等数据和传输要求。另外，部分种植基地通讯设施较差，所以数据采集应能实现线上线下记录，能够在线下采集储存相关信息后再作线上传输工作。在种植过程中，农药、肥料的种类、用量用法、育苗移栽、田间管理、灌水排水、病虫害综合防治等规范化农业操作应有图像等信息同步输送[18]。比如每一批药材都有一整套种植档案，一旦药材在检验、出口等环节发现问题，可立即追溯到该产品在该地块的种植过程，迅速找到病因。

（二）药材炮制

溯源系统与企业生产管理相对接，从原药材入库到饮片出库、贮藏进行全过程管理。以代码、批号、赋码等形式进行生产管理，不同种类中药有着不同的加工方式和辅料用料，通过输入加工数据结合图片等多媒体信息对中药材的加工流程进行实时的监控，内容包含炮制方式及参数、开始结束的时间、具体的设备使用等，并建立电子签录制度明确责任人。同时，加工地的天气、温湿度、地理位置等信息也在网络平台自动生成作为后台补充，从而实现完整的炮制溯源信息[19]。

（三）生产制剂

建立生产的信息管理系统，基于规范的软件管理，对每种药材的提取、浓缩、制剂、包装等生产工艺参数及操作员责任人进行严格记录，同时添加核心质量检验信息，在各个关键的环节提供检验信息并出具报告，构建完整的生产质量标准化体系[20]。

（四）药品物流

在建立药材和制剂可追溯性的前提下，利用互联网技术搭建两者信息的沟通连接平台，利用二维码、网络云存储等技术实时传递与共享中药生产的过程信息，且不允许中间商参与，不能脱离企业的监控，以生产企业为主导，最后以物流信息的形式传递到消费者手中，从而建立全方位一体化的可追溯体系[21]。

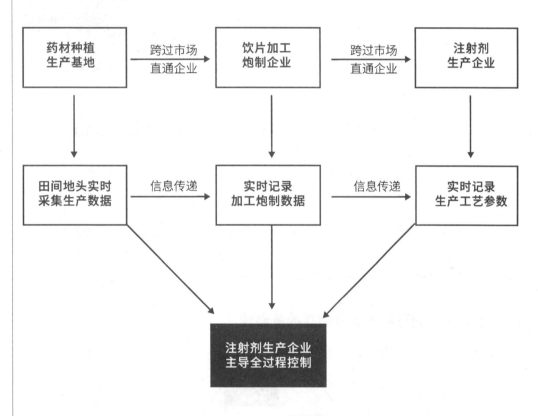

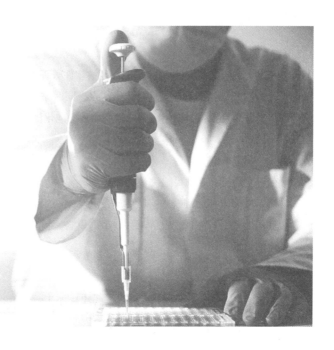

第四节　中药生产的可溯源信息建立的
重要性及意义

　　可追溯系统就是在药品生产供应的整个过程中对药品的各种相关信息进行记录存储的生产质量保障体系，其目的是在出现产品质量问题时，能够快速有效地查询到问题环节，必要时进行产品的召回，实施有针对性的改善措施，由此提高中药的管理水平。

一、中药生产的可溯源信息建立的重要性

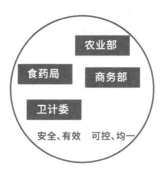

　　我国的中药从药材、饮片到制剂属多部门管理，农业部监管种植，商务部管理加工和流通，食品药品监督管理局主管饮片制剂，卫计委监控药品的使用，而药品质量标准则是国际规范下的"安全、有效、可控、均一"的要求，这样的质量标准与我国的保证管理体系相脱节，无法进行统一的规范。

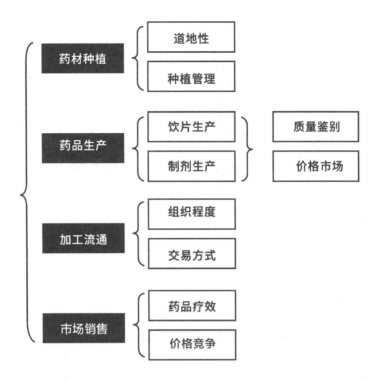

从农业部监管中药饮片的种植环节来看，农民是种植主体，种植过程中是以农业产品作为参照。但中药材是具有特别药效的药品原料，在生产过程中有其特有的内容，与一般的农业产品不同[22]。对此，中国中医科学院黄璐琦院士认为：中药材的质量要引起大家的关注，对于中药材来说，产地有着严格的限制，中药材往往强调的就是道地性。这个道地药材是由中医长期临床实践获得的，虽然它的内涵用现代科学方法还不能完全揭示，但道地药材确实是控制中药材质量的一种模式。要保障中药材的质量，产地的种植管理就是关键的第一步。

食品药品监督管理局主管的药品生产环节主要分为两方面，一是饮片生产，二是制剂生产。从饮片生产环节来说，饮片的主要质量及鉴别方法是外观鉴别，大部分饮片的含量检测与原药材一致。但是由于炮制来源于传统中医药，虽然药品管理法规严格要求饮片按 GMP 规范生产，但几百年来形成的与药材市场、应用相结合的民间作坊仍参与市场竞争，正规企业 GMP 生产的饮片在价格上无法与民间作坊相比较或竞争，制法上偷工减料、非法取代的方法无法禁止，从而导致饮片市场无序竞争下的产品质量问题，出现假、伪、劣等现象。从制剂生产来说，GMP 管理规范落实在中药生产上有待进一步加强，由于中药生产的特殊性，特别是药品价格限制，有些企业为了降低成本取得价格竞争力获取利润，在原料、工艺等环节以次充好，以产品检验合格为目的，使得产品的质量或品质差异较大。因此实施全过程溯源体系监控，完善质量标准化建设，才能保证药品的合理竞争、优质优价[23-25]。

在商务部主管的加工和流通环节中，传统中药材物流的各个环节组织化程度低，交易方式落后，索证索票、购销台账制度欠缺，导致中药材出现杂、假、次的情况时有发生。所以在中药产业发展壮大的时期，除了对中药质量进行严格地把控，对中药材生产的信息管理与追踪尤为重要。运用现代物流方式结合信息技术手段实现中药材流通索证索票、购销台账电子化，实时追踪监控生产加工过程及物流情况，才能符合中药国际化标准化的要求。

在卫计委主管的销售环节中，医院售出药品的质量无从把握与考核，价格竞争成为了药品销售和使用的重要因素，而药品以疗效为目的的产品质量常常被忽略。

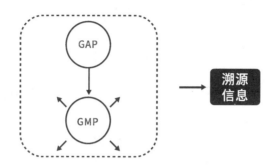

在生产过程之外，我国也建立了相关的管理规范来适应中药的生产。中药材生产质量管理规范（GAP）是为了规范中药材生产，保证中药材质量，促进中药标准化、现代化而制定的管理规范，核心是为了保证中药材质量。它全面规定了产地生态环境、种质和繁殖材料、栽培管理、采收与初加工、包装、运输与贮藏、质量管理、人员和设备、文件管理等一系列内容，是决定中药材质量的基础，也是进行质量追溯的源头，对建立中药材可追溯体系至关重要。

药品生产质量管理规范（GMP）是当今各国普遍采用药品生产全过程质量监督管理规范，是保证药品质量和用药安全的可靠措施，旨在建立高质量产品的质量保证体系。它详细规定了质量管理、机构与人员、厂房与设施、设备、物料与产品、确认与验证、文件管理、生产管理、质量控制与质量保证、产品发运与召回等相关内容，对药品生产全过程进行了严格而详细的规范。药品生产的中心环节为药厂，它既直接与药材种植基地和药材市场相关联，又通过销售环节与经销商、医院相联系，与中药材质量追溯密切相关[26]。

药品经营质量管理规范（GSP）是指在药品流通过程中，针对计划采购、购进验收、储存养护、销售和售后服务等环节制定的防止质量事故发生、保证药品符合质量标准的一套管理标准和规程。中药由药材种植基地到药材市场及药厂，以及从药厂到医院、药房，直至到达消费者手中，均需通过药品流通环节。药品在任何一个流通环节出现问题，均会导致药品质量事故的发生。因此，在药品流通环节，企业应当建立药品采购、验收、销售、陈列检查、温湿度监测、不合格药品处理等相关追溯记录，才能实现来源可追溯、去向可查证、责任可追究的追溯目的。

GAP，GMP，GSP三项管理规范涵盖了中药质量追溯的全过程。其中，中药材生产是进行中药质量追溯的源头，药品生产是中药质量追溯的关键环节，药品经营是连结药品从生产到消费的重要中间环节。考虑到我国药品在生产和经营阶段已具有严格规范的操作规程，其质量追溯信息可通过条形码、射频识别等技术实现真实而准确的记录，进而通过信息查询实现质量跟踪与溯源，操作性较高。在中药材种植方面，虽然GAP颁布实施以来，过去广种薄收、加工粗放的状况明显改善，但依然存在GAP基地分布不均衡、生产基地基础设施薄弱、企业投资动力不足、药材栽培技术相对落后等一系列问题，给中药材质量追溯的实施带来较大困难。因此，在取消了GAP管理规范之后，更应从源头上做好中药材质量追溯管理，成为实现中药生产全过程中质量跟踪与溯源的根基。

国家机构通过制定GAP、GMP、GSP等政策法规来约束中药材及中药产品种植、加工和流通环节中的各种问题，力求做到对中药的数据客观化、质量标准化及过程规范化，但是标准的制定

中药注射剂现代化生产原理与应用

过于简单且缺乏时效性，理解和执行较困难，更缺乏国家强制性保障，造成中药研究和生产过程缺乏科学性、规范性及可重复性。实现中药全过程追溯的认证可以提高供应链间的效率。对于中药产业，该体系可以提供内部追溯信息，创建信息的反馈循环，提高产品的透明度和供应链效率，为各环节企业的相互了解提供有效的渠道，便利各环节企业之间的信息沟通，加强贸易合作伙办之间的协作；由于追溯体系具有可视化溯源技术、多样化的防伪手段、权威便捷的消费者查验终端，详实地记录了从种子种苗、加工、制剂、经销终端使用的详细信息，解决了中药材产地不明确、质量追溯手段缺乏、用户查验不便等问题。因此一旦发生中药质量问题，各个环节可以对照自查，避免自己环节的风险；对于企业，该体系的建立有利于提高企业的信息化管理水平，提高该企业产品的附加值，这是与消费者满意度、公司形象以及消费者在购买产品时对产品的信任度相联系的[27]。

随着物联网技术的不断普及和发展，建立追溯体系的成本会越来越低，对于诚信经营的企业，追溯体系会使假冒伪劣中药材商家生存日益困难，甚至在完善的体系建设，市场最终会淘汰他们，而诚信经营的企业会发展的越来越好。而对于消费者和监管部门来说，实现中药种植、流通、饮片生产、医院使用四环节全程贯通追溯，能够保障消费者权益和药品市场的稳定可控。

二、中药生产的可溯源信息建立的意义

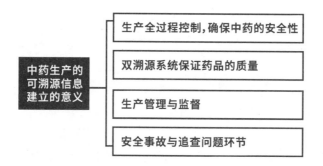

（一）生产全过程控制，确保中药的安全性

追溯系统覆盖了药材的种植、采收、加工、制剂、销售全过程多领域，从某种角度看，产品可追溯就是结合产品实际管理流程，基于数据记录信息跟踪追溯的体系。这种全过程的信息跟踪，除满足产品安全管理的要求，也促进了生产流程的透明化清晰化。特别作为中药中特殊的注射剂，对生产过程的严格把控显得格外重要。只有通过这样全过程一体化的层层监控，才能确保注射剂的使用安全[28]。

（二）双溯源系统保证药品的质量

可溯源系统主要分为两个方面，一是生产全过程的可溯源，包括种植、加工、制剂、物流、销售各个环节的主要信息与流程；二是质量的可溯源，在种植、加工、制剂的同时相应地结合质量检验标准，质量信息逐级地传递共享，由此在确保生产过程完整性基础上保证了药品质量[29]。两者结合形成的双溯源的标准化体系，不仅仅为企业提高了更高效明晰的生产水平，也为消费者提供了质量与权益的保障。

(三) 生产管理与监督

可溯源信息化软件运作及时性强，处理数据量大，保存和检索方便；易于将大量孤立的数据联系起来形成信息流，便于对数据进行有效的分析和处理，使数据间形成多维度参照，数据不再相对独立；部门间、工序间、产品生命周期各阶段、生产与检验以及仓库之间形成了连贯的数据流，过程责任人可以在云平台或数据库进行信息的查询与传递，从而方便企业主导生产、管理监督[30]。

(四) 安全事故与追查问题环节

可追溯系统能够把问题的范围准确追溯到供应链和生产链的一个具体点，比如某一个地区的饮片供应商甚至特定的人员，而无需在整个环节中寻找问题的源头或者耗费时间翻阅大量的纸质文件，这样不仅可以提高寻找问题源的效率，并且减轻与问题无关的环节受到负面影响，从而及时对问题环节进行处理[31]。

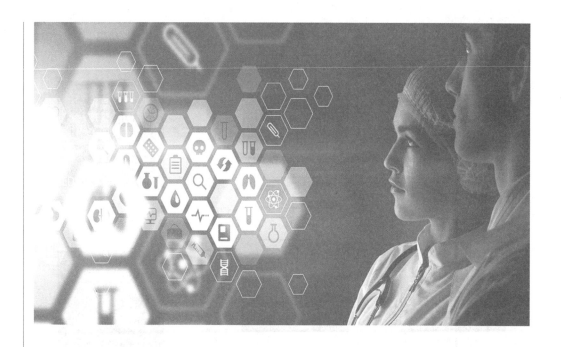

第五节　中药注射剂可溯源信息建立

中药注射剂可溯源信息的建立是基于现有的生产过程，以生产企业为主导，结合数字化智能化技术，从生产到销售的全程监管与追溯。

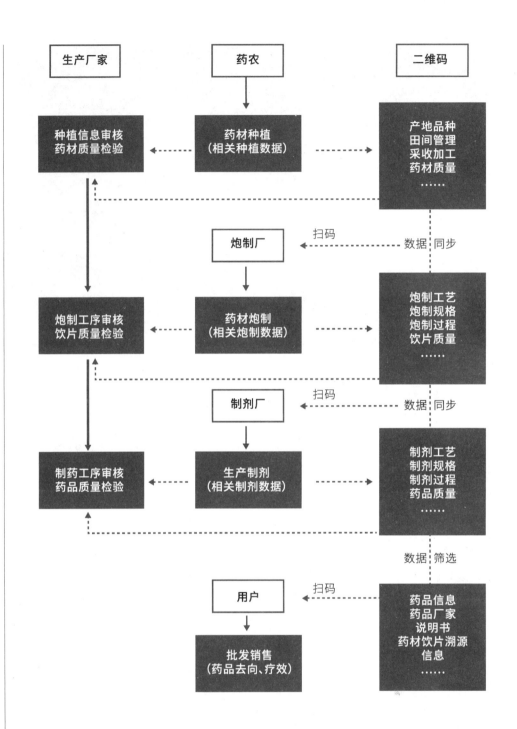

一、以生产企业为主导

在整个中药注射剂甚至所有药品生产中，生产企业应对各个环节起到主导作用。一是对中药注射剂整体的生产环节信息的掌握和把控，包括种植、炮制、制剂中的各个生产关键点的控制。二是对中药注射剂质量的严格要求。建立药材质量检验、饮片质量检验、药品质量检验三个层次的质量标准体系，随生产进度逐级检查，确保药品生产的安全有效[32-34]。

二、数据信息记录的要求

在整个中药注射剂生产过程中会产生大量的数据信息，所有信息都应该符合相应的执行规范。例如药材进行炮制时应按照炮制规范要求进行操作，饮片制剂则应按照 GMP 记录要求进行生产。只有执行完成每一个环节相应要求，可溯源信息系统的建立才具有意义。

自建工作站（私有云储存），自主管理、数据物理安全和防泄密风险进一步增强。企业内部构建的私有云存储，能够依托高速局域网大大提高了访问、上传和下载的速度，同时提高溯源系统的可塑性和控制性。

云端存储，数据同步有效避免了介质存储数据造成丢失损坏的问题。同时对服务器采用磁盘阵列和磁带脱机备份方式，保障了云存储的安全。基于服务器集群的云服务器，硬件冗余度较高，故障率低[35-36]。

三、基于二维码技术构建溯源系统

中药注射剂可追溯体系的数字化智能化应用除了体现在数据采集上，对数据传输与共享也有很大的突破。二维码是目前社会最流行的信息传递形式。通过在种植、炮制、制剂等环节进行二维码数据的构建不仅能对该阶段的关键生产信息进行总结整理，也能将专用数据通过二维码的形式传递到下一环节。由此各个环节串联形成完整的二维码生产信息，并由生产企业所控制。基于二维码技术成熟、传输便捷、操作简单等特点，全过程进行存储、记录与查询，符合当前社会信息化趋势[37-39]。

总之，不管是中药注射剂的可溯源建设，还是全局性的中药药品的可溯源信息化，其目的都是为了避免以满足质量检验为目标的违规违法生产，严格控制中药的生产流通全过程，提高药企运作管理效率，及时发现、追踪、处理相关问题环节，确保药品质量的合格安全。

中药注射剂全过程二维码追溯系统的建立，可以通过全过程的生产体系来保证产品质量，降低不良反应。

1. 确保原药材质量，药材的生产加工及贮存过程全部在企业监控之下，防止因药材质量、掺杂、质变等引起的不良反应。

2. 中药饮片及制剂生产，全过程实时记录，通过批次累积的大数据，利用企业生产过程监控，防止在生产过程中异常情况所致有害物质产生或污染。

3. 确保中药注射剂的临床的用药安全，一旦出现异常批次，可及时监控制剂流向，并就生产过程溯源、追责。

以下是以红花为例，从药材到制剂的全过程溯源体系构建[40]。

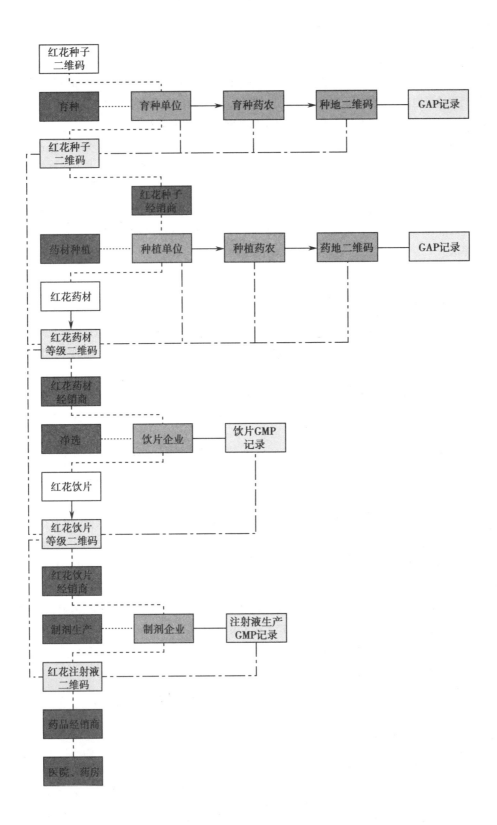

参考文献

1. 曹晓群 . 大输液生产过程的质量控制及质量信息系统研究 . 山东：山东理工大学，2010.

2. 蔡勇，李西文，倪静云，等 . 基于二维码的中药质量可追溯系统 . 中药材，2016，（2）：275-280.

3. 王先菊 . 基于供应链视角的中药材质量可追溯研究 . 时珍国医国药，2015，（10）：2521-2522.

4. 张博，张丹，程磊，等 . 基于可信物联网的 RFID 认证协议在中药材溯源中的应用 . 时珍国医国药，2016，（5）：1206-
   1208.

5. 王瑞娟，胡晨骏，张卫明 . 基于射频识别技术的中药饮片行业产品电子代码编码方案研究 . 世界科学技术 - 中医药现代化，
   2015，（1）：296-300.

6. 郑晓梅，谢佳东，胡晨骏 . 基于物联网的中药饮片质量追溯系统的架构 . 福建电脑，2013，（6）：14-16.

7. 胡晨骏，蔡宝昌，周金海，等 . 基于物联网技术的中药饮片质量管理系统：中国 CN103810568AP..2014-05-21.

8. 廖保生 . 基于 DNA 条形码技术的中药材溯源系统研究 . 北京：北京协和医学院，2015.

9. 张婕妤，刘嵘，汝文文，等 . 基于 RFID 的药品生产管理及包装信息化 . 包装学报，2015，（4）：25-28.

10. 史先东，李健魁，周剑峰，陈文戈 . 基于 RFID 的药品生产质量管理信息系统 . 现代经济信息，2012，（14）：253-254.

11. 张翠萍，李胜旭 . 基于 RFID 的中药材可追溯系统设计 . 三明学院学报，2015，（4）：65-69.

12. 李萌 . 基于 RFID 技术的智能化药品生产管理系统设计 . 成都：电子科技大学，2014.

13. 杨显梅，李靖 . 计算机化系统在制药行业的应用 . 中国新技术新产品，2013，（20）：27.

14. 王梦思 . 鹿茸产品可追溯系统关键技术的研究 . 哈尔滨：东北农业大学，2012.

15. 王德选，陈秀玲 . 浅谈计算机控制和管理中药生产的优越性 . 黑龙江科技信息，2004，（6）：107.

16. 圣光磊 . 浅谈物联网技术在亳州中药产业中的应用 . 电脑知识与技术，2016，（8）：238-240.

17. 黄莹 . 四川正源中溯有限公司中药材流通追溯系统设计与实现 . 成都：电子科技大学，2015.

18. 王黎明，吴浩，林光辉 . 稳定同位素技术在中药产地溯源方面的应用研究进展 . 同位素，2015，（4）：225-232.

19. 李林，刘晓，殷放宙，等 . 物联网技术在中药产业中的应用前景 . 南京中医药大学学报（社会科学版），2010，（3）：
    170-173.

20. 胡彬 . 闫希军代表：建立中药全产业链质量追溯体系 . 中国中医药报，2016-3-11（2）.

21. 丁锦希，徐卓环，蒋蓉，等 . 药品安全"十二五"规划框架下的电子监管政策研究 . 中国药事，2012，（10）：1043-
    1047.

22. 王培，臧恒昌，曾英姿 . 药品生产过程质量风险产生的原因及控制 . 中国药学杂志，2011，（13）：969-972.

23. 周楠 . 药品生产监管信息系统分析与设计 . 济南：山东大学，2013.

24. 刘勇 . 药品质量信息收集管理的几点体会 . 科技与企业，2013，（11）：89.

25. 李伟 . 一种药品追溯系统：中国，CN105678556A.2016-06-15.

26. 高肇林 . 益康药业小容量注射剂车间 GMP 认证过程分析 . 吉林：吉林大学，2013.

27. 吴梅 . 中国中药可追溯系统的构建 . 西安：西南交通大学，2006.

28. 齐耀东，高石曼，刘海涛，等 . 中药材质量可追溯体系的建立 . 中国中药杂志，2015，（23）：4711-4714.

29. 杨颖，王丽媛，温利峰 . 中药全过程追溯体系标准的建立 . 标准化助力供给侧结构性改革与创新——第十三届中国标准
    化论坛论文集，2016：6.

30. 王焕魁 . 中药生产过程的质量控制 . 中药材，2003，（10）：764-766.

31. 周蓉.中药饮片质量追溯体系的现状及前景分析.全国社会办医暨中医药发展战略高峰论坛论文集，2014：5.

32. 李西文，陈士林，王一涛.中药质量系统评价研究进展Ⅰ：中药质量可追溯技术研究.第十五届中国科协年会第21分会场：中药与天然药物现代研究学术研讨会论文集，2013：7.

33. 蔡勇，胡豪，倪静云，等.中药质量追溯体系发展现状研究.中国中药杂志，2013，（22）：3829-3833.

34. 施明毅，温川飙，王显倩，等.中药质量追溯体系研究现状.成都中医药大学学报，2016，（3）：109-113.

35. 李晋宏，李文鹏.中药种植过程溯源系统的设计.计算机光盘软件与应用，2014，（8）：231-232.

36. 李文鹏.中药种植过程溯源系统研究与实现.北京：北方工业大学，2014.

37. 叶建平，褚晓亮，李亚红，张乐.专家呼吁建立中药追溯机制.经济参考报，2013-6-4（5）.

38. 陈彬华，文彬.QbD理念在药品研发、生产、质量控制过程中的应用.上海医药，2008（10）：446-447.

39. 李博.RBAC改进模型在中药溯源系统中的应用研究.北京：北方工业大学，2014.

40. 齐耀东，高石曼，刘海涛，等.中药材质量可追溯体系的建立.中国中药杂志，2015，40（23）：4711-4714.

08

第八章　现代中药注射剂质量提升的研究

　　目前，临床上广泛使用的大部分中药注射剂均是经过几十年的临床应用与淘汰，遴选下来的精品，疗效确切，安全性有一定保障，是我国经历特殊历史发展期间保存下来的宝贵财富。但是，中药注射剂的生产技术提升的研究进程，远远跟不上社会发展的步伐，根据目前社会生活用药对安全性和产品质量的要求，中药注射剂还有不小差距，因此影响其发展的症结正在逐步地突显出来。

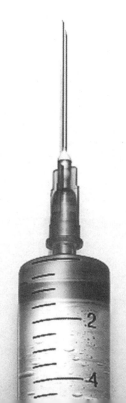

一是中药注射剂产生背景。由于历史原因，特别是我国20世纪60~80年代药品创制制度还没有健全，药物研究水平非常低，基本是边生产边改进，边应用边淘汰，由此导致中药注射剂先天不足，并带来了一系列问题。如中药注射剂的生产技术落后，工艺与标准不一，不同品种间优劣差异较大；中药注射剂工艺复杂、生产周期长，其安全性的影响因素多；没有经过系统、严格的安全性试验筛选；有害物质控制困难，要依靠生产过程来控制产品质量，生产监控技术要求更高；药品质量标准可控性差，批次之间质量差异较大，不同厂家生产的同一品种的质量难以做到一致。

二是复杂成分体系药物的特殊性。中药注射剂与其他中药一样，是复杂成分体系的药物。中药的优点是通过多成分、多靶点、多途径发挥其特色疗效；相对而言，中药注射剂含杂质较多，其中有害物质也比较复杂，甚至有些不良反应（如过敏）也是多成分、多途径叠加引起的，如普遍存在过敏、类过敏反应远远比化学药物复杂。目前，大多数中药注射剂还没有完全阐明不良反应的成分与机制，其临床合理性用药及注意事项的研究也不够明确。同传统中药复方以现代医学科学进行研究时遇到的问题一样，中药注射剂的安全性研究也是一项十分庞大的系统工程，其中大部分是开创性的研究工作。

原国家食品药品监督管理局于2011年发布了《关于做好2011年中药注射剂安全性再评价工作的通知》，以保证药品安全为核心，提高中药注射剂的质量和安全水平。国家局将全面开展中药注射剂标准提高，分批对中药注射剂开展评价性抽验工作，加强对中药注射剂品种的不良反应监测，并对重点品种组织开展综合评价。各省级局要继续做好风险排查工作，对本辖区中药注射剂品种进行全面安全风险评估，有效控制中药注射剂安全风险。但中药注射剂必须经过进一步的优胜劣汰，提升中药注射剂生产水平与质控标准，完善生产质量监控体系，全面提高中药注射剂安全性，并且注解各注射不良反应的物质特征及其不良反应机制或特点，使各级临床医生全面认识或掌握其用药特点，市场才将会得到进一步拓展。

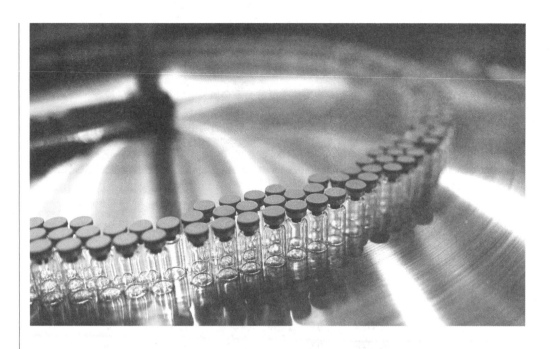

第一节　中药注射剂质量提升的意义

20世纪40年代柴胡注射液研制成功并应用于临床治疗感冒发热，并一直沿用至今。70年代以来，经各省市卫生行政和药品管理部门批准，数以百计的中药注射剂应用于临床，但是由于监管及相应法规的不健全，导致中药注射剂质量标准控制无序混乱。从1985年我国《药品管理法》颁布以来，经国家药典委、食药监总局、卫计委等部门制定了《中国药典》《部颁标准》等，通过地方标准上升至国家标准，采用指纹图谱、再评价政策以及可溯源系统的建立，促进中药注射剂质量标准的再提升。

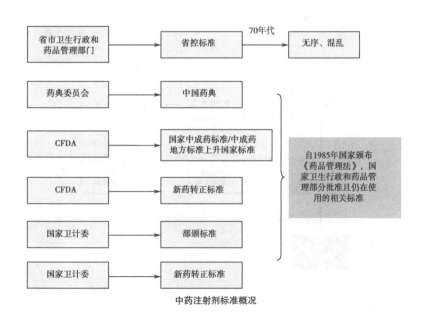

中药注射剂标准概况

中国药典自1977年版制剂通则中对注射剂进行质量控制检查项要求（表8-1），随着时间推进，2000年增加了不溶性微粒检查。由于在2000—2005年间注射剂发生不良反应与热原等有关物质的关联性，在2005年版次中增加了有关物质、热原或细菌内毒素检查项，2010年增加了渗透压摩尔浓度检查项，2015年增加了将有关物质检查更替为重金属及有害物质残留量检查。

表 8-1 1963—2015 年《中国药典》制剂通则中关于注射剂的要求

出版时间	1963	1977	1985	1990	1995	2000	2005	2010	2015
相关要求	–	–	–	–	–	–	装量	装量	装量
	–	注射液的装量	注射液的装量	注射液的装量	注射液的装量	装量差异	装量差异	装量差异	装量差异
	–							渗透压摩尔浓度	渗透压摩尔浓度
	–	注射剂的澄明度	注射剂的澄明度	注射剂的澄明度	澄明度	澄明度	可见异物	可见异物	可见异物
	–				–	不溶性微粒	不溶性微粒	不溶性微粒	不溶性微粒
							有关物质	有关物质	重金属及有害物质残留量
	–	无菌	无菌	无菌	无菌	无菌	无菌	无菌	无菌
	–						热原/细菌内毒素	热原/细菌内毒素	热原/细菌内毒素

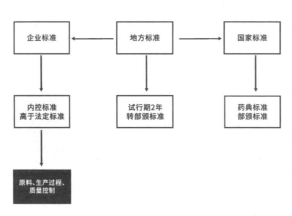

中药注射剂质量标准分类

中药注射剂的质量及其不良反应是影响注射剂行业发展的关键问题，对于生产厂家来说，改进生产工艺，提高产品质量，建立可控的溯源控制体系显得势在必行。自2006年鱼腥草注射液事件发生后，随后双黄连、刺五加、茵栀黄注射液也出现了严重的不良反应事件，这不仅使得生产企业遭受到了严重损失，也使社会对中药注射剂逐步失去信任。如何提升中药注射剂质量，需要根据目前中药注射剂行业存在的问题进行考虑分析。

2006年针对中药注射剂的安全性评价提出了"应该注重对中药注射剂上市后的再评价"，其中"制备工艺落后、质量标准欠缺"是造成不良反应的重要原因之一。因此需要采用现代制药技术从而有效提升制剂质量，近年来国内外制药行业发展迅速，新方法、新技术、新设备不断涌现，例如，超声提取法、超临界流体萃取法、离子交换法、树脂交换法、膜分离等提取精制方法，喷雾干燥、冷冻干燥、多效蒸发设备，渗滤薄膜蒸发连续提取器、逆流离心萃取器等现代生产设备，现代制药技术将会给中药注射剂的制备工艺带来积极因素，逐步改变中药注射剂生产工艺原始、落后的状态，有效提升中药注射剂质量和用药安全性。因此，应当有计划、有步骤地加快中药注射剂制备工艺的更新换代，实现中药注射剂的现代化控制和生产。

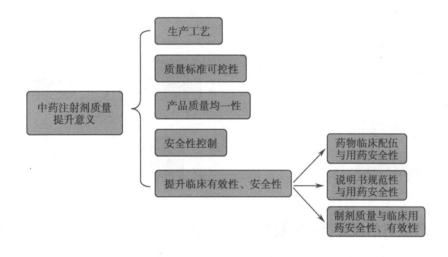

一、中药注射剂生产工艺

随着中药注射剂在临床使用的日趋广泛，其缺陷也逐步被发现。其中制备工艺落后导致了质量控制的难度。其生产原料基源的不同，药材种植基地气候差异、采收时间和加工方法的欠规范性，导致药材质量参差不齐。中药注射剂成分复杂多样，生产过程的参数与制剂成分的转化、传递息息相关，目前的生产控制条件尚不能满足中药注射剂质量提升的要求，因此需要大胆引入现代制药技术和控制方法来提升中药注射剂质量。

清开灵注射液具有清热解毒，镇静安神之功效，在临床发挥治疗作用的同时，也伴随着不良反应的发生。究其原因，品种生产工艺落后是其自身不可避免的主要因素。目前，清开灵注射液生产厂家多，工艺及控制参数难以统一，导致药物物质组成差异。清开灵注射液评审时间较早，其生产设备落后且工艺欠合理，参数的设置存在较大的随意性和盲目性，难以保障制剂质量的均一性。如在饮片的提取过程中，板蓝根、栀子、金银花3者以提取液形式入药，各提取液的制备均需经浓缩工艺。到目前为止，由于药厂各中间体需要大量提取制备，其浓缩程度完全依靠人工的观察，缺少客观的评价指标，无法精确控制药液质量，造成了醇沉上清液化学组成的批次间稳定性差，进而直接影响到清开灵注射液的安全性、有效性和质量稳定性。

生产工艺落后是导致中药注射剂产生不良反应、影响制剂稳定性的主要因素，严重制约了其质量提升空间。目前中药注射剂生产工艺大约包括：提取有效成分单体、提取有效部位、水提醇沉、醇提水沉、水蒸气蒸馏等，鲜有品种采用新技术、新工艺。中药注射剂和所有的中药相同，都存在着成分复杂、作用靶点不明确、作用机制尚未完全阐明、药效难以进行全面系统评价等问题，这也促使了生产技术提升是改变其生产落后的主要途径。随着GAP规范种植、中药指纹图谱、超滤技术等在中药注射剂生产过程中的应用，源头药材能够得到有效控制，生产过程能够得到有效监管，这将会使得中药注射剂的质量迈上新的台阶。

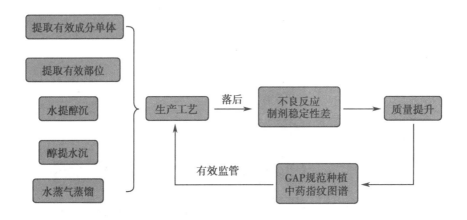

二、中药注射剂质量标准可控性

中药注射剂成分复杂，且现有的检测及评价方法单一，导致中药注射剂执行的质量标准低下，质量标准需要完善提升。中药注射剂起步较晚，20世纪60~70年代品种达700多种，90年代20多种，其发展不均衡，也暴露出质量标准低下导致其稳定性和安全性均存在问题。质量标准颁发时间不同，不同时期的中药注射剂遵循的质量标准也不同。纵观中药注射剂的质量标准，除双黄连注射液等少数中药注射剂被中国药典收载，绝大多数尚停留在地方省市药品标准，其中部分注射剂品种由于缺乏系统的药效学指标研究，导致缺乏针对性反映内在质量的重要指标检测方法。

柴胡注射液是我国使用现代制药技术将中药制成注射液的中成药，具有清热解表功能，用于治疗感冒、流行性感冒及疟疾等的发热。目前，收载的柴胡注射液的质量标准有两个，分别是《卫生部药品标准》中药成方制剂第十七册WS3-B-3297-98和国家药品监督管理局《国家药品标准（试行）》WS-10973（ZD-0973）-2002一种药品同时使用两种质量标准，且两个标准检查内容有所不同，凸显出药品质量标准体系的管理存在问题。两个标准分别于1998年、2002年颁布，检验内容都只有性状、鉴别、检查三项，均没有理化鉴别、薄层色谱、液相、气相等现代高精度的定性定量鉴别标准，可见质量标准低下，同时检测方法简单陈旧，难以全面控制其质量[1]。

三、产品质量均一性

中药注射剂存在同一品种不同生产厂家，其中具体生产工艺不尽相同，而产品质量均一性难以保障。同时，同一生产企业制备得到的注射剂，由于所用药材的产地不同，受土质、气候、采收季节等种植条件影响，药材所含成分有较大差异，生产工艺参数的粗放化，对于提取、浓缩、醇沉均没有细化参数，导致产品质量均一性差。

2009年发生的双黄连注射液致患者死亡的不良事件，暴露出中药注射剂在同一厂家生产的制剂中产品质量存在差异性的问题，作为该药品的生产厂家，黑龙江多多药业有限公司有着14年的双黄连注射液生产历史，年产量2亿多支。在国家食品药品监管局的调查结果报告中显示，此不良反应与外源性致病原突然入血有关。

柴胡注射液的原料柴胡药材由于产地、采收季节、贮藏条件不同，其挥发性成分含量差异巨大，而处方没有对原料药材来源做出规定，因此，用不同原料生产的产品，有效成分差异很大，质量不稳定。

2009年，国家食品药品监管局启动全国性中药注射剂安全性再评价专项行动，药品安全监管司特别起草了《中药注射剂安全性再评价质量控制要点》（征求意见稿）作为中药注射剂再评价的技术要求，对涉及中药注射剂生产使用的原料、辅料及包装材料、生产工艺、质量检测和稳定性考察等5个方面提出要求，以保证中药注射剂质量的稳定均一性。国家局通过这项工作达到两个目标：一是排除生产和质量控制环节的安全风险，进一步完善基础研究，提高中药注射剂的整体质量标准，淘汰一部分不能保证安全用药品种；二是希望通过中药注射剂上市后的安全性再评价，探索出一个对上市品种再评价的方法和模式。其总目的是提高中药注射剂整体安全性水平。

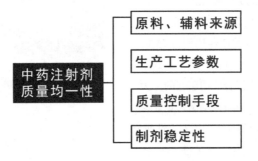

四、安全性控制

中药注射剂安全性决定了患者用药适宜性，近年来随着舆论对中药注射剂不良反应的报道，降低了社会民众对中药注射剂的信心，其中存在夸大宣传的同时，也说明中药注射剂安全性控制尚未得到进一步的提升和规范。主要存在缺少系统的安全性分析方法，检查指标主观性强、无法有效评价品种安全性，部分注射剂品种缺少安全性检查项等问题。

中药注射剂质量标准中的安全性检查按照异常毒性、热原、溶血与凝聚、降压物质和细菌内毒素分类，经查阅文献发现，樊华等[2]研究人员整理的78个中药注射剂品种中58个制定了异常毒性检查项目，所占比例为74%，其中，55个品种的操作方法基本与中国药典一致。热原检查中与异常毒性类似，建立检查标准的比例为74%，检查方法与中国药典一致，但是部分品种缺少热原检查项。溶血检查中78个品种中50个建立了相应检查方法，所占比例64%，各品种的质量标准大多采用试管肉眼观察法来考察溶血情况，但是具体操作却不尽相同。

过敏反应检查中78个品种中仅33个品种建立了检查方法，所占比例为42%，均采用豚鼠主动过敏试验方法，取豚鼠6只，隔日每只每次腹腔注射供试品0.5ml，共3次，进行致敏，然后将其均分为两组，每组3只，分别在首次注射后第14天和第21天由静脉注射供试品溶液1ml进行激发，观察激发后30分钟内动物有无过敏反应的症状。78个品种中有4个增加了降压物质检查项目，有3个设立了细菌内毒素检查项目。

五、提升中药注射剂质量的临床有效性、安全性

1. 药物临床配伍与用药安全性

2008年，国家食品药品监督管理总局发布了《针对进一步加强中药注射剂生产和临床使用管理的通知》，旨在加强中药注射剂生产管理、不良反应监测和召回工作，加强中药注射剂临床使用管理并制定了中药注射剂临床使用基本原则，从而提升临床用药安全性。

中药注射剂成分复杂，在临床使用时由于药品说明书中缺少药物配伍禁忌，所以合并用药更容易导致不良反应事件的发生。清热解毒类如清开灵注射剂、双黄连注射剂与抗菌药物混合后，常会产生沉淀、不溶性微粒增加等配伍禁忌现象[3]。临床中西药注射剂合并也是药物配伍使用产生不良反应的另一因素，复方丹参注射液与环丙沙星等喹诺酮类药物配伍使用，因为酸碱复合物的形成而出现絮状沉淀或结晶。中药不良反应报告中，合并用药比例占25%，"鱼腥草注射液事件"中的用药，绝大多数是与其他药物在同一容器中混合应用引起的。为了减少不良反应的发生，应当鼓励制药企业与医疗单位主动合作开展药物临床配伍安全性研究。

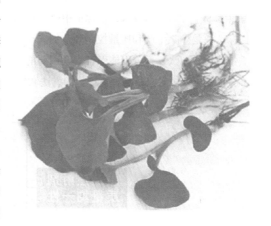

2. 说明书规范性与用药安全性

为保障公众用药安全，CFDA根据中药注射剂的安全性评价结果，要求药品生产企业修订说明书。2003年至2016年，CFDA共对13种中药注射剂的说明书进行了修订，包括《药品不良反应信息通报》中通报的穿琥宁注射剂、鱼腥草注射剂、莲必治注射剂、细辛脑注射剂、香丹注射剂、血塞通注射剂、血栓通注射剂7个药品。责令修订的说明书内容主要针对注意事项、禁忌证、警示语、不良反应、儿童用药、药物相互作用、用法用量等项目[4]。

3. 制剂质量与临床用药安全性、有效性

目前中药注射剂存在原料药质量均一性不易控制，质量标准低、可控性差、质量控制手段落后、指标少、方法欠科学等问题，加强物质基础研究工作和建立完善的质量控制方法将会有助于中药注射剂质量的再提升。

中药注射剂质量与其用药安全性密切相关，目前影响中药注射剂质量的原因主要为：①注射剂内在质量不稳定导致疗效不稳定并影响安全性，现有的中药注射剂产品绝大多数是提取混合物，并没有分离出能够进行完全定性和定量的产品，这决定了注射剂内在质量不稳定，导致了疗效不稳定并影响安全性。②中药注射剂所用药材，由于产地不同，受土质、气候、采收季节等种植条件影响，药材所含成分有较大差异，不同基源的同一药材差别就更大。药材质量的不稳定，往往造成批间不良反应差异大，反应类型也不尽相同。

（1）不溶性微粒控制与用药安全性：中药注射液由于其药物成分组成特点，在生产过程中容易出现稳定性差的问题。注射液中含有未彻底清除的淀粉、树胶、蛋白质、鞣质、树脂、色素等杂质，以胶体状态存在，当温度、pH 值等因素发生改变后，胶体老化而产生浑浊或沉淀，其中尤以鞣质与树脂对澄明度的影响较大，导致澄明度合格率低。中药注射剂中如果含有高分子杂质并呈胶体分散，且不能用一般的除杂质方法除去，则可用高温或低温均可破坏胶体的原理，先用高温处理然后再低温保存的方法，使中药注射剂凝结析出除去这种杂质。

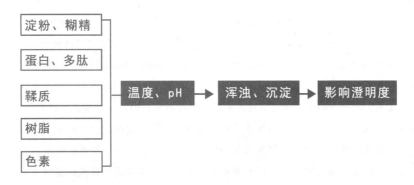

注射剂中产生可见异物的原因复杂，安瓿的质量、清洗过程、灭菌灌装过程、制剂工艺、温度环境变化、生产设备条件、人工检验的主观判断等因素都可以对其产生影响。此外，注射液的稳定性也是一个重要方面。有些化合物本身性质就不稳定，放置即可发生氧化还原、分解、络合等反应引起化学成分的变化，其他如温度、pH 值、光照等也均可影响其稳定性。

（2）热原污染与用药安全性：热原控制也是提升中药注射用药安全性的重要措施，在注射剂生产过程中热原污染牵扯环节较多。生产原料中带入，因此需要严格控制原料的质量，加工处理过程需要防止微生物污染，应该通过热原检查评价原料的污染情况。制备过程中的热原污染，生产周期越长，热原污染的可能性越大。储存过程中的热原污染，因环境湿度、温度、微生物等因素控制不适宜，产生热原污染。

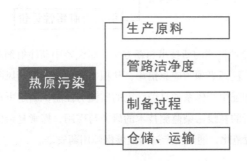

因此在按照 GMP 要求开展生产操作时，在保证质量的前提下，时间越短越好，因为配好的溶液长时间存放滋生细菌导致热原超标。生产管路带来的污染，中药注射剂生产过程中牵扯到溶液配制、储存、分装等环节，导致与注射液相接触的管路净化处理是关键且困难的环节，尤其在夏季高温天或停产期，若管路处理不当易引起微生物大量繁殖，因此管路清洗及其热原污染情况评价至关重要。灭菌不彻底引起热原污染，注射剂灌封后，若灭菌装置气压不足、灭菌时间短或操作不当，均会导致注射剂灭菌不完全，而细菌滋生。

（3）过敏物质与用药安全性

刺五加注射液用于肝肾不足所致的短暂性脑缺血发作，脑动脉硬化，脑血栓形成，脑栓塞等，在临床存在皮肤、血管损伤及其过敏性休克等不良反应。超滤作为一种通过分子切割，实现目的性复杂成分分离的现代制药技术，在注射剂生产中多用于去除大分子过敏性蛋白等成分，提升制剂质量和安全性。于凤平等[5]对 5 个厂家的 9 批刺五加注射液进行间接 ELISA 试验，结果均呈阳性。采用截留相对分子质量为 10 000 Da 的超滤膜对间接 ELISA 试验阳性样品进行超滤后，样品溶液间接 ELISA 试验呈阴性。胡昌勤等[6]发现，含丹参的中药注射剂（丹参注射液、香丹注射液、丹香冠心注射液）工艺不完善，残留了大分子植物蛋白等过敏性杂质，导致临床上发生过敏反应，而截留相对分子质量为 10 000 Da 的超滤膜能够去除残留在注射剂中的过敏性杂质。

醒脑静注射液是由中医学传统名方"安宫牛黄丸"经科学提取精制而成的新型水溶性静脉注射液，方中包含麝香、郁金、冰片、栀子、辅料为聚山梨酯 80，临床多用于脑脉瘀阻所致中风昏迷，偏瘫等疾病。制剂中的大分子蛋白质、脂肪酸等物质可作为抗原物质进入体内导致不良反应。厂家需继续改进生产工艺，提高产品质量。在对醒脑静注射液质量提升的研究中，通过对生产工艺参数进行规范化，建立处方中药挥发性成分特征指纹图谱，采用固相萃取技术和气相色谱方法测定了醒脑静注射液中麝香酮含量，同时再质量标准中增加了麝香掺伪成分鉴别方法，建立处方原药材、制剂指纹图谱，从而有效提升产品质量、减少临床不良反应事件的发生[7]。

因此加强中药注射剂安全性的基础研究，在中药注射剂安全性评价体系上从严要求，确实保证注射剂产品质量。

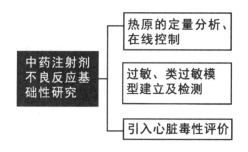

探索中药注射剂安全性检测的新技术与新方法，研究各中药注射剂产生不良反应的特征，制定合理的临床用药方法、注意事项与应急措施，从根本降低临床用药风险。加强生产过程的监控标准与应用技术研究，加强生产体系如真菌污染的监测与控制，制定更科学的生产设备洁净度考核指标，开展先进、可行的在线污染监测技术的研究与应用，探索复杂体系的多成分在线检控技术，推行生产标准化、规范化，通过生产过程监管保障用药安全。

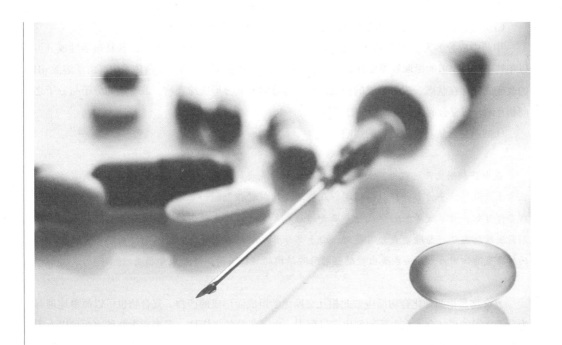

第二节　中药注射剂再评价的技术要求

为规范和指导中药注射剂安全性再评价工作，国家食品药品监督管理局发布了《关于开展中药注射剂安全性再评价工作的通知》（国食药监办〔2009〕28 号）、《关于印发中药注射剂安全性再评价生产工艺评价等 7 个技术指导原则的通知》（国食药监办〔2010〕395 号），其中《中药注射剂安全性再评价生产工艺评价技术原则（试行）》中对中药注射剂生产工艺要求规定如下：

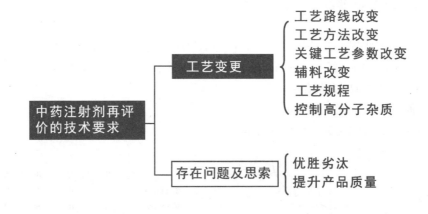

一、中药注射剂再评价技术要求中的工艺变更

1. 中药注射剂生产企业应提供生产工艺与法定质量标准【制法】是否相违背的自查结论，如有不一致之处需一一列出。

2. 以下情形可视为生产工艺与质量标准的【制法】相违背

（1）工艺路线的改变：如单煎改为混煎；增加中间体高温灭菌步骤等。

中药中成分多为脂溶性成分，水溶性偏差，但是在中药复方进行提取时，往往难溶性成分可以相较于药材单煎的提取效果要好，这主要是在药材提取过程中，药液复杂体系中，由于溶液 pH 的改变成分存在状态、成分形成的胶束或胶团与难溶性成分形成缔合物，或者不同分子与分子之间相互缔合或复合起到相互助溶的作用等。

①酸碱复合物对提取过程的影响

在中药制剂生产过程中，如果含有生物碱和酚酸类的中药复方生产中，如甘草麻黄复方，按正常生产程序：全方合并提取、精制。在提取、精制过程中，如果采用合煎，从上述的复合物形成条件可知，甘草酸等酚酸类成分与麻黄碱形成复合物，所表现出的是更大分子的有机盐，当采用聚酰胺树脂进行酚酸类成分富集时，由于部分甘草酸形成了复合物，从而降低了与聚酰胺之间的特殊氢键作用力，无法表现出聚酰胺对酚酸结构的特征吸附，导致成分损失。

复合物是指两种化合物反应彼此相互交换化学组成而形成的产物。复合物也可以简单地理解为分子之间的再结合。在中药制剂生产过程中，由于成分的多样性，多表现为两种或两种以上不同分子之间所形成的结合体，如酸碱复合物或者络合物等。酸性皂苷能与季铵碱、叔胺碱及具有多元芳环碱性较强的生物碱结合，形成更大分子的复合物。

黄连解毒汤是由黄芩、黄连、黄柏和栀子组成，在处方煎煮过程中，如果按照处方合煎，黄连的小檗碱的损失一直都相对偏高，主要是由于黄芩苷和盐酸小檗碱之间酸碱复合，形成大分子有机盐，从而水溶性降低。

从槐米中提取芦丁时，由于药材中含有大量的果胶、黏液等一般为含羧基分子的水溶性杂质时，加入石灰水或石灰乳进行提取处理，以使上述含羧基的杂质生成钙盐复合物，不被溶出，有利于芦丁的后期纯化处理。

在中药注射剂的质量控制中，鞣质的检查是通过与蛋清或明胶反应，鞣质中的羧酸和蛋清或明胶中的碱性基团生成复合物，从而降低水溶性，生成沉淀。如果原药材中含有凝胶类的成分，在溶液当中就会形成自然的复合物。

②高温灭菌对制剂质量的影响

黄芪注射液高温灭菌后，发现黄芪甲苷的含量上升了。

	R_1	R_2	R_3	R_4
黄芪皂苷 I	Glc	H	Ac	Ac
黄芪皂苷 II	Glc	H	Ac	H
黄芪皂苷 III	H	H	Glc	
黄芪皂苷 IV	Glc	H	H	H
黄芪皂苷 V	H	Glc	Glc	H

黄芪皂苷化学结构

由图中可以看出，黄芪皂苷 I、II、IV 在结构式上的差别仅在于 R_3、R_4 基团的不同，黄芪甲苷的 R_3、R_4 基团均为氢原子，黄芪皂苷 I 的 R_3、R_4 基团均为乙酰基，黄芪皂苷 II 只有 R_3 基团为乙酰基，R_4 基团也为氢原子。另外，黄芪皂苷在酸性和碱性条件下加热时，分别有如下水解反应：

酸性条件下的水解

黄芪皂苷在酸性加热条件下，水解除生成环阿屯烷型皂苷元环黄芪醇见下图，还可能获得羊毛脂烷型化合物黄芪醇，结构式如下。其中环黄芪醇是温和水解产生的环阿屯烷型皂苷元，而羊毛脂烷型化合物黄芪醇是环黄芪醇结构中的环丙烷在酸水解时开裂形成的次生结构，不是真正的皂苷元。

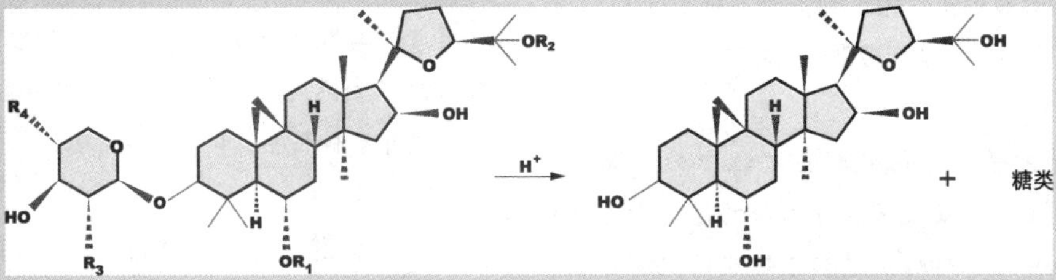

碱性条件下的水解

由黄芪皂苷的结构式可知，黄芪皂苷Ⅰ、Ⅱ和Ⅳ区别在于木糖端基链上多了一个或两个乙酰基 Ac，而由资料可知，在碱性条件下，乙酰基易于脱落，从而得到目标产物黄芪甲苷，从而黄芪皂苷Ⅰ、Ⅱ在碱性条件下，有如下的水解反应：

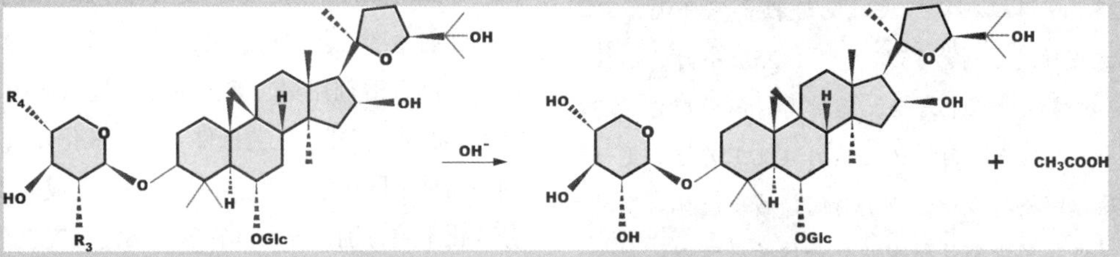

（2）工艺方法改变：如普通回流提取改为外循环动态提取；由水提醇沉改为大孔树脂纯化方法；水蒸气蒸馏提取挥发油改为超临界提取等。

①优化提取参数

中药注射剂多采取常规水提法，对于药物组成中富含多酚酸类成分的中药材，由于长时间煎煮提取会导致酚酸氧化影响制剂中间体质量。采用充氮技术优化消癌平注射液的提取工艺，充氮提取后，绿原酸及总酚酸的保留量得到明显提升，在提高中药注射剂质量保障其有效性的同时，也有利于中药资源的循环利用。该技术重复性好，可应用于中药制剂生产过程中的提取和浓缩，尤其是对含有易氧化成分者。

超临界具有低温提取的特点，提取所得芳香挥发油气味和原料相同，明显优于其他方法。如超临界 CO_2 萃取桂皮油比传统工艺的水蒸

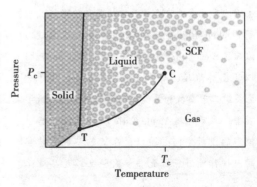

蒸馏出油率要高，而且超临界 CO_2 萃取法不但操作简单，提取温度低，无有机溶剂残留，而且可以提供惰性环境，避免产物氧化，不影响萃取物的有效成分，可以保存对热稳定性及易氧化的成分，减少了油分的挥发，有效提升中药资源利用效率并提升产品质量[8]。

②醇沉工艺

中药复方水提液是目前中药制药过程中最常见的溶液形式，为了制备成各种临床制剂，醇沉是中药复方制剂最常用的除杂方法之一。

复方苦参注射液制备过程中的醇沉环节，以生物碱及大泽米苷成分的保留量为评价指标，结合对醇沉过程中形成的沉淀颗粒的数量、密度、沉降速度等参数，优选出的醇沉工艺为醇沉 2 次，乙醇浓度依次为 60%、80%~90%。随着沉降时间的延长，生物碱类成分有一定的下降，一次醇沉 36 小时，二次醇沉 6 小时即可满足生产要求。10μm 及 25μm 颗粒在第一次醇沉过程中完全沉降所需的时间分别为 157.7 小时，25.2 小时；在第 2 次醇沉过程中完全沉降所需时间分别为 84.2 小时，13.5 小时。优化后的醇沉工艺能够更好地保留指标成分，节约时间，减少能耗。同时也证实了中药注射剂的生产质量是可以控制和把握的，但过程控制模式应在充分理解过程的变化规律的基础上制定[9]。

参芪扶正注射液由黄芪和党参 2 味药材经水提醇沉工艺制得，采用设计空间法优化党参一次醇沉工艺参数，总黄酮保留率、总固体去除率和色素去除率为关键工艺评价指标，采用 Plackett-Burman 设计发现关键工艺参数为浓缩液含固量、乙醇和浓缩液质量比（醇料比）以及乙醇浓度，再采用 Box-Behnken 设计建立关键工艺参数和关键工艺评价指标间的数学模型，最后通过 Monte Carlo 法计算获得基于概率的设计空间并验证，在工艺参数设计空间内操作能够保证党参一次醇沉工艺品质稳定[10]。

③浓缩工艺

丹参注射液是丹参经水提醇沉进而精制而成的注射剂，主要成分为酚酸类成分，高温下易氧化分解，从而对生产制备参数要求严格。尤其采用常规的热浓缩，其有效成分丹酚酸 B 损失严重，采用喷雾干燥技术代替常规的减压浓缩工艺，工艺路线调整为：喷雾干燥丹参提取液、醇沉、减压回收、配液、灌封、灭菌。该工艺制备的丹参注射液与标准工艺比较缩短了生产周期，并能有效保留丹酚酸 B，有效提升了制剂质量和有效性[11]。

（3）关键工艺参数改变：如提取用溶媒种类改变；提取次数、时间的改变；醇沉前相对密度、醇沉含醇量及醇沉次数的改变；灭菌温度及时间的改变等。

同一厂家的双黄连注射液，不同批号的不良反应类型竟分别达 20 余种[12]，工艺参数偏差导致同品种不同厂家不良反应差异。由于中药注射生产工艺的粗放化，对于提取分离温度、时间、溶剂用量、溶液浓度、提取次数、滤液、滤材、容器等工艺条件未做标准化要求，同一品种不同厂家，工艺不尽相同，造成的成分变化千差万别，导致其临床上不良反应也有显著差异。质量标准不完善，只能对所含个别成分进行定性定量。

（4）辅料改变：如表面活性剂或抗氧剂的种类改变及用量增加等。

为了在生产和贮藏过程中，能最大限度的保护有效成分，含易挥发性成分的药物常制成蜜丸。有些挥发性成分要筛选适宜的辅料，环糊精的包合物，环糊精存在的溶液体系中，脂溶性小分子，多以环糊精包合物的缔合态存在，环糊精分子具有略呈锥形的中空圆筒立体环状结构，表现出外端亲水，内部疏水的特征。环糊精能有效地增加一些水溶性不良的药物在水中的溶解度，提高药物（如挥发油）的稳定性和生物利用度。

如将冰片与辅料形成缔合态，改变了其挥发性，压出的片子稳定。又如，采用环糊精包合技术，将含有挥发油或芳香化合物的蒸汽吹入环糊精溶液中使之包结，经过滤干燥后即得挥发油－环糊精粉末，防止了挥发性成分的挥发，提高了中药制剂的稳定性。挥发性成分也可将其制成软胶囊剂，密封在胶囊壳内，由于密封严密，不易挥发，提高了药品的质量。

而另外一种常用辅料表面活性剂，其助溶原理是在溶液中的浓度超过某一临界值后，其分子或离子会缔合形成聚集体，称为胶束。胶束开始明显形成时的浓度称为临界胶束浓度，是表面活性剂的重要参数之一，当溶液中的表面活性剂的浓度高于临界胶束浓度时，可以明显起到助溶的作用。在提取过程中，皂苷类成分有助溶的效果，通过对难溶性小分子进行缔合，提高难溶性小分子的提取效率。

吐温－80为一种非离子型表面活性剂，它具有较强的亲水性和在化学上的不解离性，可以起到增溶作用，能够改善溶液的澄明度，提高稳定性，因此在药剂中的应用较为广泛。在达到临界胶束浓度后，吐温－80在水溶液中形成水包油形式的胶束，可以改善中药中水溶性差的成分。

中药制剂中难溶性成分，如挥发油或有机小分子（丹皮酚和荆芥挥发油）可以与吐温－80共研，成分与吐温－80形成缔合物从而改善丹皮酚和挥发油在水溶液中的溶解性。丹皮酚通过吐温－80助溶，并采用不同分子量的超滤膜，随着截留分子量的增大，丹皮酚透过率上升，但是丹皮酚的分子量远远小于超滤膜孔，但是透过率仍低于70%，是由于在溶液中丹皮酚是以丹皮酚的吐温－80复合物的形式存在，超滤时是以两者的复合物胶束过滤，因此出现透过率偏低的现象。

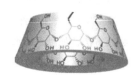

β－环糊精

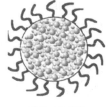

吐温－80胶束

（5）生产工艺与法定质量标准的【制法】相违背的其他情形。

药材干燥方法：丹参采收后要及时干燥脱水，以防霉变。目前的干燥方式有晒干和烘干，晒干需要的场地大、干燥效率低、难于适应集中采收后的大规模处理。因此，丹参以烘干为主，而丹酚酸B的含量随着烘干温度的升高和烘干时间的延长而下降，甚至不能检出，与常规的晒干存在差异。

3. 中药注射剂应严格按工艺规程规定的工艺参数、工艺细节及相关质控要求生产，并强化物料平衡和偏差管理，保证不同批次产品质量的稳定均一。关键生产设备的原理及主要技术参数应固定。应提供实际生产工艺规程、近期连续5批产品生产记录及检验报告。

（1）应提供完整的工艺规程：描述完整的制备工艺，包括工艺路线、方法及工艺参数等。应明确生产规模，工艺参数应不超出规定的范围。应提供中间体的质量标准及质控要求，明确贮存条件及期限等。有效成分及有效部位注射剂需分别撰写原料药生产工艺、注射剂生产工艺。应提供生产工艺中各单元操作（如提取、浓缩、纯化、配液、过滤、灌封、灭菌等）中使用到的主要设备名称、型号、原理、关键技术参数等。

（2）质量标准【制法】中未明确的工艺参数应在实际生产范围内细化固定，如质量标准【制法】项未明确提取加水量的，可在实际生产范围内，固定提取加水量。

在撰写具体品种的申报资料时，可按工

艺流程的顺序，分别叙述各单元操作的详细操作过程、工艺参数，说明各辅料用量。如前处理过程中，应明确药材前处理的方法和条件。明确每个步骤的工艺参数及方法，如浸润加水量、浸润时间、切片厚度；干燥方法、温度及时间；需炮炙的，应明确炮炙方法和条件（注明炮炙的依据），如加热温度、时间、辅料用量等。应明确前处理后原料的质量标准，明确处理后原料的贮存条件及期限等。辅料及生产过程中所用材料需处理的，应明确处理方法和条件，明确处理后辅料及所用材料的贮存条件和期限等。

4. 生产工艺过程中应对高分子杂质进行控制。如采用超滤等方法去除注射剂中高分子杂质（包括聚合物等）的，应不影响药品的有效成分。应明确相关方法和条件。

超滤膜的截留相对分子质量范围 1~1 000 KDa，而中药有效成分的分子量大多数不超过 1 000 Da，而无效成分如淀粉、蛋白质、树脂等属于相对分子质量在 50 000 Da 以上的高分子物质。因此，选择一定截留分子量的超滤膜可以实现有效成分和杂质的分离，还能够保留中药原有的复方特色，最大程度上发挥药效。

热原反应是注射剂临床用药中不良反应的一种，多是由高分子脂多糖杂质细菌内毒素引起，活性炭由于饱和吸附和竞争吸附的限制，难以保证内毒素的有效去除，而超滤技术通过分子筛过滤不受浓度限制的优势则可以凸显出来。内毒素结构中的脂多糖结构衍生的表面活性决定其在溶液中的胶束状态，基于此研发的热原专用超滤膜，通过调节内毒素胶束与膜材质之间的亲和力，使其以大分子缔合态胶束存在，从而提升去除效率。

二、中药注射剂再评价的问题与思索

中药注射剂的特点是多成分从而发挥多靶点、多途径作用，并且与中医临床症候相对应。人体是个整体调节体系，而每个病因均有

系列复杂的病理途径或通路，是个复杂的网络效应体系，仅仅以单一靶向治疗并不能解决所有的临床急救问题，面对临床上多病因化的急重症，其临床治疗或作用是化学药不可替代。

1. 中药注射剂的优胜劣汰

目前引起中药注射剂的不安全性因素主要包括：药材原料不稳定，现行生产工艺简单、粗糙，质量标准欠完善，缺乏临床配伍用药的合理性，盲目配伍可导致不良反应增加，患者的个体差异对药物产生不同的反应等。据CFDA 不良反应报告显示，75% 左右的中药不良反应都由中药注射剂引起，中成药不良反应报告数量排名前 20 位的品种均为中药注射剂。业内人士指出，中药注射剂主要存在三方面的隐患。首先，注射剂的剂型工艺存在不足。注射剂生产过程中因灭菌、灌封等工艺不合格，导致热原等的产生，引发不良反应；其次，中药注射剂生产环节复杂，涉及药材种植、炮制、提取、中间体、成品等多个步骤。这些过程都可能带入树脂、重金属、蛋白质、鞣质等有害物质，从而引起不良反应。再者，有效成分或组分的毒副作用也是不良反应发生的另一原因。成分或组分只能在一定剂量范围内发挥作用，超过剂量就可引发毒副作用。

中国中医科学院院长、中国工程院院士张伯礼就曾表示，企业主动停产部分产品有利于风险控制。中药注射剂是几千年来中药剂型的突破性创新，是业内公认的现代中医药发展方向之一，但从研发至今仅几十年，对待其应具有辩证的、历史的和科学的眼光。药品研发、生产、使用、监管相关部门应全力协作，制定合理、完善及渐进的产业政策，使中药注射剂逐步淘汰落后的品种，提高市场准入标准，鼓励采用高新技术手段消除安全隐患，实现中药现代化，增强中药国际竞争力。

用更安全的新药品种淘汰有不良反应的中药注射剂。中药注射剂疗效独特，在老年性

疾病如心脑血管、抗感染等方面有着西药不可替代的作用。实践证明，一些病因复杂的急重症，如果中西药结合治疗，可大大提高临床疗效，降低治疗成本，且临床预后也明显好很多。但临床现有的一些不良反应比较明显的中药注射剂大多是几十年前的老品种，之所以仍在大量临床应用，是因为没有更好、更安全的同类品种来更新。

2. 鼓励中药注射剂生产企业提升产品质量

质量标准是中药注射剂安全、有效的保障，其原料中成分的复杂多样，加上来源和生产工艺的差异，给中药注射剂的质量控制带来了较大的技术难题。《中药、天然药物注射剂基本要求》中提出，复方中药注射剂总固体中结构明确成分的含量应不低于60%，所测成分应不小于总固体的80%，经质量研究结构明确的成分在指纹图谱中得到检验的应超过90%。

多厂家生产的同一品种中药注射剂质量差异性较大，究其原因从而原药材选用、生产工艺参数等方面均不相同。

以双黄连注射液为例，目前有11家制药企业生产，各自质量控制不统一，那么未来的发展方面是统一制备工艺还是质量标准。市面上由不同厂家生产的同一种产品，因为生产工艺等原因不同，质量参差不齐现象严重。目前双黄连注射液生产工艺中的提取环节分为饮片混合提取和分开提取，而终端产品均符合国家药品标准。

香丹注射液原名复方丹参注射液，是由丹参和降香两味中药制成的复方中药注射液，临床上广泛应用于心绞痛、心肌梗死、脑血栓、脑栓塞等病症。目前香丹注射液采用的生产工艺主要是传统的水提醇沉法，提取次数、提取时间、醇沉条件、pH值等因素均可造成产品成分差异。据了解，目前双黄连注射液生产工艺中的提取环节分为饮片混合提取和分开提取，而终端产品均符合国家药品标准。

生产工艺决定了注射剂中有效成分及有关物质组成，如果强制各生产企业采用相同制备工艺，将会导致其药效及不良反应发生率改变，将会影响药品质量和安全性。因此中药注射剂的发展采取同一品种允许不同的生产工艺，前提是可以满足药品质量控制和安全性要求，应有长期生产工艺参数证明工艺合理性和质量均一性。

2009年国家药监局启动了中药注射剂安全性再评价工作，以提升中药注射剂的用药安全性。截止到2012年11月，包含柴胡感冒注射液、穿山龙注射液等11个中药注射剂品种遭到淘汰，究其原因是临床使用少、安全性及有效性数据不充分。因此对中药注射剂应采取"提高与淘汰"并重管理模式，鼓励中药注射剂生产企业采用现代制药技术提升产品质量，有效促进药物临床安全性。同时企业应主动承担起提升注射剂质量的责任，明确生产品种的药效物质组成、有关物质控制，提升产品质量和临床安全性。

江苏连云港康缘药业生产的热毒宁注射液，在对组方中青蒿、金银花、栀子的化学成分充分解析后，经过精制提取得到有效成分，根据热毒宁注射液化学成分的系统研究结果，应用高效液相、液质联用、气相、气质联用及毛细管电泳等技术，对热毒宁注射液中所含成分的类型及多个指标成分的定性定量方法进行系统研究，结果显示：热毒宁注射液中的功效成分主要为有机酸类，环烯醚萜苷类及高亲水性成分。其中结构明确成分占热毒宁注射液总固含物含量的71.3%，可测大类成分占热毒宁注射液总固含物含量的82.8%，主要为环烯醚萜苷类及有机酸类；结构明确成分在指纹图谱中90.2%能够得以体现，率先达到并超过了SFDA颁布的《中药、天然药物注射剂基本技术要求》，以更全面控制产品的质量，保证产品的安全、有效。

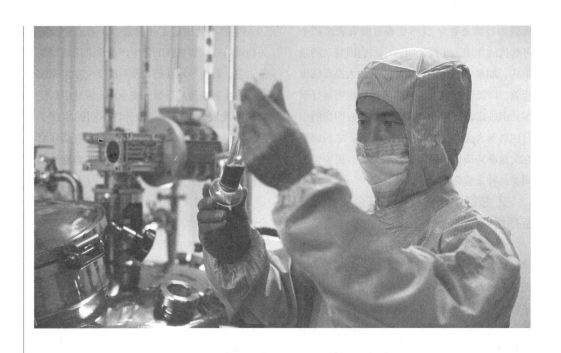

第三节　中药注射剂质量提升的探索与实践

一、生产工艺精准化、自动化

中药注射液的生产厂家质量管理良莠不齐，不同企业生产的相同品种产品质量可能存在较大的差异。因此，加强生产过程的精准化和自动化全程质控，将会有效提高药品质量与安全性，是保证安全用药，最大限度降低不良反应的关键。过程分析技术的应用可以解决中药生产过程中指标性成分量的快速检测难题，及时地对生产过程进行反馈及控制，减少生产风险投入，加强中药注射剂的质量控制，从而保证中药注射剂产品质量的均一性和工艺的稳定性。

中药注射剂生产的常规工艺包括饮片提取、精制、配液、滤过、灌封、灭菌，其中过滤方法为以陶瓷砂芯或钛棒等过滤，后经 0.2~0.45μm 的微孔滤膜过滤，虽然细菌等微生物的去除得到保障，但是通过国家药典标准检查仍出现热原不合格的现象或用药后过敏。为了提升注射剂生产质量和安全性，结合现代制药技术特点，对中药注射剂关键生产工艺的提升展开分析。

近几年来，由于中药注射剂临床应用越来越多，质量安全性控制问题一直备受关注，其控制技术也做了一定的初步研究，但由于中药成分复杂，各种因素的影响及技术的不足，导致工艺及质量可控性仍不佳。面对中药注射剂质量控制不足的难题，就需要采用一种更科学、有效的管理知识及技术，从中药注射剂的原料药材生产、投料药材、提取、浓缩、大孔树脂纯化、萃取、结晶、成品等全过程进行控制，从而在各个环节保证中间体的质量，而过程分析技术正具备这样的特点。

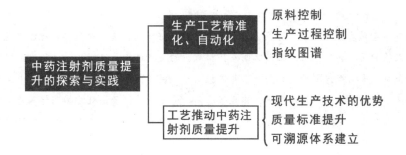

1. 原料控制

影响中药注射剂安全性的诸多因素中，药材质量是最重要的因素之一。中药注射液生产企业选用药材时既没有有效地质量控制技术，又不注重地道药材、GAP 基地药材的选用，导致产品质量参差不齐，质量很难被有效控制。药用动植物的不同形态、环境生态、栽培养殖技术以及采收加工方法都会影响药材的产量和质量，而质量参差不齐的中药原料很难保障成分和药效。为解决该问题国家专门制定了《中药材生产质量管理规范》（GAP），即按照国际认可的标准规范进行中药材的研究、开发、生产和管理。按 GAP 标准建立种植、养殖基地不仅能保障中药注射剂的高质量，统一的生产管理还将保证药效的均一性，进而保证中药注射剂的稳定性。

中药注射剂生产原料要求固定来源，在中药材筛选时需要在符合中国药典标准的前提下，对不同产地、不同生长（采收）季节、不同生长环境等多因素进行考量，阐明与药材质量的相关性，综合优选出质优的药材。对于药材质量，生产企业应建立高于国家标准的企业标准作为内控标准，通过对 GAP 生产基地的药材与野生品种进行比较分析，做好药材种质、种苗选育，以确保用于投料的中药材质量的均一、稳定。

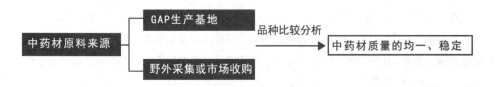

药材质量均一性的控制方法也逐步的成熟完善，在中药质量评价中所讲究的药材"道地性"是根据该药材产区这一物种的地方种群或居群中遗传上的特殊性，由于目前所采用的化学成分、药理学评价与 DNA 指纹图谱相结合，可以对药材的道地性及名优药材进行品质评价，这也促进中药材质量的标准化和现代化。

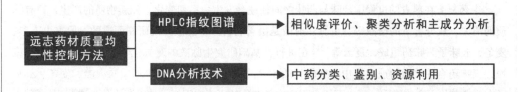

中药注射剂的原料控制，须从中药材抓起，通过"产地进货、进道地货"，保障原料药质量；规范中药材采收、加工方法，增加中药材指纹图谱、重金属、农药残留、二氧化硫残留的测定，确保使用优质原料；包材控制，严格控制低硼硅玻璃安瓿质量，在国家标准的基础上建议增加甲基红试验、耐酸碱试验、溶液－包材兼容性试验。

热毒宁注射液在原药材研究方面，采取有效措施保证原药材质量的稳定。对已固定产地的原药材进行采收时间、加工方法及贮藏时间与药材质量的关系进行系统研究。并加强药材生产全过程的质量控制，采用规范化种植的药材。并依托南京中医药大学、南京农业大学、中国中医科学院中药研究所等科研院所的技术支撑，建立了青蒿、金银花、栀子全处方的药材基地，率先对复方中药注射剂全处方的药材实现基地化产出，并通过GAP认证，从源头上保障了产品的质量。

2. 生产过程控制

中药注射剂工艺复杂，质量难以控制。不同的制备工艺，生产的制剂成分组成也存在差异。这些差异是影响注射剂疗效、引起不良的反应的主要因素，中药注射剂生产过程中存在氧化、还原、分解、聚合等反应而产生难控性杂质，因此如何规范工艺过程与生产条件需要思考。

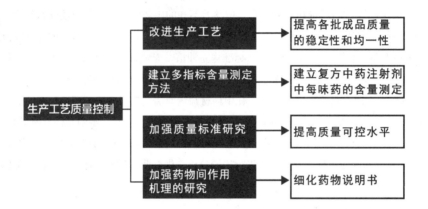

由于中药注射剂成分不明确，体内代谢过程复杂，作用机制不清晰，相对于化学药品而言，中药注射剂说明书简单、模糊，对于药物之间的相互作用以及配伍禁忌应尽量提供详细的研究资料供临床医生参考。中药注射剂原辅料来源、物质基础是影响中药注射剂内在质量和安全性的重要因素，直接影响产品质量和药效，在生产过程中通过控制药材采购、重视质量检验，从源头保障产品质量，同时选择优质优化的原辅料，提升中药注射剂质量和安全性。

（1）提取过程的质量控制： 在注射液的生产过程中，提取过程是其工艺过程一个关键环节，目前主要靠提取时间和提取次数来判定提取终点，不能保证是否提取完全或批次间均一性。在提取过程中运用过程分析技术，可以实现在提取过程监控中，不是以提取时间和提取次数来判定提取终点，而是有效成分是否提取完全来判定终点。

中药复方在煎煮的过程中药味与药味之间往往会发生一系列变化，如新物质的产生，原有物质的消失，成分含量的增减等。生脉注射液是由著名古方生脉散开发研制而成的。原方由人参、麦冬、五味子三味药组成，夏云等[13]在进行其基础研究生脉散的复方化学动态变化时发现，将原方三味药合并煎煮后煎煮液中有新的物质5-羟甲基-2-糠醛产生，而单味人参、麦冬、五味子在煎煮前均不含该物质。复方配伍过程中成分变化的不确定因素，使得复方化学成分更加复杂，研究难度也更大。

（2）浓缩、醇沉控制： 浓缩终点的判断一般通过测量密度，无法知道成分的量是否会因为温度过高和时间变化而受到影响。在浓缩过程中运用过程分析技术，可以实现在浓缩过程监控中，不是单以液体的密度来判定浓缩终点，也可以实时观察有效成分的变化是否正常。

醇沉过程中沉降颗粒的沉降、加醇量、搅拌速度、加醇浓度都对醇沉沉降颗粒的量、颗粒粒度、沉降速度有影响。要对醇沉过程进行质量控制，必须对醇沉过程有深入的了解，这就需要引入过程分析技术。

（3）配液、灭菌：明确投料顺序和配液方法，过滤方法和条件等。如采用活性炭处理，需明确活性炭用量、处理时间、药液温度等。如采用超滤分离，需明确超滤方式、滤材的关键技术参数、超滤条件；明确药液的相对密度、药液温度、pH 值；明确超滤液的贮存条件和期限；明确使用前滤材的处理方法和条件及使用后的处理方法和贮存条件等。说明滤膜完整性测试的方法及仪器，提供超滤前后的对比研究资料。

规范灌装方式、灭菌方法和条件，包括灭菌设备、灭菌温度、灭菌时间等。

3. 指纹图谱

中药指纹图谱是指某些中药材或中药制剂经适当处理后，采用一定的分析手段，得到能够标示其化学特征的色谱图或光谱图。中药注射剂，尤其是复方注射剂是一复杂体系，要达到全过程的质量控制，必须考虑采用分离和分析、鉴定相结合的方法，HPLC 由于分离效能高、分析速度快，已成为指纹图谱的首选方法。将色谱法良好的分离能力和波谱法特有的结构分析能力相结合，已经成为非常有效的分离鉴定手段。目前，色谱–质谱联用技术在中药注射剂中的应用越来越受到人们的重视。中药化学成分的多样性和复杂性是发挥其疗效的物质基础，同时也是质量评价的重

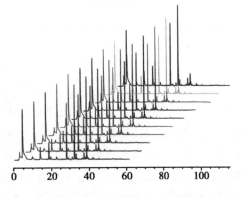

点与难点。在现阶段中药有效成分不完全明确的情况下，建立全面的反映所含化学成分的指纹图谱，将更有效的体现中药的质量，这也是目前中药注射剂指纹图谱的研究重点。

在生产管控上，全程质量在线控制技术正逐步得到广泛应用，以近红外在线检测系统、中药生产多任务实时质控数据库为核心，针对生产过程中关键工艺环节（如提取、分离、浓缩等）、原辅料等，实现原材料药材的管理、药材库存的管理、车间设备的管理、工艺质控指标的管理、批次的管理、用户及相应权限的管理、操作日志以及生产过程历史数据的管理，使产品生产得到全过程的质量保证。

中药注射剂的近红外光谱是其各个成分的光谱叠加而成的，是药材整体的本质特征的反映。只要制剂中各种化学成分在质和量方面相对稳定，样品处理方法统一，则光谱就是相对稳定的。因此，它是对制剂整体特征的很好反映，与祖国医学整体概念联系紧密，对临床的指导意义更大。在中药注射剂的生产过程中应用过程分析技术，可以使注射剂生产的工艺操作和参数得到科学地、有效地、严格地监测和控制，实现注射剂生产的连续化，从而提高生产效率，降低成本，同时使产品更安全、卫生，更符合 GMP 要求。

二、生产工艺推动中药注射剂质量提升

1. 中药注射剂现代生产技术的优势

（1）膜分离技术： 中药制剂生产工艺的主要目的是富集有效成分、去除杂质。中药注射剂制备过程中通过去除大分子杂质，可提高澄明度、减少不良反应发生率。超滤分离技术是近30年来迅速发展为产业化的高新技术，孔径一般在（10~100）×10^{-10} m，选择合适的超滤膜既能有效截留大分子物质以及微粒杂质等，而又不损失有效成分，可有效提高制剂的澄明度和稳定性。

中药注射剂的主要药效物质基础是相对分子质量小于1000的小分子物质，例如生物碱、黄酮、香豆素等，通过采用超滤技术，可以实现煎煮液无需冷却或加热可直接过滤，减少生产环节，降低能耗；膜分离可有效去除非药效成分、色素、细菌及热原，提高产品的澄明度和纯度；减少工序，缩短生产周期，降低成本，减少环境污染，且可连续操作，适宜于大规模生产；同时超滤技术对单方和复方中药注射剂均适用，且通过小试可直线放大，有助于提升中药注射剂的研发和生产效率。

> 雪莲注射液生产中分析超滤技术的适用性，以黄酮总量、不溶性微粒数及总固体量为考察指标，选用切向流超滤系统梯度滤膜孔径筛选4种分子量膜，以产品关键质量指标为考察因素，对生产工艺进行优化。结果在中药注射剂的生产过程中，采用W-UF-5型5万分子膜切向流超滤系统代替0.22μm聚醚砜微孔膜筒式过滤器，可保证药品药效成分不降低的同时大幅降低注射液中不溶性微粒的总数，为提高雪莲注射液的质量标准和改变给药途径提供依据[14]。
>
> 注射用芪红脉通进行工艺考察时，对比冷藏、离心、活性炭吸附组合工艺对药液中杂质及有关物质的去除情况。以黄芪总皂苷、黄芪甲苷、羟基红花黄色素A的质量浓度、固含物减少率、蛋白质质量浓度、有关物质检查结果等为评价指标，确定除杂方法的可行性并优化工艺参数。结果最佳工艺参数为冷藏24小时，离心时间15分钟，转速5000r/min，活性炭用量0.3%、温度40℃、吸附时间30分钟、原药液pH值。冷藏、离心和活性炭吸附组合工艺除杂效果显著，可有效去除树脂、蛋白质等杂质[15]。

应用超滤法可除去大小为0.0012~0.05μm的溶质分子，主要为大分子化合物、胶体、病毒等。如三七、银杏、葛根素等一些中药注射剂中的热原采用了超滤膜的去除工艺，细菌内毒素的去除效率在90%以上，与活性炭方法相比有很大的提高。活性炭吸附法与超滤分离法的分离原理存在差异性，但是在热原去除方面，采用复合材质超滤膜可以在去除热原的同时不影响注射剂中有效成分组成，从而提高产品质量，因此具有一定的技术替代可行性。

清开灵注射液在完成原料提取后，第一级过滤采用 5~10μm 滤袋式捕集器粗滤去除稍大微粒，同时保障第二级过滤膜不易堵塞；第二级采用带强正电荷材料制成的折叠式筒状或板状孔径 0.05~0.2μm 的滤膜过滤器过滤，在操作过程中采用循环过滤，可以有效去除带负电的细小微粒、热原和过敏性物质；第三级采用正电荷材料制成的折叠式筒状或板状孔径 0.2~0.45μ 的高效过滤器过滤，彻底滤除所有细菌及呈负电荷微粒，进一步保证药液的无菌及澄明[16]。

（2）树脂精制技术： 树脂精制根据其分离特点包括大孔树脂、聚酰胺、阴（阳）离子交换树脂等，根据成分与树脂间的范德华引力、氢键及分子筛性等效应对中药制剂的有效成分进行富集纯化。

赵玉欣等[17]采用正交实验设计法，以聚酰胺层析流速、醇洗脱接取量、洗脱乙醇浓度为 3 个因素，考察对舒血宁注射液中各个成分转移率的影响关系。最优精制工艺参数为聚酰胺层析柱流速为 0.2 倍柱体积 /h，洗脱液接取量为提取物投料量 9 倍，洗脱乙醇浓度为 75%，实现了舒血宁注射液有效成分的精制。

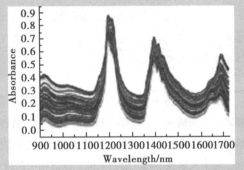

红花提取物采用大孔树脂精制，以羟基红花黄色素 A 为指标，HPLC 值为参照，近红外光谱技术（NIR）在线分析获取了大孔吸附树脂纯化过程的 NIR 光谱，构建了红花提取物大吸附孔树脂纯化过程的羟基红花黄色素 A 的定量校正模型，实现了洗脱终点的快速定性检测方法，有效提升了中药注射剂生产过程中的树脂分离的可控性[18]。

针对一些有效成分明确的中药，采用树脂与膜分离技术联用可充分发挥各自的优势，互补对方的不足，达到高效精制中药（特别是中药复方）的目的。

表 8-2 为 5 味中药的超滤 - 树脂吸附联用的精制分离。

表 8-2 树脂与超滤技术联用精制 5 种中药提取物的含量分析结果

药材	成分类型	树脂（型号）	膜材质	膜孔径（Da）	检测成分	成分含量（%）
枳实	生物碱	阳离子树脂（732）	CA	10 000	辛弗林	16.1
桃仁	氰苷	大孔树脂（HP-20）	PS	10 000	苦杏仁苷	62.1
赤芍	单萜苷	大孔树脂（D101）	PS	10 000	芍药苷	70.7
生地	环烯醚萜苷	活性炭（注射用）	PS	10 000	梓醇	31.5
栀子	环烯醚萜苷	大孔树脂（AB-8）	PS	10 000	栀子苷	66.4

树脂与超滤技术两种技术联用精制中药中小分子物质效果明显：一方面药液经树脂精制后，使污染膜的成分大大降低，是超滤应用很有效的预处理方法，另一方面超滤能起进一步精制的作用，提高有效成分的含量，清除树脂的脱落微粒，提高制剂的安全性，特别适用于澄清液体制剂的配制。两者结合，能得到常规方法难以制备的高含量有效成分提取物，具有很好的应用前景。

（3）冷冻干燥技术：冻干制剂和围绕有效成分的二次开发是中药注射剂发展的重要途径和方向，粉针剂稳定期是水针剂的65倍，在质量提升的同时，药效较好、减少了药品不良反应（adverse drug reaction）的发生，具有较好的市场前景。因此，越来越多的生产企业开始重视中药冻干粉针的开发。冷冻干燥制剂以其独特的生产工艺，为中药现代化的发展提供了一种良好的实用技术。尤其对于需要静脉注射但在水溶液中不稳定的复方或单体中药来说，冻干粉针的研制和应用使很多问题迎刃而解。

> 红花注射液中有效成分红花黄色素、羟基红花黄色素A等成分具有热、光等不稳定性，采用水针生产保存，其产品稳定性较差，经研究发现冷冻干燥技术可有效解决其稳定性差的问题，且适用于工业化生产。

但在中药冻干粉针的研制过程中又有许多需要考虑和注意的问题，比如其对原料药物的特殊要求，不同辅料对其成型性和产品水分含量的影响，生产工艺条件的筛选以及最后质量标准的严格制定。其中有许多问题的关键也需要借鉴已成熟或者已上市的中药注射剂的生产条件和质量标准，对于大多数中药注射剂来说，注射用中药冻干粉针是在其基础上改良的一种新方法、新剂型，具有广阔的发展前途。

（4）无菌灌装技术：无菌灌装是指在无菌条件下对产品进行冷（常温）灌装，在无菌条件下灌装时，生产环境中可能会引起产品发生微生物污染的部位均保持无菌状态，所以不必在产品灌装封口后再进行后期杀菌，就可以满足注射剂的终端无菌要求。目前注射剂生产过程中采用的三合一（吹、灌、封）无菌灌装手段，通过可控的工艺参数，在生产过程中无操作人员，避免了人为的污染源，与物料接触的管线均可以在线清洗（CIP）、在线灭菌（SIP），为工艺的无菌提供保障。由于生产过程的智能可控性强，无菌灌装技术替代注射剂生产中的传统的洗、灌、封、灭菌的玻璃安瓿生产工艺和大输液生产工艺已成为一种趋势，也为中药注射剂质量和安全性提升带来了发展方向。

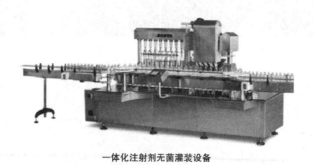

一体化注射剂无菌灌装设备

2. 中药注射剂质量标准提升

质量标准的制订必须在处方组分固定、理化性质研究基本明确、工艺稳定的基础上进行。根据试验研究的结果，以方法成熟、灵敏度高、准确性及重现性好、专属性强为原则来确定必要的检测项目，制订质量标准。

为保证质量稳定，对注射剂的组分、半成品、成品均须制订质量控制项目。净药材应明确品种、规定产地，必要时应制订符合该注射剂专用的质量要求。制订质量标准的样品应为中试产品。对所制订的项目及指标均应提供实验数据和检测方法的研究资料。质量标准中所需的对照品，按《中药新药质量标准用对照品研究的技术要求》提供有关资料和数据。

（1）生产工艺提升：中药注射剂药液配制必须严格按照处方及工艺要求，一定要按照国家食品药品监督管理总局审批的处方、工艺组织生产，不能随意更改工艺和关键工艺参数，如果工艺和参数本身制订的有问题，与生产实际出入较大或者很难操作，那么应该按照相关要求申请，经过有关的实验验证，确定新的工艺后，按照药品补充申请上报国家局审批。制剂工艺稳定和一致是保证中药注射剂质量稳定、均一和临床疗效的前提。

因此，中药注射剂生产工艺的提升应针对注射剂中有效与无效成分的组成特征，分析其结构、溶解性、存在状态等理化性质，并进一步与生产工艺相关联，明确有效与无效组分的转移、传递规律，基于现有的工艺流程进行参数及可控性条件优化，从而提升注射剂生产工艺。

（2）中药注射剂质量标准提升：中药注射剂大都是 20 世纪 80 年代的产物，由于受到当时研发水平的限制和经济利益的驱使，多数品种稳定性没有按照相关的技术指导原则真正实施，存在弄虚作假的情况。因此，中药注射剂生产企业要重新考察品种的稳定性，制订品种稳定性考察方案，对产品进行长期留样观察，保证不溶性微粒、溶血性、刺激性、异常毒性、内原性热原物质等安全性检测指标均在安全范围内。

注射剂质量标准提升在于生产过程与终端产品中物质基础的动态变化规律的明确，通过对相应指标的全过程控制、检测，从而制定行之有效的中药注射剂质量标准，其中指纹图谱是现有的常规分析手段，它是建立在中药化学成分系统研究的基础上，主要用于评价中药材以及中药制剂半成品质量的真实性、优良性和稳定性。中药指纹图谱检测技术整体性和模糊性为其显著特点，在确保中药质量的一致性方面有着独特的作用。虽然目前已经建立了几十种中药注射剂的指纹图谱，但是国家并没有强制推广，只是一个试行的办法，主要还是靠企业自身的质量监控意识，主动进行指纹图谱评价，加强质量控制。

（3）中药注射剂的上市再评价：中药注射剂上市后，应对安全性、药物组成、制备工艺、质量标准和功能疗效等各个方面一一进行再评价，而不仅是对每一个品种进行再评价。每一个厂家也应该对自己生产的产品作再次评价。采取指向性强的上市后再评价方法，可及时找出产生问题的环节并修正问题，将会有效降低引起质量问题和不良反应的不确定因素。采取上市后再评价优势在于，制药企业通过自主选择，主动投入人力、财力、物力致力于产品质量提升，而一些小厂家则可能逐渐退出市场，促进产业的优胜劣汰。

中药注射剂是传统中药与现代制剂技术相结合的产物，其质量的提升与生产技术密切相关。虽然目前中药注射剂的质量及安全性问题仍较突出，但是随着现代提取、精制、成型、监控技术的发展，在国家逐步推动中药标准化的政策下，中药注射剂的安全性将会随着质量提升而逐步完善，从而使得中药注射剂更健康、持续的发展。

3. 建立可溯源系统，做优质中药注射剂

可追溯系统的产生起因于食品安全事件，丹麦的猪肉沙门菌污染事件和苏格兰大肠埃希菌事件（导致21人死亡），由于消费者对政府食品安全监管缺乏信心，这反而促进了可追溯系统的建立。可追溯性的概念定义为"通过登记的识别码，对商品或行为的历史和使用或位置予以追踪的能力"。可追溯性是利用已记录的标记（这种标识对每一批产品都是唯一的，即标记和被追溯对象有一一对应关系，同时，这类标识已作为记录保存）追溯产品的历史（包括用于该产品的原材料、零部件的来历）、应用情况、所处场所或类似产品或活动的能力。

中药注射剂的溯源是记录和追溯从中药材源头到各流通环节信息，保证中药注射剂安全的一种高效措施。建立中药注射剂溯源技术体系不仅能保障原料药的真伪和质量均一，生产加工过程的全细节、参数的智能化控制、而且在每个流通过程中实现对中药注射剂生产及销售过程的溯源查询，实现中药注射剂统一规范的信息管理。应用此技术可以追踪各环节关键信息，在此体系下一旦有制剂质量及安全性问题出现，可快速追溯存在问题的环节，满足生产者、消费者、国家监管部门的知情权和选择权，尽可能避免中药注射剂安全事故，将有效提升中药注射剂产品质量的可控性。

中药注射剂溯源系统是一种实现原料控制、生产过程评价及其产品物流、临床应用现代制药控制技术。溯源系统的导入必然会增加生产成本，但消费者对于中药注射剂安全性的高需求可以激励制剂生产环节中的参与者建立溯源系统。考虑到成本及溯源快捷性，目前多以二维码溯源技术为主要体现方式，一旦有制剂安全问题发生，可以立即追溯可能存在问题的环节并进一步通过中药指纹图谱等技术检测报告追溯问题所在。

中药注射剂的溯源系统的建立，可以保证制剂质量均一性、用药安全性、数据真实性。溯源系统的工作机制是将各流通环节中与质量相关的信息记录下来并实现传递，因此信息的正确性是溯源系统发挥作用的一个重要前提。故仍需要通过法律法规的约束和企业的诚信自律机制的建立完善，才能将溯源系统发挥更大的作用。

建立完善的中药注射剂质量可溯源系统是确保中药注射剂质量安全，实现消费者对中药注射剂从生产到销售全过程信息的快速查询以及实现问题产品的责任追究和有效召回的重要手段，是我国中药注射剂质量管理未来发展的必然趋势。通过收集中药注射剂生产全过程的特征性信息、流通环节必要信息作数据库字段，比如药材种植、炮制加工、生产关键参数、质量评价等，信息录入采取该环节参与者和专业人员协助录入的方式，比如种植信息中的种植户自身信息可以自己录入，经纬度、海拔、土壤等信息可以由专业人员实地检测后录入。数据库字段保持一定的可扩展性，以便数据库的更新，实现对中药注射剂生产过程中物质基础传递、质量控制、安全性评价，从而实现全过程智能化、精细化控制的优质中药注射剂生产。

参考文献

1. 杜素兰，刘永忠.完善柴胡注射液的质量标准.中国药事，2012，26（4）：388-389.

2. 樊华，康强，孙丹，等.中药注射剂质量标准中安全性检查项目分析.中国药房，2014，25（15）：1438-1440.

3. 李建萍，郭建明，段金廒，等.中药注射剂常见联合用药类型及其配伍禁忌文献研究.中国药物警戒，2014，11（7）：432-438.

4. 王军，邓庆华，邓建华，等.中药注射剂不良反应/不良事件及说明书修订的现状分析.中国药业，2016，25（20）：22-24.

5. 于风平，胡昌勤.间接 ELISA 法测定刺五加注射液中的过敏性杂质.中成药，2013，35（2）：312-315.

6. 胡昌勤，许明哲，马越，等.含丹参的中药注射液中过敏性杂质的检测.药学学报，2008，10（5）：518-522.

7. 魏宁漪.醒脑静注射剂质量标准的提高.北京中医药大学，2004.

8. 蔡定建，周玉琴，毛林春.超临界萃取 GC-MS 分析桂皮油成分研究.中国食品添加剂，2008，6：91-98.

9. 刘晓谦，仝燕，王锦玉，等.复方苦参注射液醇沉工艺优化及醇沉颗粒沉降过程研究.中国中药杂志，2011，36（22）：3108-3113.

10. 许之麟，黄文华，龚行楚，等.设计空间法优化党参一次醇沉工艺.中国中药杂志，2015，40（22）：4411-4416.

11. 闫占社，王开，黄飙.丹参注射液制备工艺改进研究.西北大学学报自然科学版，2013，43（5）：735-738.

12. 伍少雄.双黄连注射液不良反应 7 例报道.2004，11（5）：466.

13. 夏云.生脉散化学成分变化与药效关系研究.南京：中国药科大学，1997.

14. 谢志军，魏鸿雁，贾晓光，等.切向流超滤系统纯化雪莲注射液的工艺优化研究.中成药，2013，35（1）：183-184.

15. 祝倩倩，萧伟，孙永成，等.注射用芪红脉通配液除杂工艺研究.中草药，2013，44（6）：696-700.

16. 谭仲森，郑义民，梁群欢，等.清开灵注射剂制备新工艺.广东：CN1456334，2003-11-19.

17. 赵玉欣，高会芹，张浩军，等.舒血宁注射液精制工艺的优化研究.中国药物警戒，2015，12（9）：542-546.

18. 陈雪英，徐翔，陈勇，等.红花提取物纯化过程的近红外光谱快速测定方法研究.中国中药杂志，2012，37（20）：3062-3067.

09

第九章　热毒宁注射液现代化生产应用

　　"热毒宁注射液"是由青蒿、金银花和栀子组成的中药复方开发而成的中药 5 类新药，具有清热解毒、疏风解表之功效，临床主要用于治疗外感风热所致感冒、咳嗽，症见高热、微恶风寒、头痛身痛、咳嗽、痰黄；上呼吸道感染、急性支气管炎见上述证候者[1-3]。该产品具有完备的中医药配伍规律，方中青蒿能清热凉血，透散风热邪毒由肌表而解且兼具透阴分伏热之作用，为君药；金银花擅清热解毒，兼透散表邪，助君药增强清热透散之功，为臣药；栀子有清热解毒、凉血除烦之功，可清心、肺、胃三焦之火，助臣药清热解毒，为佐药，诸药合用，既能使风热之邪从表透解，又能使热毒邪气从内清泄。

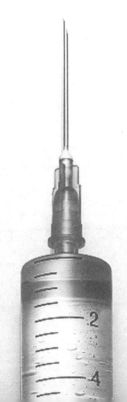

2005年，"热毒宁注射液"开始上市并成为2005年版《药品注册管理办法》实施后获批的第一个中药注射剂新药[4]。热毒宁注射液凭借其显著的抗菌抗病毒作用以及迅速不反弹的退热特点，在全国8500多家医院的上呼吸道感染科室中得到广泛的应用，并在2012年被评为中国中药行业呼吸系统疾病类优秀产品，同时在2007年被列入中央药品储备品种。此外，该药品还被收录到卫计委、中管局颁布的《手足口病诊疗指南（2010年版）》《甲型H1N1流感诊疗方案（2010年版)》《人感染H7N9禽流感诊疗方案（2013年第2版)》《人感染H7N9禽流感诊疗方案（2014年版)》《登革热诊疗指南（2014年第2版)》《中医药治疗埃博拉出血热专家指导意见》《中东呼吸综合征医院感染预防与控制技术指南（2015年版)》，成为临床医生在流感、登革热、埃博拉以及中东呼吸综合征治疗的推荐用药。同时在2013年，热毒宁注射液荣获第十五届中国专利奖金奖[4]。

"热毒宁注射液"也是一个现代化中药制剂，在与多家科研院所合作的基础上开展了系统的化学成分研究、网络药理学预测及多模型体内外活性评价，建立从药材 - 中间体 - 制剂的指纹图谱与多成分的定量检测和近红外在线的全过程监控体系，形成了该产品的有效性保证体系。作为注射用的中药新剂型，热毒宁注射液在上呼吸道感染、急性气管支气管炎、慢性阻塞性肺炎急性发作期（acute onset of chronic obstructive pneumonia，AECOPD）、手足口病、登革热等多种疾病开展了临床循证医学研究，充分证实了其临床应用的有效性与安全性。另外，根据上市后产品的临床不良反应集中监测研究和相关影响因素分析，制定了详细的临床安全合理用药培训资料，完善用药说明书配伍用药警示，构筑多方位的风险控制和合理用药教育体系。

"热毒宁注射液"是我国中药复方注射液的数字化、智能化生产的代表性品种，其研究对其他中药复方注射剂的质量提升具有一定的代表、示范性。

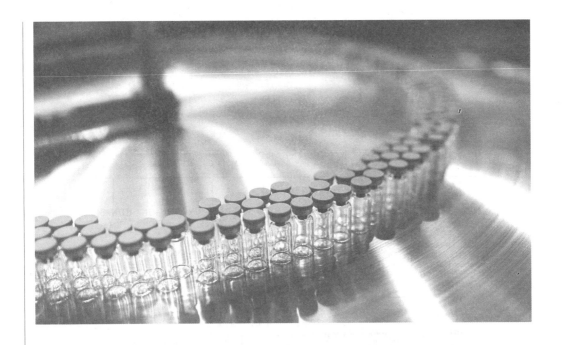

第一节　热毒宁注射液质量控制研究

一、热毒宁注射液药效物质基础研究

热毒宁注射液在与多家科研院所合作的基础上开展了系统的化学成分研究、网络药理学预测及多模型体内外活性评价，使其成为明确成分最多、效应成分最明确的现代中药注射液。

系统的化学成分研究思路主要采用活性成分追踪分离的研究思路，综合运用硅胶柱色谱、ODS柱色谱、Sephadex LH-20柱色谱、Toyopearl HW-40柱色谱以及反相MPLC、HPLC等多种色谱学分离手段，从热毒宁注射液中共分离鉴定了85个化学成分，详细的分离流程图（见图9-1），其中11个为新化合物[5-11]（见图9-2、图9-3）。

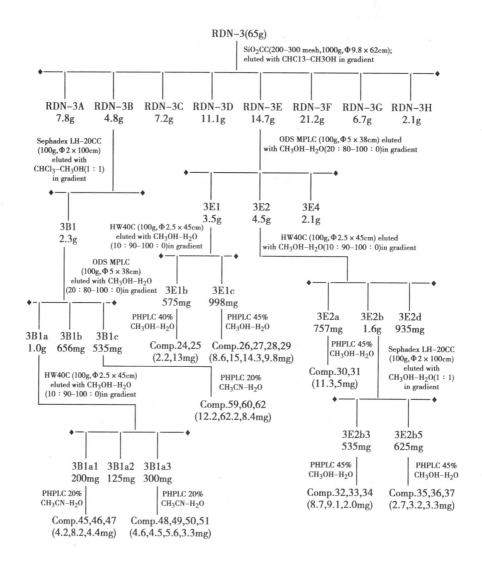

RDN–3(65g)

SiO₂CC(200–300 mesh,1000g,Φ9.8 × 62cm);
eluted with CHC13–CH3OH in gradient

RDN–3A	RDN–3B	RDN–3C	RDN–3D	RDN–3E	RDN–3F	RDN–3G	RDN–3H
7.8g	4.8g	7.2g	11.1g	14.7g	21.2g	6.7g	2.1g

Sephadex LH–20CC
(100g,Φ2 × 100cm)
eluted with
CHCl₃–CH₃OH(1 : 1)
in gradient

ODS MPLC (100g,Φ5 × 38cm) eluted
with CH₃OH–H₂O(20 : 80–100 : 0)in gradient

3B1
2.3g

3E1   3E2   3E4
3.5g   4.5g   2.1g

HW40C (100g,Φ2.5 × 45cm)
eluted with CH₃OH–H₂O
(10 : 90–100 : 0)in gradient

HW40C (100g,Φ2.5 × 45cm) eluted
with CH₃OH–H₂O(10 : 90–100 : 0)in gradient

ODS MPLC
(100g,Φ5 × 38cm)
eluted with CH₃OH–H₂O
(20 : 80–100 : 0)in gradient

3E1b   3E1c
575mg   998mg

PHPLC 40%   PHPLC 45%
CH₃OH–H₂O   CH₃OH–H₂O

3B1a   3B1b   3B1c
1.0g   656mg   535mg

Comp.24,25   Comp.26,27,28,29
(2.2,13mg)   (8.6,15,14.3,9.8mg)

3E2a   3E2b   3E2d
757mg   1.6g   935mg

PHPLC 45%   Sephadex LH–20CC
CH₃OH–H₂O   (100g,Φ2 × 100cm)
                 eluted with
Comp.30,31   CH₃OH–H₂O(1 : 1)
(11.3,5mg)   in gradient

HW40C (100g,Φ2.5 × 45cm)
eluted with CH₃OH–H₂O
(10 : 90–100 : 0)in gradient

PHPLC 20%
CH₃CN–H₂O

Comp.59,60,62
(12.2,62.2,8.4mg)

3E2b3   3E2b5
535mg   625mg

3B1a1   3B1a2   3B1a3
200mg   125mg   300mg

PHPLC 45%   PHPLC 45%
CH₃OH–H₂O   CH₃OH–H₂O

PHPLC 20%   PHPLC 20%
CH₃CN–H₂O   CH₃CN–H₂O

Comp.32,33,34   Comp.35,36,37
(8.7,9.1,2.0mg)   (2.7,3.2,3.3mg)

Comp.45,46,47   Comp.48,49,50,51
(4.2,8.2,4.4mg)   (4.6,4.5,5.6,3.3mg)

中药注射剂现代化生产原理与应用

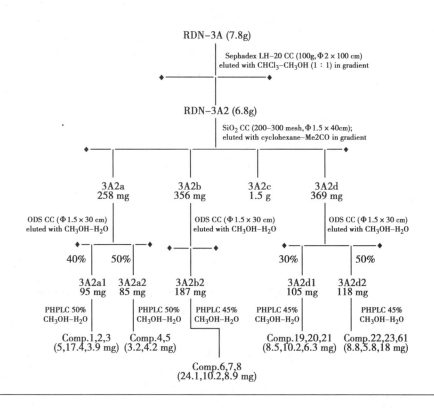

RDN-3A (7.8g)

Sephadex LH-20 CC (100g, Φ 2 × 100 cm)
eluted with CHCl₃–CH₃OH (1 : 1) in gradient

RDN-3A2 (6.8g)

SiO₂ CC (200–300 mesh, Φ 1.5 × 40cm);
eluted with cyclohexane–Me2CO in gradient

3A2a
258 mg

3A2b
356 mg

3A2c
1.5 g

3A2d
369 mg

ODS CC (Φ 1.5 × 30 cm)
eluted with CH₃OH–H₂O

ODS CC (Φ 1.5 × 30 cm)
eluted with CH₃OH–H₂O

ODS CC (Φ 1.5 × 30 cm)
eluted with CH₃OH–H₂O

40%   50%   30%   50%

3A2a1   3A2a2   3A2b2   3A2d1   3A2d2
95 mg   85 mg   187 mg   105 mg   118 mg

PHPLC 50%   PHPLC 50%   PHPLC 45%   PHPLC 45%   PHPLC 45%
CH₃OH–H₂O   CH₃OH–H₂O   CH₃OH–H₂O   CH₃OH–H₂O   CH₃OH–H₂O

Comp.1,2,3   Comp.4,5   Comp.19,20,21   Comp.22,23,61
(5,17.4,3.9 mg)   (3.2,4.2 mg)   (8.5,10.2,6.3 mg)   (8.8,5.8,18 mg)

Comp.6,7,8
(24.1,10.2,8.9 mg)

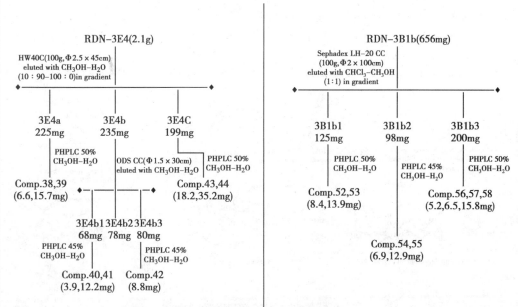

RDN-3E4(2.1g)

HW40C(100g, Φ 2.5 × 45cm)
eluted with CH₃OH–H₂O
(10 : 90–100 : 0)in gradient

3E4a
225mg

3E4b
235mg

3E4C
199mg

PHPLC 50%
CH₃OH–H₂O

ODS CC(Φ 1.5 × 30cm)
eluted with CH₃OH–H₂O

PHPLC 50%
CH₃OH–H₂O

Comp.38,39
(6.6,15.7mg)

Comp.43,44
(18.2,35.2mg)

3E4b1 3E4b2 3E4b3
68mg 78mg 80mg

PHPLC 45%
CH₃OH–H₂O

PHPLC 45%
CH₃OH–H₂O

Comp.40,41   Comp.42
(3.9,12.2mg)   (8.8mg)

RDN-3B1b(656mg)

Sephadex LH-20 CC
(100g, Φ 2 × 100cm)
eluted with CHCl₃–CH₃OH
(1 : 1) in gradient

3B1b1
125mg

3B1b2
98mg

3B1b3
200mg

PHPLC 50%
CH₃OH–H₂O

PHPLC 45%
CH₃OH–H₂O

PHPLC 50%
CH₃OH–H₂O

Comp.52,53
(8.4,13.9mg)

Comp.56,57,58
(5.2,6.5,15.8mg)

Comp.54,55
(6.9,12.9mg)

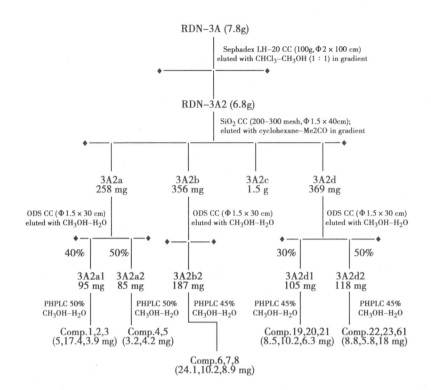

图 9-1　热毒宁注射液分离流程图

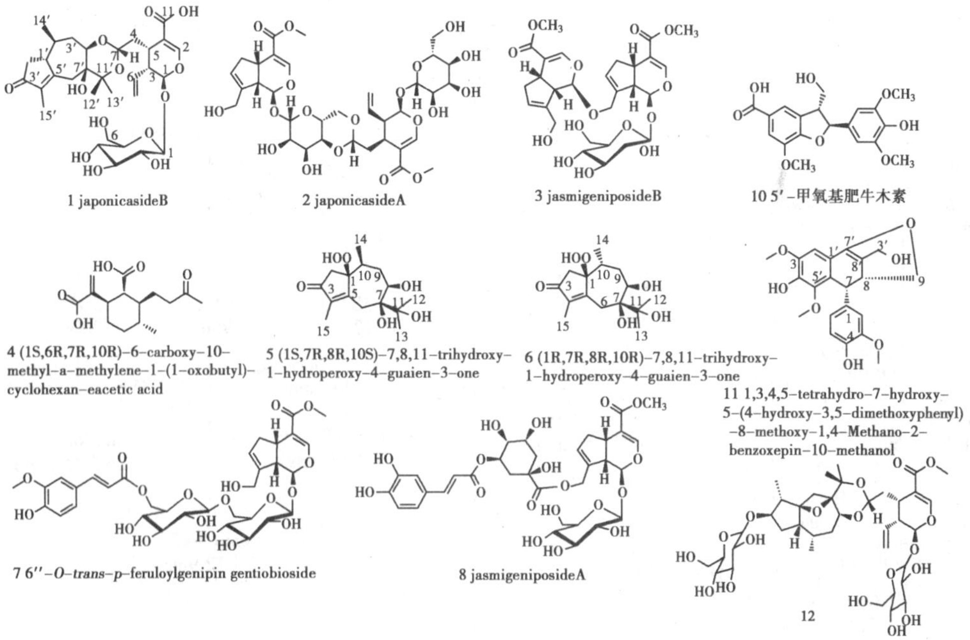

1 japonicaside B
2 japonicaside A
3 jasmigeniposide B
10 5′-甲氧基肥牛木素

4 (1S,6R,7R,10R)-6-carboxy-10-methyl-a-methylene-1-(1-oxobutyl)-cyclohexan-eacetic acid

5 (1S,7R,8R,10S)-7,8,11-trihydroxy-1-hydroperoxy-4-guaien-3-one

6 (1R,7R,8R,10R)-7,8,11-trihydroxy-1-hydroperoxy-4-guaien-3-one

11 1,3,4,5-tetrahydro-7-hydroxy-5-(4-hydroxy-3,5-dimethoxyphenyl)-8-methoxy-1,4-Methano-2-benzoxepin-10-methanol

7 6″-O-trans-p-feruloylgenipin gentiobioside

8 jasmigeniposide A

12

图 9-2　热毒宁注射液分离得到的新化合物结构

中药注射剂现代化生产原理与应用

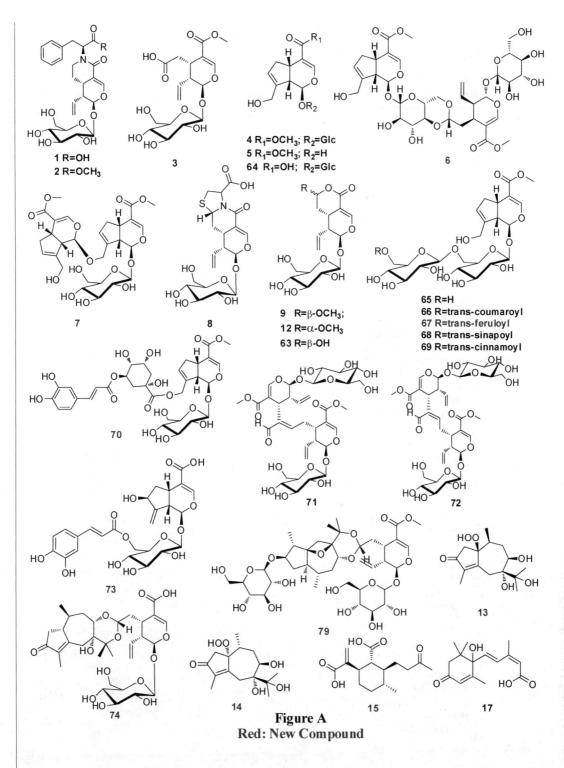

1 R=OH
2 R=OCH₃

3

4 R₁=OCH₃; R₂=Glc
5 R₁=OCH₃; R₂=H
64 R₁=OH; R₂=Glc

6

7

8

9 R=β-OCH₃;
12 R=α-OCH₃
63 R=β-OH

65 R=H
66 R=trans-coumaroyl
67 R=trans-feruloyl
68 R=trans-sinapoyl
69 R=trans-cinnamoyl

70

71

72

73

79

13

74

14

15

17

Figure A
Red: New Compound

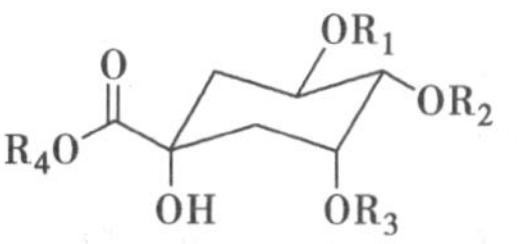

40 R₁=caffeoyl;R₂=H;R₃=caffeoyl;R₄=H
41 R₁=caffeoyl;R₂=H;R₃=caffeoyl;R₄=CH₃
42 R₁=caffeoyl;R₂=caffeoyl;R₃=H;R₄=H
43 R₁=caffeoyl;R₂=caffeoyl;R₃=H;R₄=CH₃
57 R₁=caffeoyl;R₂=H;R₃=H;R₄=CH₃
58 R₁=caffeoyl;R₂=H;R₃=H;R₄=H
59 R₁=H;R₂=caffeoyl;R₃=H;R₄=H
60 R₁=H;R₂=caffeoyl;R₃=H;R₄=CH₃
61 R₁=H;R₂=caffeoyl;R₃=caffeoyl;R₄=H
62 R₁=H;R₂=caffeoyl;R₃=caffeoyl;R₄=CH₃
82 R₁=H;R₂=H;R₃=H;R₄=H

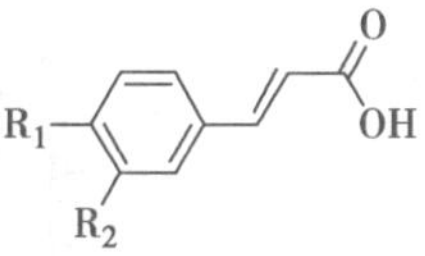

45 R₁=OH;R₂=H
46 R₁=OH;R₂=OH
48 R₁=H;R₂=H
49 R₁=OH;R₂=OCH₃

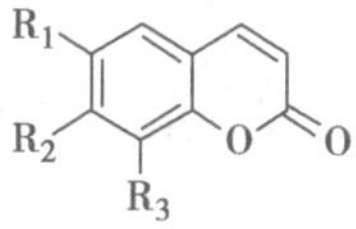

37 R₁=H;R₂=H;R₃=H
38 R₁=OCH₃;R₂=OH;R₃=H
39 R₁=OCH₃;R₂=OH;R₃=OCH₃

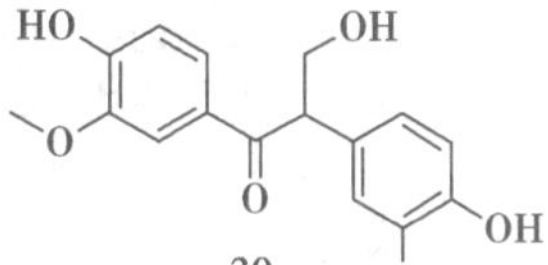

30

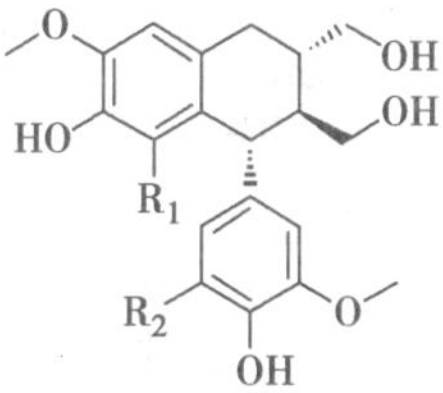

24 R₁=H;R₂=OCH₃
25 R₁=OCH₃;R₂=OCH₃
26 R₁=H;R₂=H

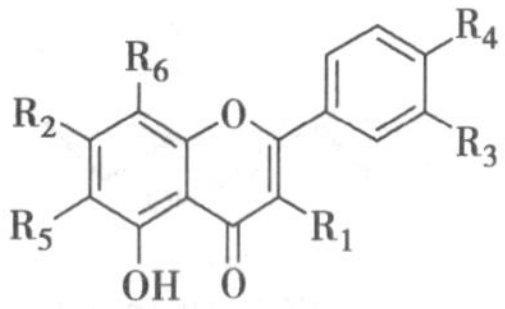

31 R₁=OCH₃;R₂=OH;R₃=OH;R₄=OH;R₅=H;R₆=H
32 R₁=OH;R₂=OH;R₃=OH;R₄=OH;R₅=H;R₆=H
33 R₁=ORut;R₂=OH;R₃=OH;R₄=OH;R₅=H;R₆=H
34 R₁=OGlc;R₂=OH;R₃=OH;R₄=OH;R₅=H;R₆=H
35 R₁=H;R₂=OGlc;R₃=OH;R₄=OH;R₅=H;R₆=H
36 R₁=H;R₂=OH;R₃=OH;R₄=OH;R₅=H;R₆=H
80 R₁=H;R₂=OH;R₃=OH;R₄=OH;R₅=H;R₆=Glc
81 R₁=OH;R₂=OGlc;R₃=OH;R₄=OH;R₅=H

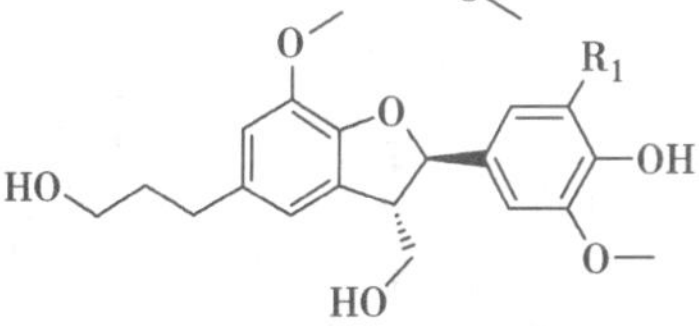

18 R₁=OCH₃
19 R₁=H

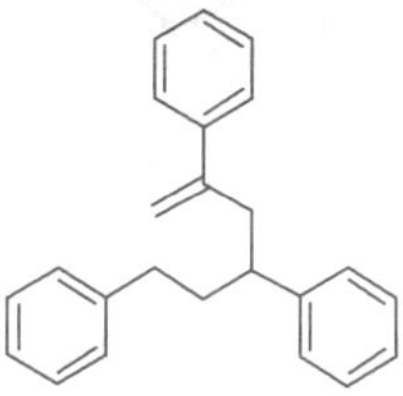

22 R₁=β-OH
23 R₁=α-OH

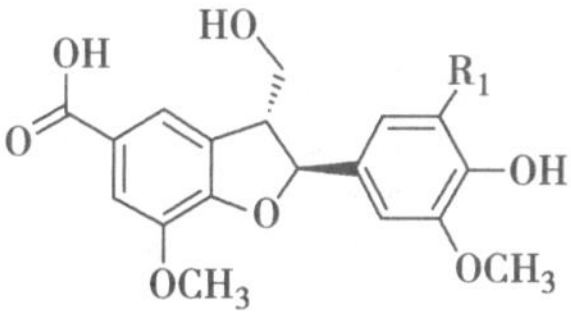

20 R₁=H
21 R₁=OCH₃

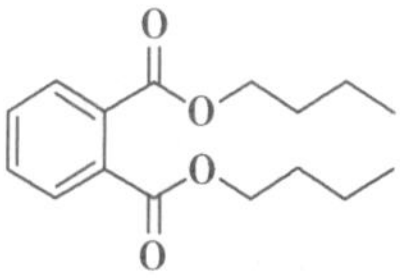

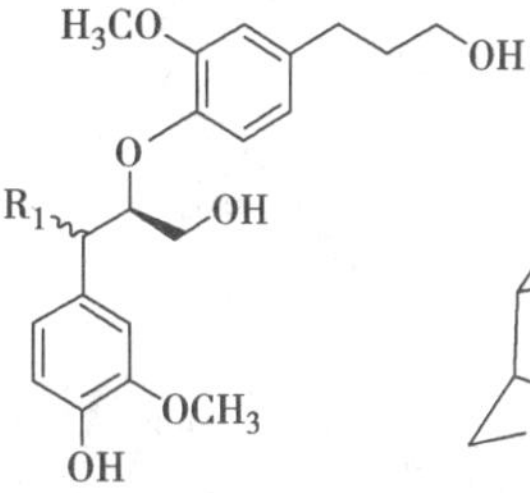

78

76

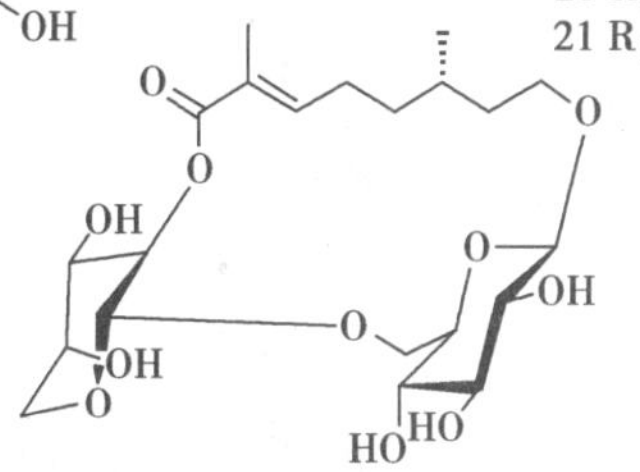

56

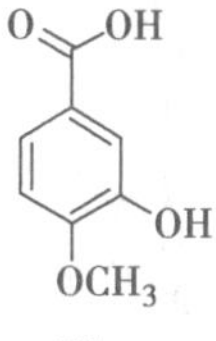

75

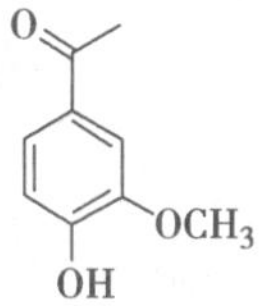

77

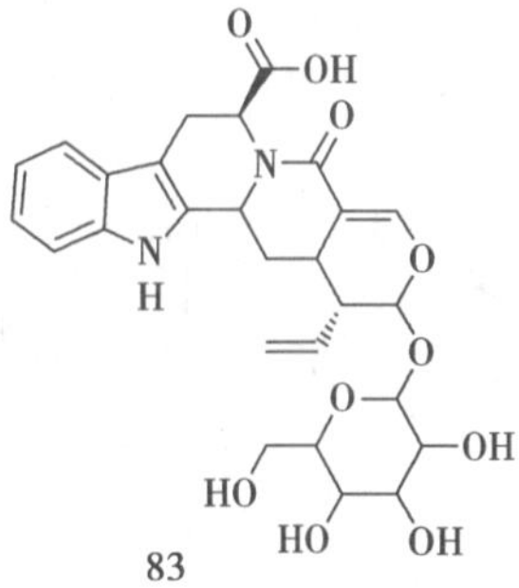

84

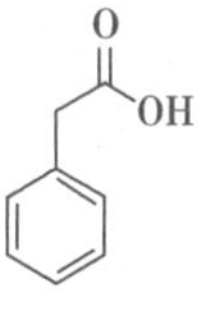

85

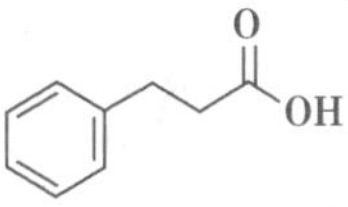

51

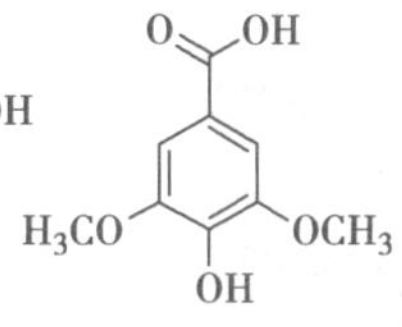

53

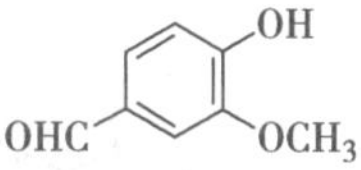

83

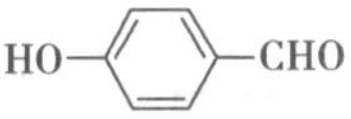

54

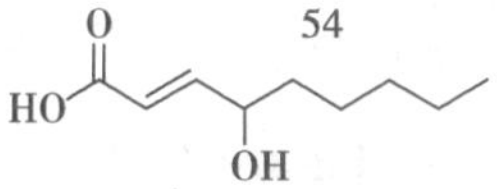

55

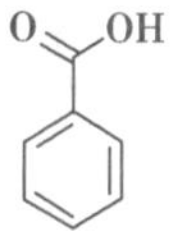

52

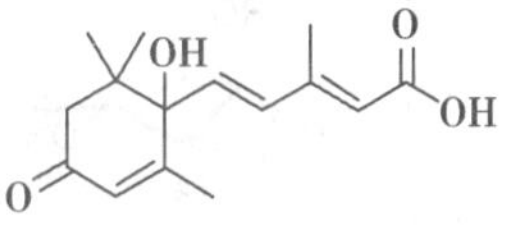

16

Figure B

Red:New Compound

图 9-3 热毒宁注射液中分离鉴定的化合物的结构

在系统的化学成分研究的基础上采用 UPLC-Q-TOF-MS 技术结合 MS^E 高能图中抽提特征诊断碎片离子的分析策略（见图 9-4）对热毒宁注射液的化学成分进行了全面的表征，共检识分析得到 112 个化学成分[12]（见图 9-5）。

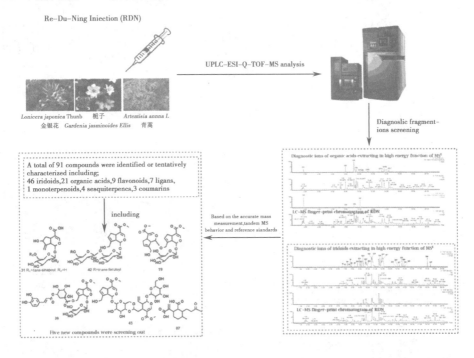

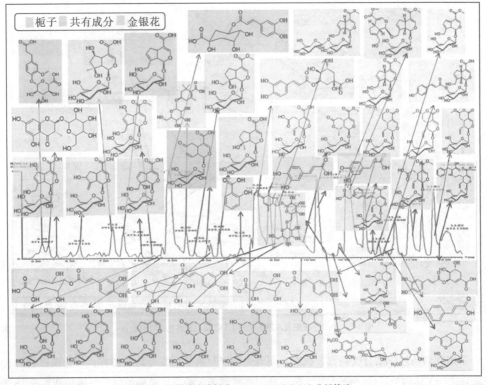

图 9-4　热毒宁注射液 UPLC-Q-TOF-MS 分析策略

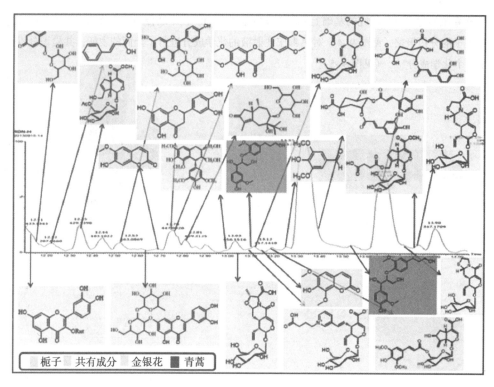

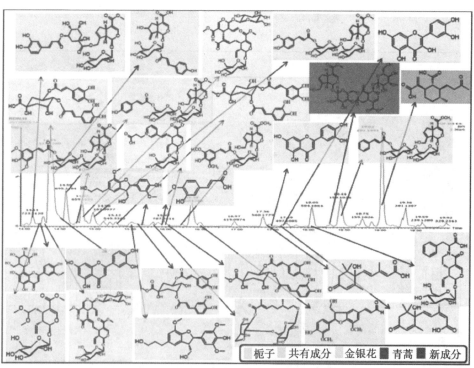

图 9-5　热毒宁注射液总离子流图（TIC 图）主要色谱峰的指认

　　采用网络药理学结合抗病毒、抗炎、调节免疫以及解热活性等药效指标，对分离得到的 85 个成分进行了体内外活性评价[13-17]，最终确定咖啡酰奎宁酸类、黄酮类以及环烯醚萜类等 16 个成分对 H1N1、H3N2、RSV、EV71、HSV-1 和 DEN 等上呼吸病毒有不同程度的抑制作用（见表 9-1），

表 9-1 热毒宁注射液中单体化合物体外抗病毒活性

Compounds	H1N1		H3N2		RSV		EV71		HSV-1		B型流感	
	EC_{50} (μM)	SI	EC_{50} (μM)	SI	EC_{50} (μM)	SI	EC_{50} (μM)	SI	EC_{50} (μM)	SI	EC_{50} (μM)	SI
木犀草素	28.44	24.66	11.6	20.37	/	/	/	/	/	/	/	/
隐绿原酸	/	/	/	/	28.07	>35	/	/	112.3	>1.78	/	/
隐绿原酸甲酯	/	/	/	/	20.06	>50	/	/	/	/	/	/
槲皮素	91.284	>5.48	64.3	3.66	/	/	18.5	4.4	10.7	1.49	/	/
咖啡酸	/	/	/	/	93	>10.75	/	/	/	/	/	/
新绿原酸	/	/	/	/	28	>35.7	/	/	/	/	/	/
新绿原酸甲酯	/	/	/	/	11.33	>88	/	/	/	/	/	/
绿原酸	/	/	/	/	109.8	>9.1	/	/	/	/	/	/
京尼平	104.355	>4.79	/	/	/	/	/	/	/	/	/	/
异鼠李素	/	/	/	/	/	/	48.7	2.8	/	/	/	/
异绿原酸 C	161.703	>3.09	220	1.4	7.76	>129	/	/	25.64	>7.8	/	/
异绿原酸 C 甲酯	40.976	>12.20	143.9	1.66	4.13	>242	/	/	/	/	16.15	>12.38
异绿原酸 B	113.143	>4.42	/	/	2.12	>472	/	/	/	/	/	/
异绿原酸 B 甲酯	/	/	188	2.05	2.4	286	/	/	/	/	60.5	>3.31
异绿原酸 A	/	/	260	1.7	1.69	>591	/	/	173.8	>1.15	/	/
异绿原酸甲酯	/	/	110.3	2.24	1.72	>581	/	/	46.96	>4.25	/	/

其中，指纹图谱中的质控成分绿原酸作用机制是通过抑制流感病毒神经氨酸酶，阻断病毒的扩散，进而减轻机体肺部炎症反应，包括缓解炎性浸润、减少肺部充血以及平抑炎症因子风暴等。此外，绿原酸对多株达菲耐药病毒株仍有显著的抑制作用，经软件对药-靶作用模式进行分析，发现绿原酸与神经氨酸酶活性中心的结合模式与达菲显著不同，解释了绿原酸抑制达菲耐药株的物理基础。组成中药之一金银花药材的质控成分木犀草苷对手足口病原体 EV71 病毒具有显著的抑制作用，结合生物化学、分子生物学和免疫学等研究手段发现木犀草苷对 EV71 病毒 3C 蛋白酶具有显著的抑制活性。而后者是 EV71 病毒增殖和诱导宿主细胞凋亡的关键因子之一。上述研究阐明了热毒宁注射液抗病毒作用的物质基础，详细解释了其抗病毒作用机制。

在 LPS 诱导巨噬细胞 RAW264.7 炎症模型上，通过量-效关系研究，确定东莨菪内酯，异鼠李素，异绿原酸 B，异绿原酸 A，香豆素，原儿茶酸，木犀草素，阿魏酸，槲皮素，咖啡酸，新绿原酸，香叶醇对 PGE2 释放有明显抑制活性；木犀草素，香叶醇对 TNF-α 释放有较好的抑制活性；东莨菪内酯，异鼠李素，异绿原酸 A，木犀草素，咖啡酸、香叶醇能明显抑制 IL-1β 释放；东莨菪内酯，异鼠李素，异绿原酸 B，异绿原酸 A，原儿茶酸，木犀草素，咖啡酸，京尼平，香叶醇对 IL-6 释放有明显抑制活性；东莨菪内酯，异鼠李素，异绿原酸 B，木犀草素，槲皮素，京尼平、香叶醇对 NO 具有较好抑制活性（见表 9-2），化合物结构见图 9-6。

表 9-2 热毒宁注射液单体化合物体外抗炎活性结果

化合物	IC$_{50}$（μM）				
	PGE2	TNFα	IL-1β	IL-6	NO
东莨菪内酯	40.87	/	101.3	195.4	68.96
异鼠李素	12.32	/	20.8	6	32.34
异绿原酸 B	94.11	/	/	91.7	326.74
异绿原酸 A	622.21	/	272	110.8	/
香豆素	50.93	/	/	/	/
原儿茶酸	47.36	/	/	190.9	/
木犀草素	4.49	15.7	20.73	9.9	5.66
阿魏酸	126.09	/	/	/	/
槲皮素	55.03	/	/	/	136.32
咖啡酸	21.85	/	224.6	227.9	/
新绿原酸	358.91	/	/	/	/
青蒿素	27.02	/	/	/	5.15
京尼平	/	/	/	73.8	46.39
香叶醇	147.94	163	217.5	273.2	228.36
热毒宁注射液	32.88	/	/	113.71	/

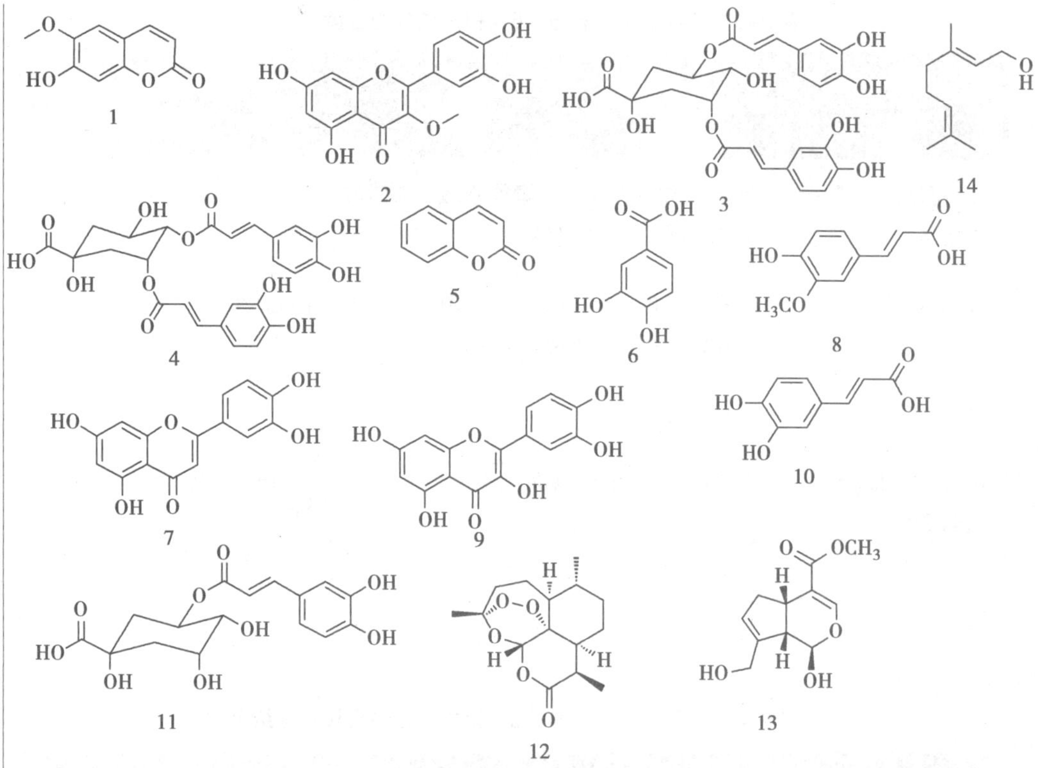

图 9-6　热毒宁注射液中抗炎活性单体化合物结构

在 Poly I：C 刺激 BEAS-2B 细胞炎症模型上，采用固态悬浮芯片检测热毒宁注射液中主要成分对 40 种与炎症反应相关的细胞因子影响，结果绿原酸、隐绿原酸、异绿原酸 B、咖啡酸、京尼平苷、新绿原酸、异绿原酸 A、异绿原酸 C、断氧马钱子苷对多种细胞因子有不同程度的上调 / 下调，进而影响炎症过程中细胞的趋化、迁移和浸润，从而发挥抗炎作用。

综合上述体外抗炎活性研究结果，明确了热毒宁注射抗炎物质基础，主要相关成分有绿原酸、隐绿原酸、异绿原酸 B、咖啡酸、京尼平苷、新绿原酸、异绿原酸 A、异绿原酸 C、断氧马钱子苷、京尼平、东莨菪内酯、异鼠李素、木犀草素、槲皮素、香豆素、原儿茶酸、阿魏酸、香叶醇。

二、热毒宁注射液质量研究

在对组方中青蒿、金银花、栀子的化学成分充分解析后，经过精制提取得到有效成分。根据热毒宁注射液化学成分的系统研究结果，应用高效液相、液质联用、气相、气质联用及毛细管电泳等技术，对热毒宁注射液中所含有机酸类、环烯醚萜苷类、糖类、总酸、总苷、挥发油、氨基酸、无机阴阳离子、小分子有机酸、吐温 -80、大分子物质等进行系统的定性定量研究。

到目前为止，热毒宁注射液结构明确成分占热毒宁注射液总固含物含量的 71.3%（见表 9-3），可测大类成分占热毒宁注射液总固含物含量的 82.8%（见表 9-4），主要为环烯醚萜苷类及有机酸类，结构明确成分在指纹图谱中 90.2% 能够得以体现（见图 9-7），率先达到并超过了 SFDA 颁布的《中药、天然药物注射剂基本技术要求》。

表 9-3　热毒宁注射液与"6"相关成分的含量测定结果

成分结构类型	定量指标	含量占总固物的比例（平均值）
咖啡酸及奎宁酸衍生物类	新绿原酸、绿原酸、隐绿原酸、咖啡酸、异绿原酸 A、异绿原酸 B、异绿原酸 C	21.3%
环烯醚萜苷类	栀子苷、断氧化马钱子苷、京尼平苷酸、山栀苷、京尼平龙胆双糖苷	22.4%
糖类	果糖，葡萄糖	9.4%
小分子有机酸和无机离子	苹果酸等有机酸，无机离子	18.2%
合计		71.3%

表 9-4　热毒宁注射液与"8"相关成分的含量测定结果

成分类型	测定方法	定量类别	大成分类含量占总固物的比例
咖啡酸及奎宁酸衍生物类	UV 法（绿原酸为对照；检测波长 324 nm，参比波长 400 nm）	总酚酸	26.53%
环烯醚萜苷类	UV-VIS 法（高氯酸显色法；栀子苷为对照；检测波长 544 nm）	总苷	35.85%
糖类	含量测定	果糖、葡萄糖	8.76%
总无机盐	炽灼残渣	无机盐	13.63%
合计			84.8%

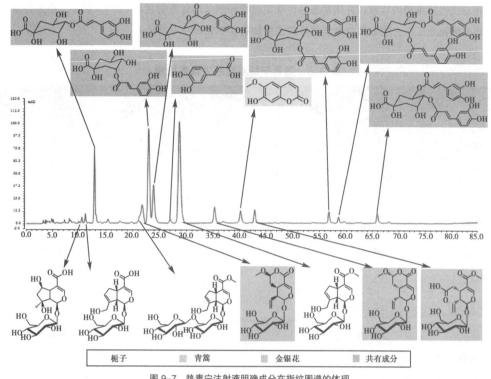

图 9-7 热毒宁注射液明确成分在指纹图谱的体现

热毒宁注射液采用指纹图谱控制，提升了产品的质量，保证批次间产品质量的稳定均一。

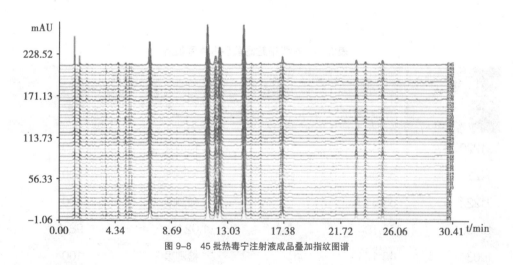

图 9-8 45 批热毒宁注射液成品叠加指纹图谱

三、生产过程的质量及有害物质控制

在生产制备过程中，可能影响不良反应发生的相关因素包括细菌内毒素、不溶性微粒、大分子物质，而热毒宁注射液在生产制备过程中针对影响不良反应发生的相关因素，采取了防止产生、清除、成品检测三大手段进行控制，保证了制剂的安全性。

对细菌内毒素的控制：热毒宁注射液生产过程中采用了传统的活性炭吸附法和目前评价较好

的超滤法去除细菌内毒素，并用动态浊度法定量检测细菌内毒素的含量[18-19]。脱炭工序去除细菌内毒素和超滤工序去除细菌内毒素的检测结果如表9-5和表9-6所示：

表9-5　热毒宁脱炭前后内毒素检测

批号	内毒素含量 / EU · mL⁻¹		去除效率 /%
	加样后原液	脱炭后药液	
91220	50.112	12.804	74.4
91221	71.832	18.444	74.3
91222	44.016	8.046	81.7
100301	66.157	15.201	77.0
100302	64.892	12.524	80.7
100303	55.148	9.842	82.2
100901	62.132	13.854	77.7
100902	77.125	15.751	79.6
100903	71.246	13.458	81.1

表9-6　热毒宁超滤前后内毒素检测

批号	内毒素含量 / EU · mL⁻¹		去除效率 /%
	加样后原液	超滤后	
91220	75.621	＜检测限	100
91221	55.097	＜检测限	100
91222	53.613	＜检测限	100
100301	65.184	1.021	98.4
100302	46.174	＜检测限	100
100303	54.518	＜检测限	100
100901	56.146	0.691	98.8
100902	44.163	＜检测限	100
100903	50.846	＜检测限	100

热毒宁注射液制备过程中对细菌内毒素有多步控制工序，活性炭吸附、截留相对分子质量 10×10^3 中空纤维膜进行超滤、5×10^3 相对分子质量板式膜超滤等，实验研究可知截留相对分子质量 10×10^3 超滤已经能够很好地去除细菌内毒素，加上后续 5×10^3 相对分子质量板式膜超滤工序，确保热毒宁注射液的安全性。采用外加细菌内毒素方法，经过 9 次验证试验，得出截留相对分子质量 10×10^3 超滤工序对细菌内毒素去除明显，去除率达到 99.6%，能够有效的截留细菌内毒素，提高热毒宁注射液的安全性。

对不溶性微粒的控制：生产制备过程中常见的不溶性微粒包括结晶体、纤维、无机盐、白点、炭黑及尘埃，热毒宁注射液主要采用精制纯化技术、活性炭吸附、多重超滤及终端过滤器进行清除，并通过光阻微粒计数法、显微计数法对成品进行检测，保证产品安全性。

对大分子物质的控制：热毒宁注射液生产工艺特点之一是采用超滤技术，截留相对分子质量 5000 以下有效物质。热毒宁注射液成品及超滤前样品的测定结果表明，该方法能够用于热毒宁注射液工艺过程中大分子物质的检测，同时证明了该超滤技术能够有效去除大分子物质。对 11 批热毒宁注射液成品及 3 批超滤前样品进行测定。结果 11 批成品均未检出高分子物质，3 批超滤前样品检出一定高分子物质，如图 9-9 所示：

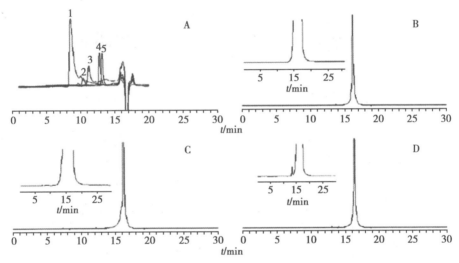

1-牛血清白蛋白 2-胰蛋白酶 3-核糖核酸酶A 4-人胰岛素 5-胸腺肽 α1
1-bovine serum albumin 2-trypsin 3-ribonucleaseA 4-human insulin 5-thymosin α1
图 9-9　混合对照品（A）、成品（B）、超滤前样品（C）、分离度考察（D）色谱图

鞣质、异性蛋白、多糖及树脂是生产制备过程中的常见的大分子物质，热毒宁注射液建立了无菌保证体系，通过终端过滤器、活性炭吸附、多重超滤及醇沉技术进行清除，并通过体积排阻法进行成品检测，保证产品安全[20]。

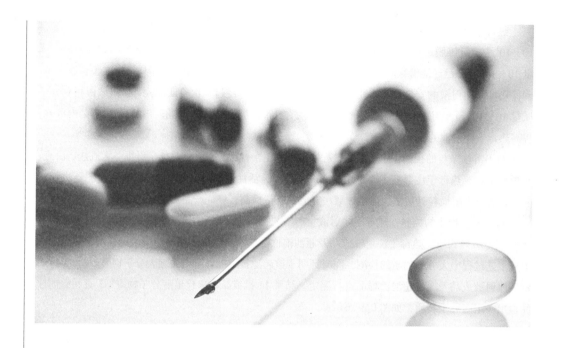

第二节 热毒宁注射液的原药材质量控制

热毒宁注射液在原药材研究方面，采取有效措施保证原药材质量的稳定。对已固定产地的原药材进行采收时间、加工方法及贮藏时间与药材质量的关系进行系统研究。并加强药材生产全过程的质量控制，采用规范化种植（GAP）的药材。并依托南京中医药大学、南京农业大学、中国中医科学院中药研究所等科研院所的技术支撑，建立了青蒿、金银花、栀子全处方的药材基地，率先对复方中药注射剂全处方的药材实现基地化产出，并通过 GAP 认证，从源头上保障了产品的质量。

一、金银花药材

金银花，又名双花、银花，中国药典 2015 年版第一部规定其来源为忍冬科植物忍冬 *Lonicera japonica* Thunb. 的干燥花蕾或带初开的花，是一种常用中药，具有清热解毒，凉散风热的功效，始载于《名医别录》，有着悠久的药用历史。作为一种常用的中药材，有"中药之中的青霉素"之称，因此使用较为广泛。影响金银花药材质量的因素很多，本节着重对产地、采收时间、产地加工方法、采收时机及药材稳定性进行重点研究，以保证生产热毒宁注射液的原药材——金银花的质量。

（一）不同产地金银花质量评价研究

金银花作为一种常用中药材，在全国各地均有种植，由于地理、气候及生产加工方法的差别较大，其质量不一，原药材直接关系到成品的质量，为了保证热毒宁注射液的质量，选取了山东、河南及江苏所产的金银花商品药材作为研究对象，按照热毒宁注射液原药材内控标准考察其质量，为热毒宁注射液生产质量保证及采购提供依据。

1. 不同产地金银花含量评价

按照中国药典 2005 年版一部金银花项下的相关考察项（水分、木犀草苷含量、绿原酸含量等）对不同产地的金银花商品药材的质量进行评价。金银花样品来源详情表见表 9-7。

表 9-7 金银花样品来源详情表

样品编号	产地	特性	采集时间	备注
1	河南封丘	人工种植	08.05.10~08.05.30	定点采购
2	河南封丘	人工种植		
3	河南封丘	人工种植		
4	河南封丘	人工种植		
5	河南封丘	人工种植		
6	河南原阳	人工种植	08.05.10~08.05.30	
7	河南原阳	人工种植		
8	河南原阳	人工种植		
9	河南原阳	人工种植		
10	河南原阳	人工种植		
11	山东平邑流域镇	人工种植	08.05.10~08.05.30	定点采购
12	山东平邑流域镇	人工种植		
13	山东平邑流域镇	人工种植		
14	山东平邑流域镇	人工种植		
15	山东平邑流域镇	人工种植		
16	山东平邑流域镇	人工种植		
17	山东平邑流域镇	人工种植		
18	山东平邑流域镇	人工种植		
19	山东平邑流域镇	人工种植	09.05.10~09.05.30	到产区自采
20	山东平邑保太镇	人工种植		
21	山东平邑保太镇	人工种植		
22	江苏东海	人工种植	09.05.10~09.05.30	到产区自采
23	江苏东海	人工种植		

各产地的样品的绿原酸含量均高于中国药典 2005 年版一部金银花项下的要求（不得低于 1.50%）；且各省样品的含量分布较均匀，以山东省所产的金银花样品含量最高，江苏地产的样品含量较低，

这与金银花的传统道地相符；不同产地各样品的木犀草苷含量差别较大，大部分样品的含量不符合中国药典 2005 年版一部金银花项下的规定。以山东平邑样品的含量最高（0.20%），河南原阳样品最低（0.046%），其含量相差较大；且同一省份的（如河南）的不同地区（封丘及原阳）样品，木犀草苷含量也相差较大；各产地样品的水分均符合中国药典 2005 年版一部的要求（不低于12.0%），说明各产区均注重商品药材可控检测项目的控制，以免影响产品质量。

目前从产地采购的金银花商品药材中绿原酸的含量较高，中国药典 2005 年版一部金银花项下所规定的含量标准偏低，一些不法药商在药材中掺杂以获取暴利。因此，建议适当提高金银花法定标准中绿原酸的含量限度以保证药材质量；热毒宁注射液原药材内控质量标准规定金银花药材中绿原酸含量不低于 2.6%，山东、河南及江苏所产的金银花符合该内控标准要求。不同产地金银花部分质控项目检验结果见表 9-8。

表 9-8　不同产地金银花部分质控项目检验结果

检测项 \ 编号	1	2	3	4	5	6	7	8	9	10	11	12
水分（%）	9.2	9.1	8.9	8.9	9.0	8.7	9.0	9.1	9.0	9.1	9.0	9.0
绿原酸含量（%）	2.8	2.6	2.7	2.6	2.6	2.6	2.6	2.6	2.6	2.4	3.2	2.9
木犀草苷含量（%）	0.106	0.112	0.095	0.107	0.098	0.046	0.078	0.066	0.004	0.047	0.085	0.141

续表 9-8　不同产地金银花部分质控项目检验结果

检测项 \ 编号	13	14	15	16	17	18	19	20	21	22	23
水分（%）	8.7	9.0	8.9	8.0	9.1	9.2	9.0	10.6	9.5	9.6	9.0
绿原酸含量（%）	3.1	3.1	3.1	3.0	2.8	2.9	2.9	2.8	2.8	2.43	2.1
木犀草苷含量（%）	0.096	0.201	0.094	0.141	0.152	0.142	0.111	0.131	0.099	0.097	0.130

2. 不同产地金银花指纹图谱及绿原酸提取转移率

有效成分提取转移率在新药工艺研究中是一项重要的指标，它关系着成品的质量是否符合标准，中成药生产中按照既定的工艺进行提取，药材中的有效成分转移率一般较为固定。但在热毒宁注射液的中试及试生产过程中发现，一部分金银花药材质量虽然符合中国药典标准的规定，不同批次的金银花药材绿原酸的转移率相差却较大，可能造成成品的质量不合格，为了保证热毒宁注射液成品质量，在热毒宁注射液原药材内控质量标准金银花项下中规定本品的有效成分转移率不低于 85%。

指纹图谱是指对中药注射剂适当处理后，采用色谱、光谱以及联用等仪器分析方法，得到的能表征样品化学组成特征的组分群体分析图谱或图像，是一种综合的、可量化的化学鉴定手段。

指纹图谱可用于中成药生产从原料、中间体到制剂成品过程中的质量控制和监测。为了保证热毒宁注射液产品质量均一、稳定，在热毒宁注射液原药材内控质量标准金银花项下中建立了指纹图谱检查项。

按照热毒宁注射液原药材内控质量标准金银花项下的相关考察项（液相指纹图谱、有效成分转移率及出膏率等）对不同产地的金银花商品药材的质量进行评价。

（1）金银花中绿原酸提取转移率：绿原酸转移率＝提取液中绿原酸的总量/药材中所含绿原酸的总量×100%。

其中：提取液中绿原酸的总量计算方法为：金银花两次水提合并液中绿原酸的浓度×两次合并提取液的体积；药材中绿原酸的总量为：金银花药材中绿原酸的含量×用于提取试验的金银花重量（其中，金银花药材绿原酸的含量测定方法同中国药典"金银花"项下）。结果详见表9-9。

不同产地的金银花药材绿原酸提取转移率相差较大，同一产地药材的不同批次，提取转移率也不同，该研究未见相关报道。到底是什么原因引起这种变化？课题组曾对药材进行跟踪研究，结果发现在贮藏过程中金银花药材中的绿原酸提取转移率较为稳定，不随贮藏（阴凉库）时间的变化而改变；也曾考察绿原酸转移率与金银花是否用硫磺熏制有关，结果表明无关。出现这种现象的原因可能与药材的采收时间及产地加工方法等因素有关。

目前，使用金银花作为原料的中成药较多，为了控制药材质量，更好地为大生产服务，建议在中国药典金银花质量标准的基础上，建立绿原酸的提取转移率检查项，并规定其转移率不应低于85%。以使每批成品发挥疗效的物质基础得到保证。从生产实际过程来看，这种控制方法对大生产有着较大的指导意义，同样，这种方法对控制其他药材质量标准也有一定的借鉴意义。

将药材出膏率作为对药材质量的控制指标与中国药典中对药材浸出物的控制具有相同的作用，但药材出膏率可结合产品生产实际工艺对药材进行有针对性地控制，可作为产品的内控标准使用，保证药材的质量。结果表明山东平邑为热毒宁注射液所用金银花原药材的最佳产地。

（2）金银花的指纹图谱：金银花药材水溶性部分采用高效液相色谱法测定，经试验研究，该方法、精密度、重现性及与制剂相关性均较好。

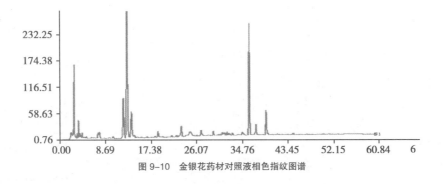

图9-10　金银花药材对照液相色指纹图谱

取样品依法测定，结果见表9-9、图9-10。

表 9-9　不同产地金银花质量的考察（热毒宁注射液原药材内控标准法）

编号 检测项	1	2	3	4	5	6	7	8	9	10	11	12
绿原酸提取率（%）	72	72	73	75	78	79	70	74	74	83	77	82
出膏率（%）	47.94	48.19	49.06	49.38	48.77	48.30	47.75	46.76	48.47	51.65	48.71	47.97
指纹图谱相似度	0.999	0.999	0.999	0.999	0.999	0.999	0.999	0.999	0.995	0.998	0.997	0.992

续表 9-9　不同产地金银花质量的考察（热毒宁注射液原药材内控标准法）

编号 检测项	13	14	15	16	17	18	19	20	21	22	23
绿原酸提取率（%）	82	90	82	93	86	100	87	80	82	78	76
出膏率（%）	44.8	46.7	45.9	44.3	49.8	44.6	46.7	50.1	47.1	49.1	48.7
指纹图谱相似度	0.993	0.997	0.999	0.996	0.993	0.991	0.936	0.970	0.947	0.995	0.991

注：相似度计算软件为中国国家药典会员会研制

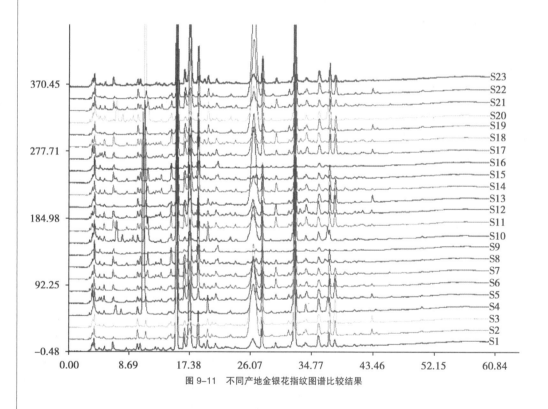

图 9-11　不同产地金银花指纹图谱比较结果

从中可以看出，不同产地金银花药材及同一产地的金银花药材绿原酸提取转移率相差较大，最高可达 100%，最低仅为 72%，山东平邑所产的金银花平均提取转移率较高；其指纹图谱相似度差别不大，仅个别样品相似度低于 0.995。

3. 采收期对金银花质量影响

在山东平邑县金银花种植田中同一块区域，采用随机布点法采集三青、二白期、大白期、银花期、金花期鲜花约 500 克，分别混匀，在同一密闭烘房内，将金银花鲜花平铺于纱网、筛网、竹编筐上，铺放厚度为 3 cm，6 小时内温度控制在 30~35 ℃，后保持 40~45 ℃ 9 小时，中间不能翻动，最后保持 70~75℃直至烘干，烘干整个过程 24 小时，得到各样品约 300 g，作为供试品。经过江苏康缘药业股份有限公司质量部鉴定为忍冬科植物忍冬 *Lonicera japonica* Thunb. 的干燥花蕾。

绿原酸、木犀草苷含量按照中国药典（2005 年版一部）金银花项下相关规定进行测定；指纹图谱、绿原酸提取率及出膏率：本章第二节相关检测方法进行。实验结果见表 9-10。

表 9-10　不同采收期对金银花产品质量的影响

检测项 样品	水分 （%） ≤ 10%	绿原酸含量 （%）	指纹图谱相似度	绿原酸提取率 （%）	出膏率 （%）	木犀草苷含量（%）
三青期	9.9	2.6	0.851	61	39	0.10
二白期	9.7	2.9	0.951	86	41	0.11
大白期	10.6	2.5	0.851	80	47	0.13
银花期	10.3	1.6	0.980	67	47	0.09
金花期	10.4	0.1	0.929	—	—	0.05

从表 9-10 中可知，同一时间采收的鲜花经过烘干后，各药材水分含量相近，说明在烘干过程中各药材受热程度均匀，均符合相关要求；采收期对金银花药材中绿原酸、木犀草苷的含量影响较大，以二白期采收药材中绿原酸含量最高，以金花期采收药材含绿原酸最低二白期采收的金银花绿原酸的提取转移率较其他采收期的高；大白期以后采收的药材其出膏率较为恒定，且较二白及三青期高。不同采收期的药材指纹图谱相似度相差较大，这可能是由于植物的次生代谢物所积累的量不同引起。

中药的采收期对药材的质量有着显著影响，在适当的采收期采收药材可提高药材的质量。金银花的采收期有多种，从表 9-10 结果可知，金银花以二白期为最佳采收时间，这与金银花产地药农采药习惯一致。但是，由于金银花的采收盛期集中在 15 天内，采收时间比较集中，采收人员不能满足需求，因此当地农户、种植园均雇佣人员集中采花，商品药材可能夹杂其他花期的样品，导致商品药材质量不一。为了保证热毒宁注射液所用原药材质量，应注意药材的采收时间为二白期，并避免其他花期的药材混入。

（二）金银花内控标准

金银花的内控标准主要是建立在热毒宁注射液现有检测方法的基础上，基于前期热毒宁注射液融合指纹图谱的研究，采用 HPLC-DAD 法对绿原酸等 8 个成分的测定方法，将 10 批不同金银花药材色谱图导入由国家药典委员会主持开发的"中药色谱指纹图谱相似度评价软件 2004A"中进行相似度分析，并生成对照指纹图谱。以对照指纹图谱为参照，采用"中药色谱指纹图谱相似度评价系统"计算 10 批次金银花药材 HPLC 指纹图谱的相似度。

参照热毒宁注射液融合指纹图谱中多成分含测方法，确定对金银花药材中绿原酸等 8 个成分的含量测定方法如下：

色谱柱：Agilent Elipse plus–C$_{18}$（5 μm，4.6mm×250 mm）；流动相：甲醇 –0.1% 磷酸水溶液；流速：0.8 ml/min；柱温：30 ℃；波长：220 nm、225 nm、237 nm、324 nm；进样量：10 μL。

梯度洗脱程序见下表：

时间（分钟）	甲醇（%）	0.1% 磷酸水溶液（%）
0	15	85
10	25	75
30	35	65
60	50	50
65	100	0
70	100	0
75	15	85

10 批次金银花药材含量测定结果见表 9–11。

表 9–11　10 批次金银花药材 8 个成分含量测定结果（mg/g）

化合物	Z1603 22	Z1603 23	Z1603 24	Z1603 25	Z1603 26	Z1603 27	Z1603 28	Z1603 29	Z1603 30	Z1603 31
新绿原酸	0.59	0.58	0.55	0.55	0.58	0.55	0.54	0.56	0.55	0.54
绿原酸	26.09	26.56	27.63	27.18	25.52	27.92	28.30	27.03	28.10	27.55
隐绿原酸	0.36	0.38	0.46	0.46	0.44	0.48	0.48	0.51	0.48	0.48
咖啡酸	0.05	0.05	0.09	0.08	0.07	0.09	0.10	0.09	0.09	0.08
断氧化马钱子苷	4.65	5.02	5.09	5.10	5.27	4.94	4.66	4.86	4.75	4.82
异绿原酸 B	0.28	0.29	0.33	0.32	0.32	0.34	0.34	0.36	0.33	0.32
异绿原酸 A	10.11	10.15	10.22	9.92	10.08	10.17	10.40	9.56	10.04	9.69
异绿原酸 C	1.57	1.55	1.63	1.56	1.42	1.65	1.73	1.64	1.66	1.59

由结果可知，金银花药材中咖啡酸批间差异显著，推测原因与其含量低有关，咖啡酸的含量范围在 0.05~0.10mg/g，新绿原酸的含量范围在 0.54~0.59mg/g，绿原酸的含量范围在 25.52~28.30mg/g，隐绿原酸的范围在 0.36~0.51mg/g，断氧化马钱子苷的范围在 4.65~5.27mg/g，异绿原酸 B 的范围在 0.28~0.36mg/g，异绿原酸 A 的范围在 9.56~10.22mg/g，异绿原酸 C 的范围在 1.42~1.73mg/g。

采用 EXCEL 对上述多成分测定结果进行分析，引入 P 值来表示批次间质量的波动情况。P 值越接近 100%，表示批次间一致性越好。一般来说，在 75%~125% 范围内被认为批次间一致性良好。

P = Ci / $\overline{\text{Ci}}$ * 100%

Ci 表示待测成分浓度的测定值

$\overline{\text{Ci}}$ 表示待测成分在不同批次样品中浓度的平均值

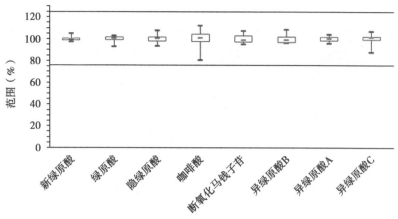

图 9-12　金银花药材含量测定箱线图

从上图可以看出，金银花药材中 8 个成分的 P 值均在 75%~125% 范围内，表明金银花批次间一致性良好，说明原药材质量控制良好。

将 10 批不同样品色谱图导入由国家药典委员会主持开发的"中药色谱指纹图谱相似度评价软件 2004A"中进行相似度分析，并生成对照指纹图谱。以对照指纹图谱为参照，采用"中药色谱指纹图谱相似度评价系统"计算不同批次样品指纹图谱的相似度。

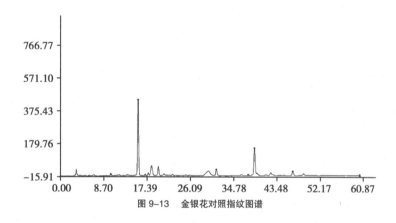

图 9-13　金银花对照指纹图谱

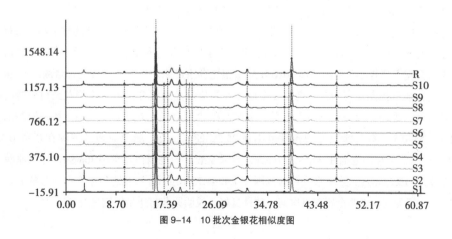

图 9-14　10 批次金银花相似度图

表 9–12　10 批次金银花相似度

批号	相似度
Z160322	0.978
Z160323	0.980
Z160324	1.000
Z160325	1.000
Z160326	0.999
Z160327	1.000
Z160328	1.000
Z160329	1.000
Z160330	1.000
Z160331	1.000

通过对全国金银花主要产地的调研，确定了山东平邑、河南封丘及江苏东海为热毒宁注射液用原药材的主要产地；采用中国药典 2005 年版金银花项下的主要指标，结合产品的内控指纹图谱对不同产地的金银花药材进行了研究，研究结果表明各地金银花中绿原酸含量均符合中国药典 2005 年版的规定，而木犀草苷的含量不一，不同产地之间的药材有较大区别，以河南原阳最低；各产地药材的指纹图谱有一定差异；实验表明，部分药材绿原酸的提取转移率较低，建议在金银花质量标准中增加"绿原酸提取转移率"以控制药材内在质量。结合多指标综合分析，确定山东平邑为热毒宁注射液用金银花的原药材产地；通过对不同采收期的金银花质量进行分析研究，确定了热毒宁注射液用金银花的最佳采收时期为二白期；不同产地加工方法对金银花药材质量的分析结果表明微波杀青技术处理的药材在各方面的指标优于其他传统技术，将其作为热毒宁注射液用金银花的最佳产地加工方法。对金银花室温留样观察，结果表明金银花药材中两个指标性成分绿原酸与木犀草苷的含量降低并不同步，药材存放 4 个月后木犀草苷的含量已下降了 10%，而绿原酸的含量下降较小（中国药典 2010 年版金银花项下已删除了木犀草苷的含量测定）。根据热毒宁注射液质量控制确定金银花药材 8 个成分作为质量控制成分，10 批金银花药材中咖啡酸批间差异显著，推测原因与其含量低有关，咖啡酸的含量范围在 0.05~0.10mg/g，新绿原酸的含量范围在 0.54~0.59mg/g，绿原酸的含量范围在 25.52~28.30mg/g，隐绿原酸的范围在 0.36~0.51mg/g，断氧化马钱子苷的范围在 4.65~5.27mg/g，异绿原酸 B 的范围在 0.28~0.36mg/g，异绿原酸 A 的范围在 9.56~10.22mg/g，异绿原酸 C 范围在 1.42~1.73mg/g。金银花药材中 8 个成分的 P 值均在 75%~125% 范围内，表明金银花批次间一致性良好，说明原药材质量控制良好。

二、栀子药材

栀子为常用中药材，有泻火除烦、清热利尿、凉血解毒、止血通便等功效，主治热病心烦、黄疸尿赤、血淋涩痛、血热吐衄血、目赤肿痛、火毒疮疡，外治扭挫伤、瘀血肿痛，已有2000多年的应用历史。《神农本草经》，列为中品。《名医别录》载："栀子生南阳。九月采实，暴干。"梁代陶弘景曰：栀子"处处有。亦两三种小异，以七棱者为良。经霜乃取之，今皆入染用，于药甚稀。"《图经本草》载："今南方及西蜀州郡皆有之。木高七、八尺。叶似李而厚硬。……二三月生白花，花皆六出，甚芬香，俗说即西域詹匐也。夏秋结实如诃子状，生青熟黄，中人红深红。"《图经本草》又载："……入药者山栀子，方书所谓越桃也，皮薄而圆小，刻房七棱至九棱者为佳。"《本草纲目》将栀子收入木部灌木类，谓："卮子叶如兔耳，厚而深绿，春荣秋瘁。入夏开花，大如酒杯，白瓣黄蕊。随即结实，薄皮细仔有须，霜后收之。"中国药典2005年版一部规定栀子来源为茜草科植物栀子 Gardenia jasminoides Ellis 的干燥成熟果实。从古人描述及附图可见，古人所用栀子与现药用栀子相符合。

（一）不同产地栀子质量评价

选择江西、湖南、湖北、浙江等地所产栀子作为热毒宁注射液原料的主要产地，对药材进行质量评价，主要指标除中国药典2005年版一部栀子项下相关要求外，结合热毒宁注射液生产实际，重点对栀子苷含量、药材指纹图谱进行考察。

取10批江苏康缘药业股份公司热毒宁注射液生产留样药材依法制备，测定。计算相似度，在相似度软件中以这10批供试品指纹图谱为基础获得"共有模式"作为对照指纹图谱，获得对照指纹图谱，见图9-15：

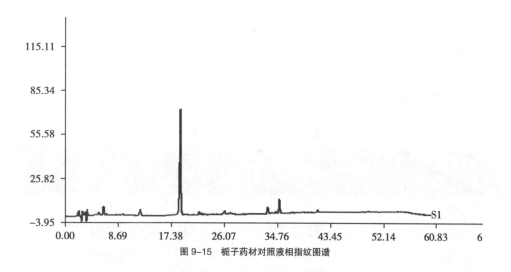

图 9-15　栀子药材对照液相指纹图谱

样品来源：湖南省5批栀子样品（采购于湖南不同中医院和中药材店）、湖北省5批栀子样品（采购于湖北不同中医院和中药材店）、江西省4批栀子样品（采购于江西不同中医院或中药材店）、浙江省5批样品（采购于浙江省不同中医院和中药材店）。详情见表9-13。

表 9-13 栀子样品来源详情表

样品编号	样品来源	采购地点	备注
1	湖南省-1	长沙市中医院	
2	湖南省-2	XX大药房	
3	湖南省-3	湖南省中医药研究院	
4	湖南省-4	湖南省中医药研究院	
5	湖南省-5	XX大药房	
6	湖北省-1	湖北省中医院	
7	湖北省-2	宜昌市中医院	
8	湖北省-3	XX大药房	所有样品均为生栀子
9	湖北省-4	湖北省中医院	
10	湖北省-5	武汉市中医院	
11	江西省-1	南昌大学第二附属医院	
12	江西省-2	XX大药房	
13	江西省-3	XX大药房	
14	江西省-4	XX大药房	
15	浙江省-1	浙江省中医院门诊	
16	浙江省-2	XX大药房	
17	浙江省-3	浙江大学医学院附属第一医院	
18	浙江省-4	XX大药房	
19	浙江省-5	XX大药房	

取表 9-13 中的样品如法测定，结果详见表 9-14，图 9-16。

表 9-14 样品检验结果表

编号 项目	栀子苷含量测定（%）	指纹图谱相似度
1	2.8	0.989
2	2.5	0.988
3	3.5	0.985
4	3.8	0.924
5	4.5	0.987
6	3.5	0.987
7	3.0	0.941
8	4.3	0.987

项目 编号	栀子苷含量测定（%）	指纹图谱相似度
9	2.6	0.981
10	3.6	0.986
11	3.3	0.987
12	4.0	0.988
13	3.7	0.983
14	3.7	0.983
15	3.8	0.947
16	3.5	0.968
17	3.9	0.976
18	3.7	0.978
19	3.8	0.977

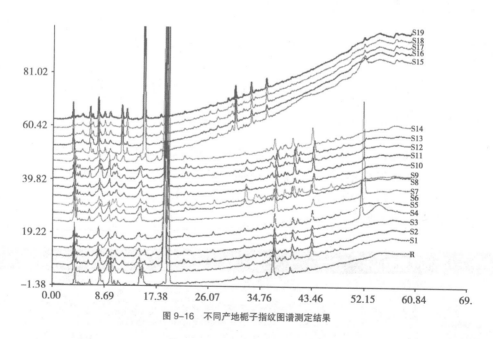

图9-16　不同产地栀子指纹图谱测定结果

从表9-14可知，上述产地的栀子商品药材质量均符合中国药典的要求，其中，以江西、浙江的药材质量较为均匀。

从图9-16可知，不同产地的药材指纹图谱虽均符合药材内控标准要求，但不同产地药材的指纹图谱还略有差异，如峰的比例等，这些差异是否对药材内在质量存在影响，有待进一步研究。

江西、浙江、湖南、湖北的栀子药材均符合热毒宁注射液原药材内控质量标准的要求，为了

09　热毒宁注射液现代化生产应用

305

更好地控制产品质量，结合产地实际，确定江西省为栀子的主要产地。

（二）栀子内控标准

栀子药材的内控标准主要是建立在热毒宁注射液现有检测方法的基础上，基于进行前期热毒宁注射液与功效相关的指纹图谱的研究，采用 HPLC-DAD 法对绿原酸等 9 个成分测定，并将 10 批不同栀子药材色谱图导入由国家药典委员会主持开发的"中药色谱指纹图谱相似度评价软件 2004A"中进行相似度分析，并生成对照指纹图谱。以对照指纹图谱为参照，采用"中药色谱指纹图谱相似度评价系统"计算 10 批次栀子药材 HPLC 指纹图谱的相似度。

1. 成分的含量测定

色谱条件：参照热毒宁注射液指纹图谱中多成分含测方法，确定对栀子药材中绿原酸等 9 个成分的色谱条件如下

色谱柱：Agilent Elipse plus–C_{18}（5 μm，4.6mm×250mm）；流动相：甲醇 –0.1% 磷酸水溶液；流速：0.8 ml/min；柱温：30℃；波长：220nm、225nm、237nm、324nm；进样量：10 μL。

梯度洗脱程序见下表：

时间（分钟）	甲醇（%）	0.1% 磷酸水溶液（%）
0	15	85
10	25	75
30	35	65
60	50	50
65	100	0
70	100	0
75	15	85

栀子药材中山栀苷，京尼平龙胆二糖苷和京尼平苷酸的色谱条件如下：

色谱柱：Agilent ZORBAX SB–C_{18}（5 μm，4.6mm×250mm）；流动相：乙腈 –0.1% 磷酸水溶液；流速：0.7ml/min；柱温：30℃；波长：237 nm；进样量：10 μL。

梯度洗脱程序见下表：

时间（分钟）	乙腈（%）	0.1% 磷酸水溶液（%）
0	5	95
25	8	92
30	12.5	87.5
45	12.5	87.5
55	60	40
60	5	95

表 9–15　10 批次栀子药材 3 个成分含量测定结果汇总（mg/g）

化合物	Z160402	Z160403	Z160404	Z160405	Z160406	Z160407	Z160408	Z160409	Z160410	Z160411	平均	RSD%
山栀苷	2.41	2.03	2.66	2.66	2.92	2.61	2.67	2.69	2.35	2.46	2.55	9.62
京尼平苷酸	0.43	0.34	0.46	0.44	0.46	0.38	0.47	0.45	0.48	0.48	0.44	10.25
京尼平龙胆双糖苷	9.07	10.36	8.66	9.10	9.01	8.87	9.10	9.21	9.61	8.68	9.17	5.46

2. 栀子药材含量一致性评价

采用 EXCEL 对上述多成分测定结果进行分析，引入 P 值来表示批次间质量的波动情况。P 值越接近 100%，表示批次间一致性越好。一般来说，在 75%~125% 范围内被认为批次间一致性良好。

$$P = C_i / \overline{C_i} * 100\%$$

C_i 表示待测成分浓度的测定值

$\overline{C_i}$ 表示待测成分在不同批次样品中浓度的平均值

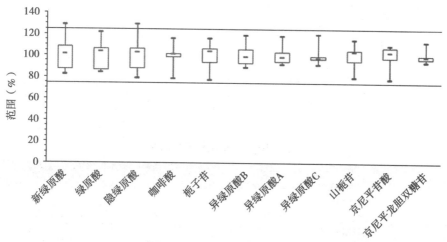

图 9–17　栀子药材含量测定箱线图

从图 9–17 可以看出，栀子药材中测定了 7 个有机酸类成分和 4 个环烯醚萜苷类成分，除新绿原酸和隐绿原酸外，其余成分的 P 值均在 75%~125% 范围内，表明这些成分在栀子药材中批间一致性好。

3. 栀子药材指纹图谱相似度评价

将 10 批不同样品色谱图导入由国家药典委员会主持开发的"中药色谱指纹图谱相似度评价软件 2004A"中进行相似度分析，并生成对照指纹图谱，见图 9–18。以对照指纹图谱为参照，采用"中药色谱指纹图谱相似度评价系统"计算不同批次样品指纹图谱的相似度，见图 9–19、表 9–16。

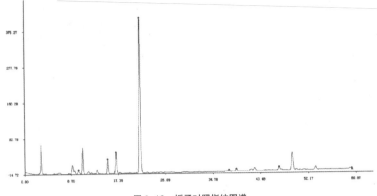

图 9-18　栀子对照指纹图谱

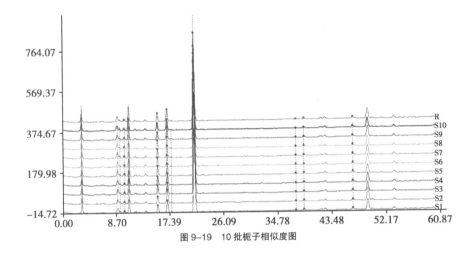

图 9-19　10 批栀子相似度图

表 9-16　10 批次栀子相似度

批号	相似度
Z160402	1.000
Z160403	0.998
Z160404	1.000
Z160405	1.000
Z160406	1.000
Z160407	1.000
Z160408	1.000
Z160409	1.000
Z160410	0.999
Z160411	1.000

通过对全国栀子主要产地的调研，确定了将江西、湖南、湖北、浙江等地作为热毒宁注射液原料的主要产地进行研究。采用中国药典 2005 年版一部栀子项下的主要指标，结合产品的内控指纹图谱对不同产地的栀子药材进行了研究，栀子商品药材质量均符合中国药典 2005 版一部的要求，以江西、浙江的药材质量较为均匀，各产地药材的指纹图谱有一定差异；为了更好地控制产品质量，结合产地实际，暂定江西为栀子的主要产地。通过对不同采收期的栀子质量进行分析研究，确定 10 月下旬所得的栀子颜色为青黄色，质量较好，符合热毒宁注射液质量标准的要求；通过对不同产地加工方法对栀子药材质量的研究，结果表明水煮后晒干处理的药材在各方面的指标均优于其他传统技术，将其作为热毒宁注射液用栀子的最佳产地加工方法。通过对栀子药材室温留样观察，结果表明栀子苷含量有下降趋势，可能对栀子药材的疗效产生一定的影响。

三、青蒿药材

（一）青蒿药材指纹图谱法质量评价

青蒿为菊科植物黄花蒿 *Artemisia annua* L. 的地上部分，味苦、微辛，性寒，具有清热、解暑作用。现代药理学研究表明青蒿具有抗疟、抗寄生虫、抗菌、解热、抗氧化、抗肿瘤等作用[21-24]。青蒿作为热毒宁注射液重要原料之一，公司在江苏东海县开展了青蒿规范化种植研究，拟为热毒宁注射液提供安全有效稳定的原材料。近年，傅里叶变换红外光谱指纹图谱和高效液相色谱指纹图谱已应用于青蒿的定性、定量研究，在控制质量的稳定性和一致性方面提供了科学检测分析方法，取得了满意的结果[25-27]。为了更全面评价规范化种植青蒿的质量，本研究利用 HPLC-UV 法建立了以东莨菪内酯为参照峰，建立青蒿药材化学特征的指纹图谱分析方法，通过对野生和人工种植青蒿比较研究，评价所种植青蒿药材质量，为青蒿药材规模化种植提供科学依据。

不同采收期青蒿样品（2010 年 6 月 24 日、7 月 24 日、8 月 25 日、9 月 25 日）和 10 批青蒿样品均采自江苏康缘药业股份有限公司青蒿基地（2010 年 11 月），不同产地野生青蒿样品采自湖南、湖北、河南、福建四个产地。

针对 10 批样品的指纹图谱，使用中药色谱指纹图谱相似度评价系统（2004A 版）建立了对照指纹图谱，从中标定了 16 个共有峰（图 9-20），所选择的共有峰可以较全面的反映样品中化学成分的信息。鉴于东莨菪内酯是青蒿中主要的抗炎成分，且其色谱峰在 10 批药材中较稳定，与邻近峰基本可达到基线分离，因此选此峰为参照峰，与东莨菪内酯照品的色谱图相比较，确定了 3 号峰为对照品的色谱峰（图 9-21）。以参照物峰的保留时间和峰面积为 1，计算其余各峰的相对保留时间和相对峰面积，结果见表 9-17 和表 9-18。

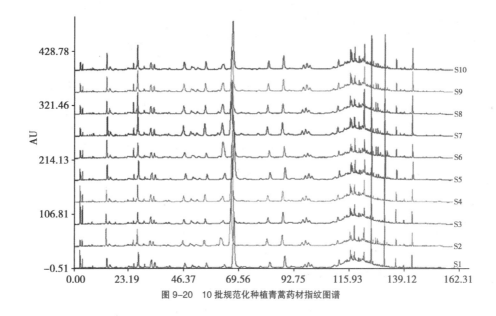

图 9-20　10 批规范化种植青蒿药材指纹图谱

表 9-17　10 批连云港青蒿药材共有峰的相对峰面积

峰号	各样品共有峰的相对峰面积									
	1	2	3	4	5	6	7	8	9	10
1	1.16	2.96	1.81	1.50	1.94	2.70	2.09	1.29	1.76	2.07
2	1.90	2.88	2.04	2.24	2.62	2.37	2.94	2.24	2.54	3.13
3	1.00	1.00	1.00	1.00	1.00	1.00	1.00	1.00	1.00	1.00
4	1.17	2.05	1.35	1.60	1.85	2.05	2.74	2.12	2.23	2.03
5	1.19	1.89	1.64	1.87	1.42	1.32	2.68	1.75	1.96	1.89
6	15.8	22.8	30.1	19.4	16.9	18.7	15.4	10.7	14.5	17.7
7	1.24	2.28	1.97	1.50	1.70	2.11	1.91	1.66	1.84	2.11
8	2.98	3.93	4.07	2.83	3.42	3.59	3.10	2.11	3.03	3.67
9	1.39	1.96	2.06	1.67	1.65	1.38	1.50	1.34	1.68	1.71
10	1.08	1.30	1.76	1.06	1.19	1.21	1.25	1.03	1.17	1.45
11	0.27	0.21	1.06	0.25	0.16	0.80	0.21	0.23	0.22	1.19
12	0.81	1.84	1.82	1.57	1.94	2.07	2.03	1.52	1.80	3.10
13	2.04	2.43	3.37	2.25	2.44	2.44	2.01	1.52	2.01	2.51
14	2.86	3.18	5.89	3.37	3.22	3.22	2.52	1.95	2.45	3.03
15	0.62	0.70	1.37	0.73	0.71	0.70	0.58	0.48	0.56	0.76
16	0.89	1.31	1.25	0.94	1.41	1.22	1.48	1.12	1.41	1.61

表 9-18　10 批连云港青蒿药材相对保留时间

峰号	各样品共有峰的相对保留时间									
	1	2	3	4	5	6	7	8	9	10
1	0.41	0.41	0.41	0.41	0.41	0.41	0.41	0.41	0.41	0.41
2	0.80	0.80	0.80	0.80	0.80	0.80	0.80	0.80	0.80	0.80
3	1.00	1.00	1.00	1.00	1.00	1.00	1.00	1.00	1.00	1.00
4	1.37	1.37	1.37	1.37	1.37	1.37	1.38	1.38	1.37	1.38
5	1.64	1.64	1.64	1.64	1.64	1.64	1.64	1.65	1.64	1.64
6	1.97	1.98	1.97	1.97	1.97	1.97	1.98	1.98	1.97	1.98
7	2.41	2.43	2.42	2.42	2.41	2.41	2.42	2.42	2.42	2.42
8	2.60	2.62	2.60	2.61	2.59	2.60	2.61	2.61	2.61	2.61
9	2.89	2.91	2.90	2.90	2.88	2.89	2.90	2.89	2.90	2.90
10	3.26	3.31	3.29	3.30	3.26	3.29	3.28	3.28	3.29	3.29
11	3.45	3.52	3.49	3.50	3.45	3.50	3.48	3.48	3.49	3.49
12	3.56	3.64	3.61	3.62	3.56	3.62	3.60	3.60	3.61	3.61
13	3.65	3.73	3.70	3.71	3.65	3.71	3.69	3.69	3.70	3.70
14	3.82	3.90	3.87	3.88	3.82	3.87	3.86	3.85	3.87	3.87
15	3.96	4.05	4.01	4.02	3.96	4.02	4.00	4.00	4.01	4.01
16	4.16	4.25	4.21	4.23	4.16	4.22	4.20	4.20	4.22	4.21

（1）**青蒿药材对照指纹图谱**：分别将 10 批不同产地的样品的液相色谱图导入"中药色谱指纹图谱相似度评价系统"（中国药典委员会 2004 A 版）软件，得到青蒿药材的共有模式色谱图，见图 9-21。10 批青蒿药材的相似度分别为 0.987，0.992，0.978，0.995，0.990，0.921，0.980，0.973 和 0.990。

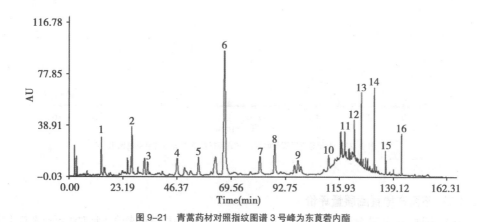

图 9-21　青蒿药材对照指纹图谱 3 号峰为东莨菪内酯

（2）**指纹图谱在青蒿规范化种植中应用**

以中位数法建立共有模式，利用"中药色谱指纹图谱相似度评价系统"（中国药典委员会 2004 B 版），对 4 个不同产地野生青蒿药材和连云港不同采收时期的青蒿药材与对照指纹图谱进行相似度评价，见图 9-22 和图 9-23。

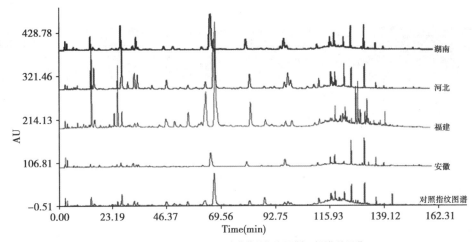

图 9-22　4 个不同产地野生青蒿药材指纹图谱与对照指纹图谱

结果表明，安徽、福建、河北和湖南的相似度值分别为 0.862、0.902、0.932 和 0.951；6 月 24 日、7 月 24 日、8 月 25 日和 9 月 25 日的相似度值分别为 0.886、0.913、0.922 和 0.452。如以相似度 0.9 为临界值，福建、河北和湖南产野生青蒿与江苏规范化种植青蒿化学成分具有一致性，表明在东海县种植青蒿质量等同于野生青蒿；7 月 24 日和 8 月 25 日与对照指纹图谱具有良好的相关性，表明即使是同一产地，不同时期的青蒿药材质量存在差异。

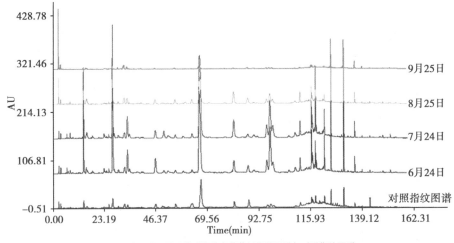

图 9-23　连云港不同采收时期的青蒿药材指纹图谱与对照指纹图谱

（二）不同产地青蒿质量评价

（1）不同产地青蒿含量分析：11 批取自中国不同省市的样品用来验证此方法评价青蒿质量控制的可行性。表 9-19 表明，在不同批次之间，9 个化合物的含量变化显著。结果显示，在 11 批样品当中，黄酮类、酚酸类、香豆素类成分总含量存在显著性差异，并且从山西 – 安泽采集的样品黄酮类、酚酸类、香豆素类成分总含量最高，湖南、福建、河北省的样品次之，其他省市的样品相对来说含量较低（表 9-19）。许多因素比如气候、生长周期、采收期都可能是造成差异的原因。

（2）**不同药用部位的成分分布**：同一个样品有 5 个药用部位，即根、茎下部、茎上部、外侧枝和叶。结果列于表 9-20 中，不同药用部位中每个化合物的含量差别明显，并且呈现一定的趋势。对于三种不同的化合物来说，5 个药用部位的每个化合物的含量变化显著。黄酮类成分在外侧支或叶中具有相对较高的浓度，但在根部、茎下部和茎上部浓度非常低。酚酸和香豆素类成分在叶中含量低于其他药用部位的含量（表 9-20）。这些结果显示，根和茎可以入药，而青蒿素是从青蒿叶中提取分离的。

（3）**不同采收期的定量分析**：上述 UPLC 分析方法随后用来同时定量青蒿中 9 个化合物和阐释青蒿中活性成分的动态变化，结果如图 9-25 所示。青蒿中各种化合物的含量在不同采收期呈现规律性变化。营养期的含量高于初花期，初花期的含量高于果实成熟期，果实成熟期高于盛花期。如果选择黄酮类、酚酸类、香豆素类成分作为活性成分，营养期可能是青蒿的最佳采收期。该研究为草本植物青蒿的正确采收期和质量控制提供了科学基础。

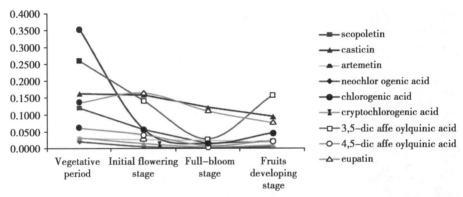

图 9-25 不同采收期青蒿 9 个化合物含量变化趋势

在本研究中，建立了一个简单、快速、灵敏的 UPLC 与均匀设计方法联用方法同时测定青蒿中酚酸、黄酮和香豆素类成分。在方法学考察过程中获得高分离度和较短的分析时间。提出的方法可以综合适当地反映化学成分特征和有望提高青蒿的质量控制。结果表明，梯度 UPLC 和均匀设计方法联用可以为复杂中草药综合质量控制提供一个强大和富有意义的工具。

表 9-19　不同来源样品 9 个化合物的含量

| 不同产地收集的样品 | 酚酸类（%） | | | | 总酸量（%） | 香豆素类（%） | 黄酮类（%） | | | 总黄酮（%） |
	新绿原酸	绿原酸	隐绿原酸	异绿原酸 A	异绿原酸 C		东莨菪内酯	泽兰黄醇	紫花牡荆素	青蒿亭	
安徽	0.0027	0.0177	0.0056	0.0221	0.01731	0.0654	0.0442	0.1079	0.1301	0.0249	0.2629
湖南	0.0052	0.0650	0.0091	0.0454	0.0953	0.2200	0.1829	0.0907	0.1104	0.0181	0.2192
福建	0.0107	0.2269	0.0210	0.0854	0.0211	0.3651	0.6042	0.0127	0.0120	0.0015	0.0262
河北	0.0088	0.1720	0.0065	0.0390	0.1930	0.4193	0.0923	0.2161	0.2537	0.0500	0.5198
山西安泽	0.0151	0.4089	0.0202	0.0787	0.1207	0.6436	0.6478	0.1713	0.0114	0.0202	0.2029
山西丹东	0.0030	0.0424	0.0056	0.0178	0.0202	0.0890	0.1032	0.0511	0.0680	0.0109	0.13
山西	0.0030	0.1226	Tr	0.0774	0.0304	0.2334	0.0474	0.0782	0.0554	0.0040	0.1376
山东	0.0057	0.0304	0.0160	0.0179	0.0087	0.0787	0.1035	0.0632	0.0803	0.0159	0.1594
河南	0.0038	0.0310	0.0072	0.0124	0.0937	0.1481	0.0440	0.0553	0.1007	0.0152	0.1712
重庆	0.0052	0.0591	0.0099	0.0597	0.0495	0.1834	0.1908	0.0483	0.0604	0.0065	0.1152
内蒙	0.0064	0.1353	0.0107	0.0147	0.0360	0.2031	0.1186	0.1145	0.0996	0.0080	0.2221

注：tr 表示微量，nd 表示没有检测到

表 9-20 不同药用部位和不同采收期 9 个化合物的定量分析

样品		酚酸类（%）					总酸（%）	香豆素类（%）	黄酮类（%）				总黄酮（%）
		新绿原酸	绿原酸	隐绿原酸	异绿原酸A	异绿原酸C		东莨菪内酯	泽兰黄醇	紫花牡荆素	青蒿亭	
不同药用部位	根	0.0061	0.2094	0.0217	0.6313	0.1634	1.0319	0.0093	nd	nd	nd	0
	茎下部	0.0045	0.0414	0.0253	0.1177	0.0376	0.2264	0.0119	tr	tr	tr	0
	茎上部	0.0044	0.0620	tr	0.2112	0.0680	0.3454	0.0262	tr	0.0021	tr	0.0021
	外侧枝	0.0070	0.1132	0.0172	0.3331	0.0625	0.5330	0.0329	0.0113	0.0120	0.0018	0.0251
	叶	tr	0.0353	tr	0.0456	tr	0.0809	tr	0.0439	0.0606	0.0104	0.1149

注：tr 表示微量，nd 表示没有检测到

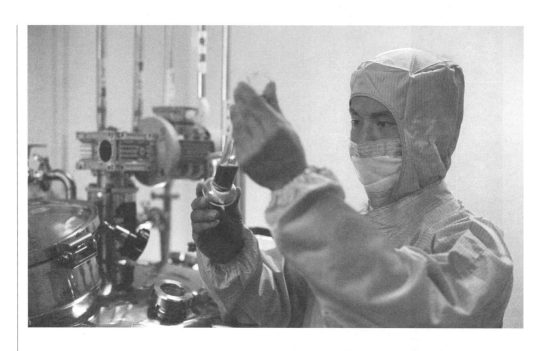

第三节　热毒宁注射液智能化生产

中成药生产是多成分复杂体系的药物制备，其产品质量除了有效地控制中药材的质量外，其制剂的生产过程对产品质量的影响显著，通过对药物成分转移或转变的系统影响因素研究，构建符合中药质量监控体系，通过数字化自动控制生产中的影响因素或参数，就能够精准地控制或调节产品批次生产之间的差异，保障产品质量的稳定、均一，从而保证成药的安全、有效。

中药智能化制造研究与应用中，热毒宁注射液在全世界制药领域竖立了复杂体系药物精密制造的典范，将数字化、智能化、标准化的中药智能制造技术贯穿于提取、精制生产链的各个环节，通过热毒宁注射液提取、精制生产过程的数字化、自动化的改造，可以精密控制影响成分转移与转变的工艺参数，如提取的加水量、温度、时间，浓缩的温度、压力、相对密度，醇沉的加醇量、速度，萃取中萃取剂流动速度、溶剂量等，为中药现代化、智能生产提供了示范，在中药多组分复杂体系的生产过程中质量控制达到国内外领先水平，其集成创新主要包括以下几个方面：

先进性：采用国际领先或先进技术，贯穿于整个工艺，实现生产过程的精准化控制，实现多成分产品均一性的批次管理和控制。

国际性：符合 GMP/FDA 对计算机系统验证规范要求，符合 GMP 验证需求，规范系统需求定义（User Requirement Specification URS）、系统设计安装确认（Installation Qualification IQ）、运行确认（Operation Qualification OQ）及性能确认（Performance Qualification PQ）。

模块化：提供应用软件、控制软件、硬件设备的模块化配置方式，使系统软件功能模块、硬件设备具有可重组性，衍生或组合新的功能模块和控制逻辑。

开放性：建成开放式系统，提供标准的 TCP/IP 数据通信接口协议，界面接口软件，应用软件接口，使其具有良好的可扩展性，如与在线监控、QA 检验、数据可溯源、大数据分析及 AI 人工智能化等进行拓展对接。

通过数据文字显示、实时趋势显示、棒形图显示、工艺流程动态画面显示，操作人员可随时了解运行状态和各种监控参数以及在线监控数据。使生产的工艺操作与参数得到科学的、有效的、严格的监测和控制，实现中药生产过程智能化、检测自动化。对关键工艺参数（如温度、压力、流量等）进行自动检测和控制，使其符合最佳工艺要求。特别是对单体设备间的工艺参数进行协调、联动控制，使提取、浓缩、分离、干燥整个工艺过程同步、平稳进行，实现"无人"操作。

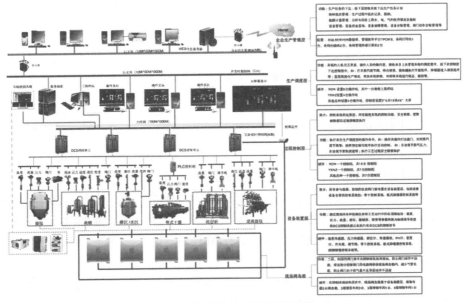

热毒宁注射液提取自动控制系统结构图

一、控制系统整体概况

使用 ABB HT600 DCS 方案，针对提取精制车间整体布局、系统规模及工艺要求，将整个车间划分为三个相对独立且互相连接的控制站（表9-21）：

控制站一：包含 RDN 产品生产工艺相关仪表、阀门。

控制站二：包含 YXNZ 产品生产工艺相关仪表、阀门。

控制站三：包含 TA 提取、LXT 提取、提取物生产及公用系统相关仪表、阀门。

表 9-21　I/O 点数清单

工段	AI	AO	DI	DO	RTD	合计
控制站 1（RDN）	566	59	370	1458	182	2635
控制站 2（YXNZ）	142	13	158	500	55	868
控制站 3（其他）	230	23	204	503	56	1016
合计	938	95	732	2461	293	4519

二、DCS 技术方案

各控制站操作员监控终端、控制站、机柜等设备相互独立。整个网络通过交换机构成了封闭的网络，每个子网段都形成相对独立的一个数据通讯区域，从而避免了数据冲突和通讯阻塞，大大地提高通讯效率。

选用 HT600 分散控制系统。此系统是面向工厂自动化的新一代开放分布式 DCS 系统，系统采用全局数据库技术，实现全局一体化编程。系统通信为标准 TCP/IP 工业以太网，系统结构具有较强伸缩能力，系统编程采用国际化标准。HT600 分散控制系统易于组态、易于使用、易于维护、易于扩展。

HT600 采用全局数据库技术，系统编程软件仅为项目生成一个项目文件，这样过程站之间的变量交叉引用无需编制数据交换程序，操作员站与过程站之间的数据无需进行数据库的转换编程，这样形成多"域"的统一网络，真正实现了全局数据库核心技术即"分散存储、全局管理"。

三、生产自动化控制

控制功能应实现所提供的工艺图中的提取罐、浓缩罐、反应罐、萃取塔、储罐、酒精回收自动控制。操作界面具有数据文字显示、实时趋势显示、棒形图显示、工艺流程动态画面显示，操作人员可随时了解提取罐、储罐、浓缩罐等的运行状态和各种监控参数，实现中药生产过程智能化、检测自动化。对关键工艺参数（如温度、压力、流量等）进行自动检测和控制，使其符合最佳工艺要求。特别是对单体设备间的工艺参数进行协调、联动控制，使提取、浓缩、分离、干燥整个工艺过程同步、平稳进行。

中药提取过程是溶质从固相药材高浓度向液相低浓度渗透的传质过程，其提取浸出扩散力来源于提取溶剂与固相药材组织内有效成分的浓度差，浓度差越大，扩散传质的动力越大，浸出速度越快，有效成分浸出率越大。在中药有效成分的提取过程中，既要确保有效成分的提取率，又要保证不同批次提取液的质量稳定性。如果温度、压力、加溶剂的比例、提取时间等参数控制得当，就能获得较高的提取率，否则有可能造成有效成分较大的损失。因此，同品种药材不同生产批次的生产工艺参数一致是中药生产和自动化控制技术研究的一个至关重要的内容，提取主要控制功能及关键控制点见表 9-22。

1. 提取自动控制

以热毒宁注射液中提取生产工艺为例，通过自动化控制手段、计算机语言将生产工艺转换为数字化模型，通过温度传感器、蒸汽调节阀、蒸汽压力变送器、气动阀门等自动化执行元器件，通过一定的编程规则，保证每批提取过程工艺参数一致，最大程度避免因人工操作带来的随意性及不可控性导致的实际产生工艺与 SOP 要求工艺不一致的问题，有效解决了提取过程中的工艺合规性以及生产过程中提取温度的重现性。提高生产效率，通过分阶段控制蒸汽的大小，提升蒸汽利用率，减少能源浪费。

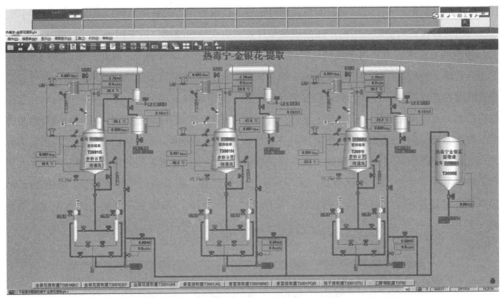

提取自动控制工艺画面

表 9-22　提取主要控制功能及关键控制点

序号	控制功能	关键控制点
1	试漏控制	罐内压力、泄漏量
2	投料	批次、原料信息、通讯
3	溶媒控制	溶媒量、温度
4	试剂控制	加试剂量
5	升温控制	温度、夹套压力、升温曲线
6	保温煎煮控制	夹套压力、煎煮时间、微沸判断
7	循环控制	循环时间、频率
8	蒸馏液收集控制	馏出液计量
9	消泡控制	泡沫检测、消泡
10	出液控制	出液计量
11	防堵料控制	堵料判断、反吹
12	安全联锁控制	设备生产安全、工艺操作安全
13	清洗控制	清洗、排污

2. 浓缩自动控制

中草药提取液的浓缩是中药制药的重要工序之一,是中药制药生产过程中能耗最多的工段,也是中药制药现代化的重要组成部分。目前该工段存在着浓缩温度高、浓缩时间长、有效成分及挥发性成分有损失、一步浓缩难以实现高相对密度的质量要求、设备易结垢以及废液排放等问题。这些问题的存在，均会影响中药产品的质量与疗效，也会给后续操作带来困难。

传统的真空浓缩方法由于物料长时间受热，容易造成有效成分损失，且药液中固形物易黏附于加热管壁，造成结垢使传热速度减慢、浪费能源，而且会使垢层炭化造成滤液污染。此外，真空浓缩进料难以控制，容易造成进料过多导致跑料。为了解决这些问题，本项目采用自动化连续浓缩技术，通过浓缩温度、真空度、蒸汽、循环水等工艺参数的自动化控制，以及采用双效浓缩器二效外循环检测控制浓缩器最终密度的方法检测最终收膏密度，采用自动化控制二效出料的方式，通过程序控制蒸发量、进液量、真空度的相对平衡，实现连进连出的连续浓缩方法，大大提高了浓缩器生产效率以及收膏质量，采用自动化二效收膏，将设备的本体性能运用至极致，减少本设备对公共系统特别是真空的依赖，降低真空系统能耗。浓缩主要控制功能及关键控制点见表 9-23。

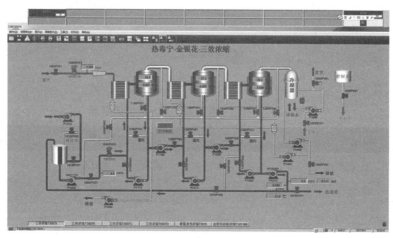

三效浓缩器控制界面

表 9-23　浓缩主要控制功能及关键控制点

序号	控制功能	关键控制点
1	进料控制	进料体积
2	温度控制	温度检测及控制
3	真空度控制	真空度检测及控制
4	密度控制	密度检测
5	冷却水控制	冷却水温度、流量
6	排液控制	出液泵控制
7	搅拌控制	搅拌启停
8	清洗控制	清洗、排污

3. 浸膏称量及自动分配

通过浸膏称量罐上的称重模块，对浓缩后的浸膏进行精确计量，并均分至醇沉罐中。通过称重传感器及自动减重法，通过计算机自动分析、运算和系统整合，实现浸膏的称量及分配，由于整个过程自动化运行，跟传统人工称重分配相比，明显提升了生产效率且降低了产品被污染的几率。

4. 醇沉自动化控制

由于醇沉工艺酒精添加及 pH 值调值剂添加速度在本工艺非常关键且难控制，一直是困扰企业生产的难题之一，由于 pH 值变化和调值剂加入量成非线性关系，导致以往人工生产过程中往往是凭操作工人的经验来进行，这样会严重影响药品最终质量；由于醇沉颗粒析出无序性和随机性、沉降颗粒的差异性、包裹损失和受阻沉降等因素，导致乙醇添加过程，人工往往难以控制到最佳状态。醇沉主要控制功能及关键控制点见表 9-24。

通过上述原因分析，本次引用在线可插拔式 pH 计及设计自动化调值剂添加系统，将 pH 值调节过程全部由自动化系统完成，由于计算机系统的精确性及时效性完全弥补人工操作的不足。

同样，乙醇添加过程通过自动化调节阀以及流量计，结合自动搅拌的方式自动控制醇沉过程，明显改善生产效率。

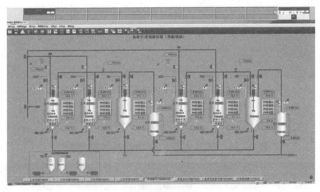

醇沉控制流程界面

表 9-24 醇沉主要控制功能及关键控制点

序号	控制功能	关键控制点
1	浸膏温度控制	浸膏温度
2	乙醇添加控制	加醇速度、加醇量
3	搅拌控制	搅拌启停、搅拌时间
4	pH 调节控制	pH 检测、调碱终点
5	醇沉温度控制	温度检测、冷冻水
6	静置时间控制	计时、提示
7	出液控制	出液计量、出液管伸缩气缸控制
8	上清液调酸控制	pH 检测、调酸终点
9	清洗控制	清洗、排污
10	电机状态监控	监控电机的运行状态

5. 连续萃取自动控制

萃取是热毒宁生产工艺非常关键的一个工艺，由于萃取时间长，萃取流速精度要求高，萃取流速慢等因素长期制约整个生产过程的效率，本次自动化设计通过多次试验后，定制开发 V 型调节阀结合高精度流量计实现了萃取工段的小流量调节控制技术，实现了本工段无人值守，全过程自动化运行，极大提高了产品的稳定性及生产效率。萃取主要控制功能及关键控制点见表 9-25。

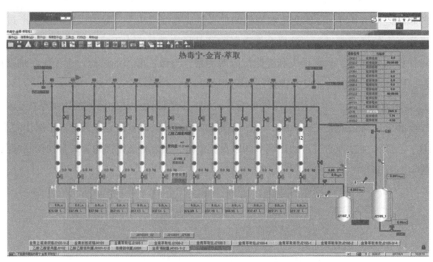

萃取主要控制功能及关键控制点萃取流程界面

表 9-25 萃取主要控制功能及关键控制点

序号	控制功能	关键控制点
1	水饱和萃取剂配制	加水量、排水量、温度
2	萃取塔定容控制	萃取柱药液量
3	萃取剂温度控制	温度检测、控制
4	萃取控制	萃取流速、萃取溶剂量
5	萃取母液排放控制	母液回收、界面判断
6	萃取剂回收控制	真空、温度、密度、回收溶剂计量
7	安全保护	流速、液位、萃取剂温度异常报警
8	清洗控制	清洗、排污

6. 冷藏自动控制

通过对冷藏工段温度的精确控制及冷藏曲线的标准模型建立，实现每批药液冷藏曲线一致，保证产品质量，实现冷藏生产过程中的数字化调控和管理。冷藏主要控制功能及关键控制点见表9-26。

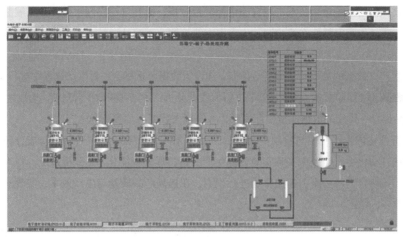

冷藏流程界面

表 9-26 冷藏主要控制功能及关键控制点

序号	控制功能	关键控制点
1	温度控制	冷藏温度检测、降温曲线
2	液位控制	罐内液位监控
3	冷却水控制	降温曲线
4	冷冻水控制	降温曲线
5	冷藏时间控制	计时
6	出液控制	自动出液、终点判断
7	罐底门控制	自动打开罐底门
8	清洗控制	清洗、排污

四、中药注射剂智能化生产展望

中药注射剂的智能化生产对产品质量提升具有特别重要的意义，热毒宁注射液在"数字化、智能化、集成式"为特征的中药智能化制造成果基础上，今后还要进一步开展开拓性研究，并不断取得突破性应用成果。

注射剂成型工艺自动化生产集成，特别是严重影响产品质量的灭菌工艺在线检测与自动控制研究，形成完整的、系统的全过程自动化一体生产线。

继续开拓关键环节的在线检测与自动控制技术，特别是转移或转变的关键成分在线监测，在生产QA检验研究基础上，将自动控制从生产参数精准化实施基础上，对重点生产环节，如提取、醇沉、萃取，利用在线检测技术，与自动化控制相对接，提升自动控制水平。并拓展制剂生产的在线控制方法，如膜完整性在线检测、内毒素在线检测、不溶性微粒在线检测、生物效应在线检测等。

基于生产大数据的过程质量分析与控制，建设大数据分析平台，对生产过程中进行工艺参数、在线监控数据、QA检验数据、指纹图谱，进行大数据分析，并与可溯源平台对接，形成生产、监控、管理、产品信息一体化的数据质量保证体系，并实现大数据与可溯源的生产监控。

人工智能化的生产应用与自动控制改造，引进AI分析平台，从成分转移与成分转变的规律性挖掘，在自动化生产监控中实现实验智能生产分析，形成智能化QA分析系统，将人工智能与自动化生产相结合，对可能引起的质量进行预测，在提高产品质量与生产效率，实现真正复杂成分药物的均一、稳定。

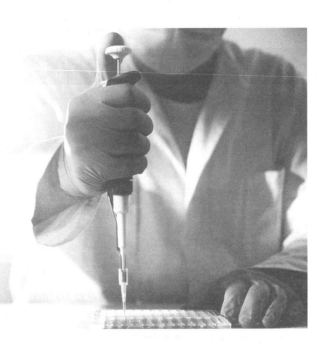

第四节　热毒宁注射液的临床应用研究

一、热毒宁注射液的临床应用

在物质基础及药理作用研究基础上，为进一步验证热毒宁注射液临床应用中的有效性及安全性，热毒宁注射液进行了大量循证医学研究，如表 9-27 所示。

表 9-27　热毒宁注射液循证医学研究

试验项目	中心数	病例数	试验方法
热毒宁注射液治疗上呼吸道感染（外感风热证）3 期临床试验	8 家	423 例	多中心、随机、阳性药平行对照
热毒宁注射液治疗外感风热（呼吸道感染）4 期临床研究	40 家	1,791 例	开放性、多中心、随机对照
热毒宁注射液治疗流行性感冒高热（热毒袭肺证）有效性和安全性的多中心、随机、双盲双模拟、阳性药平行对照临床研究	6 家	238 例	多中心、随机、双盲双模拟、阳性药平行对照
热毒宁注射液治疗急性发作期慢性阻塞性肺疾病（AECOPD）住院患者多中心随机对照开放性临床试验	8 家	360 例	多中心、开放性、随机对照

试验项目	中心数	病例数	试验方法
热毒宁注射液治疗手足口病普通型多中心、前瞻、随机、对照研究	5家	349例	多中心、随机、平行对照
热毒宁治疗重型手足口病多中心临床研究	5家	369例	多中心、随机、平行对照
热毒宁注射液治疗登革热（普通型）住院患者有效性和安全性的前瞻性、随机对照、开放性临床研究	1家	153例	开放性、随机对照

1. 治疗上呼吸道感染

张艳冬等[28]在探讨热毒宁注射液与利巴韦林治疗小儿急性上呼吸道感染的临床效果时，对130例急性上呼吸道感染患儿进行分组治疗，结果显示，采用热毒宁注射液治疗急性上呼吸道感染患儿的治疗效果较好，安全性较高。

庄桃[29]选取2011年6月—2013年12月广汉市妇幼保健院收治的病毒性上呼吸道感染患儿78例，分组治疗，对照组患儿给予利巴韦林抗病毒治疗，观察热毒宁注射液治疗小儿病毒性上呼吸道感染的临床疗效，结果显示，热毒宁注射液能明显改善患儿临床症状，临床疗效良好，安全性高。

多项研究亦证实，热毒宁注射液在治疗急性上呼吸道感染的临床效果显著，安全性较好，值得推广[30~40]。

2. 治疗小儿肺炎

邹文凯[41]通过观察退烧时间、咳嗽症状的消失时间、啰音消失时间、痊愈时间、不良反应的发生情况和临床疗效等指标，探讨热毒宁注射液治疗小儿病毒性肺炎的临床效果，研究证实热毒宁注射液治疗小儿病毒性肺炎的临床效果显著。

赵凤玉等[42]观察热毒宁注射液辅助治疗小儿肺炎支原体肺炎的临床疗效，研究证明，热毒宁注射液能降低发热患儿体温，辅助治疗肺炎支原体肺炎患儿的疗效显著。

中西医结合的方法对治疗小儿支气管肺炎具有良好的临床效果[43]。庄新荣[44]对热毒宁注射液辅助治疗小儿支气管肺炎的临床疗效进行探讨，实验结果证明，在常规治疗小儿支气管肺炎的基础上加用热毒宁注射液进行辅助治疗可使治疗效果更加显著。

黄新造等[45]探讨热毒宁注射液联合常规西医治疗小儿麻疹合并肺炎的临床疗效及安全性，结果表明热毒宁注射液能在较短的时间内消除患者的病症、恢复体征，具有较好的临床疗效，安全性高，可临床推广使用。

3. 治疗小儿手足口病

潘宇贵等[46]在探讨分析热毒宁注射液治疗手足口病的临床疗效时发现热毒宁注射液治疗小儿手足口病的疗效显著。衡永波等[47]在观察热毒宁注射液治疗小儿手足口病的效果时，采用利巴韦林对照治疗，结果研究表明，热毒宁注射液的治疗效果优于利巴韦林，退热、消退皮疹和口腔溃疡愈合时间的时间较短，未见明显不良反应。黄文娴等[48]在评价热毒宁注射液治疗小儿手足口病的效果及不良反应时，研究结果表明，热毒宁注射液可缩短治疗时间、皮疹消退快，治疗效果好。多项研究亦证实，热毒宁注射液治疗小儿手足口病的治疗效果好，安全性较好，可在临床应用中推广[49~56]。

4.治疗小儿腹泻

轮状病毒性肠炎可引起小儿秋、冬季腹泻[57-58]，研究表明，热毒宁注射液对于治疗小儿急性轮状病毒性肠炎的临床效果较好，可作为轮状病毒性肠炎有效抗病毒的治疗药物之一。冯绍连[59]观察热毒宁注射液联合蒙脱石散治疗小儿秋季腹泻的临床效果，实验结果表明，热毒宁注射液联合蒙脱石散能提高疗效，缩短退热时间，临床上可推广使用。殷殷[60]评价热毒宁注射液治疗小儿秋季腹泻的临床效果和安全性的研究结果表明，热毒宁注射液可抑制轮状病毒，治疗小儿秋季腹泻的临床效果好，安全性好。

5.治疗登革热

杨忠奇等[61]对热毒宁注射液治疗普通型登革热的安全性和有效性进行了研究，研究通过将143名住院患者随机分为对照组和试验组，其中对照组接受对症治疗，试验组则在此基础上使用热毒宁注射液。以患者发热缓解时间及1周内白细胞和血小板转正常率、病愈率为观察指标，结果发现热毒宁注射液在对症治疗的基础上对普通型登革热具有良好的治疗效果。

6.治疗其他疾病

热毒宁注射液的临床应用十分广泛[62-73]，除了可用于治疗急性扁桃体炎、小儿病毒性脑炎、小儿疱疹性咽峡炎、慢性阻塞性肺疾病等疾病外，也可用于治疗被蛇咬伤的患者，临床效果好，值得推广。

二、热毒宁注射液的安全性研究

就临床用药而言，除药物的有效性受医生及患者的关注外，药物的安全性往往也备受关注，热毒宁注射液在验证药物临床有效性的同时，也进行了大量安全性验证研究，建立了其特有的安全体系。

首先，对热毒宁注射液功效成分进行了充分解析后发现，热毒宁注射液具有清晰明确的功效物质群，这为热毒宁注射液的质量安全提供了物质保障。

其次，对热毒宁注射液的制药过程进行控制，保证在生产过程中质量的均一稳定，进而保证热毒宁注射液的有效性及安全性。

再次，热毒宁注射液通过了中国药典规定的14项安全检测项目，同时通过动物急性毒性研究表明，热毒宁注射液小鼠最大耐受量为210g生药/kg，相当于临床拟用量的121倍。大鼠长期高剂量给药（人临床用量的48倍），对肝脏有一定毒副作用，但对其他器官无明显的毒副作用，证明热毒宁注射液在临床应用剂量的范围短时间给药具有较好的安全性。

另外，为进一步验证热毒宁注射液临床应用的安全性，热毒宁注射液于2007年4月—7月由江苏省药品不良反应监测中心在46家医院组织开展不良反应集中监测，共完成监测病例11 707份，14岁以下儿童有8074例，占69%。监测结果表明热毒宁注射液的总体不良反应发生率为0.38%，主要为皮疹、瘙痒、恶心、呕吐等一般不良反应，与用药总量、有无合并用药等因素有关。于2012年12月进行了热毒宁注射液在临床"真实世界"环境下广泛使用的安全性验证研究，研究结果显示，热度宁注射液的总体不良反应发生率为0.065%，除皮疹外，其他不良反应类型均属极罕见疾病，皮疹属罕见疾病，临床应用安全。

同时，针对热毒宁注射液还建立了不良反应监测平台，对其临床应用情况进行实时监控，及时发现并分析危险因素，将热毒宁注射液的使用风险降至最低。

在保证产品质量的前提下，热毒宁注射液进行了大量安全性临床检测研究。

1. 热毒宁注射液 11 707 例监测研究

2007 年 4 月—2007 年 7 月，为了探讨热毒宁注射液在大规模人群中使用后的疗效和安全性，分析导致药品不良反应的影响因素；探讨药品不良反应的监测方法。康缘药业与江苏省不良反应监测中心合作，对使用热毒宁注射液的病例进行了集中监测（46 家医院）。

研究方法：采用药物源性前瞻性观察研究，制定统一的临床观察表，由临床医生填写监测期内所有就诊患者的详细情况，包括患者的一般信息、药物信息、治疗效果、不良反应情况等。所有观察表采用 EpiData2.0，双份独立输入，统计分析采用 SAS 9.1.3 软件编程计算，对药品不良反应的影响因素进行单因素和多因素 logistic 回归分析。同时与志愿报告体系监测情况进行比较。

研究结果：2007 年 4 月—2007 年 7 月监测期间，共有 46 家医院参与集中监测，收集观察表 12 427 份，纳入统计的观察表 11 707 份。男性患者多于女性患者，14 岁以下儿童有 8074 例，占 69%。本次研究中共观察到 51 例药品不良事件，45 例为药品不良反应，总体药品不良反应发生率为 0.38%。不良反应主要表现为皮疹、瘙痒、恶心、呕吐、腹泻等已知的不良反应，主要涉及皮肤及其附件系统、消化系统等。其中有 3 例新的药品不良反应，分别为寒战、静脉炎和呼吸困难，未发现严重的药品不良反应 / 事件，各类型不良反应发生情况如图 9-26 所示。

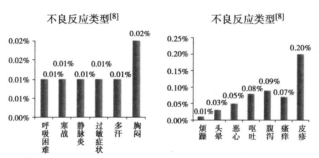

图 9-26　热毒宁注射液医院集中监测研究各类型不良反应发生情况

所有不良反应 / 事件经过适当的处理后均好转或治愈。单因素分析显示，不良反应的发生与用药总量（$P = 0.0049$）、合并用药（$P = 0.0143$）等因素有关，在是否有合并用药因素中，抗微生物药（$P = 0.0079$）、大环内酯类药物（$P = 0.0017$）有非常显著性差异。多因素分析显示，与用药总量、有无合并用药具有统计学意义，相对危险度的估计值分别为 1.248 和 1.890，95% 可信区间为（1.054，1.479）和（1.001，3.566），二者的风险分别增加 24.8% 和 89%。热毒宁注射液的总体疗效较好，痊愈率、愈显率和总有效率分别为 51.71%、88.08% 和 95.93%。其中治疗上呼吸道感染的总有效率为 96.09%，对气管、支气管炎的总有效率为 96.25%。除了对上呼吸道感染有较好疗效外，对其他疾病可能有一定的疗效，如秋季腹泻、带状疱疹、肿瘤发热等。

研究结论：本次研究中热毒宁注射液的总体不良反应发生率为 0.38%，主要为皮疹、瘙痒、恶心、呕吐等一般不良反应，与用药总量、有无合并用药等因素有关。

2. 热毒宁注射液临床安全性 30 860 例监测研究

在 2012 年 8 月到 2013 年 1 月，为进一步验证热毒宁注射液临床应用的安全性，热毒宁注射液在全国范围内进行了临床监测研究，该研究中共有 40 家医疗机构参与了本次集中监测，共监测病例 30 860 例，本次监测采用前瞻性大样本、多中心集中监测的方法，在全国多家医疗机构采集使用热毒宁注射液的患者的安全性信息，包括患者一般信息，用药情况，不良反应信息等。采用纸质病例观察表与电子病历表相结合的形式收集数据，采用 SAS 9.1 统计分析软件进行数据分析。临床研究采用"三级质控"体系，保证研究质量。考察热毒宁注射液在临床"真实世界"环境下广泛使用的安全性，包括不良事件 / 不良反应的类型、发生率以及相关危险因素，进一步指导临床合理用药和完善说明书，并为企业制定风险管理计划提供依据。

监测结果：发现不良反应 20 例，总体不良反应发生率为 0.065%，分别为皮疹、药疹、腹痛、腹泻、滞气、寒战、头痛、心悸、手臂疼痛。主要累及皮肤及其附属系统，消化系统。其中皮疹例数最多，为 13 例，其发生率为 0.042%，属于罕见不良反应；其次为腹痛和药疹，均为 0.006%，腹泻、腹泻伴滞气、寒战、头痛、心悸伴手臂疼痛均为 0.003%，属于十分罕见。所有不良反应属轻中度，预后良好，无严重不良反应发生，各类型不良反应发生情况如图 9-27。

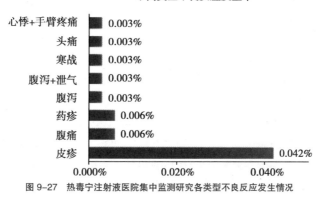

图 9-27　热毒宁注射液医院集中监测研究各类型不良反应发生情况

不良反应发生最快在用药后 1 分钟出现，最迟在第 3 次用药结束后 5 小时出现。单因素分析发现，滴速过快，药物浓度过高为危险因素。

研究结果显示，热毒宁注射液在临床合理使用的情况下相对安全，所发生的不良反应属罕见及十分罕见级别，且程度轻微，预后良好。

3. 热毒宁注射液不良反应发生的影响因素

除上述临床安全性监测研究外，康缘药业针对热毒宁注射液不良反应发生的影响因素也进行了分析。

该研究收集全国 5 家医院使用热毒宁注射液患者的临床信息，以不良反应为结局指标，进行巢式病例对照设计，采用单因素及多因素条件 Logistic 回归模型，分析热毒宁注射液不良反应特征及影响因素。

收集 2013 年 2 月至 8 月长春中医药大学附属医院、烟台毓璜顶医院、长沙市第一医院、福州市传染病医院、石家庄市第五医院 5 家医院的 3000 例住院及门诊感染性患者，研究对象为使用热毒宁注射液的患者，对患者无其他筛选条件。

本研究采用填写注册登记式监测的方法，由临床医生 / 护士 / 药师填写注册登记表，内容为患者治疗期间的一般情况，包括西医诊断，中医诊断及辨证，患者生命体征、个人及家族过敏史、用药情况及患者使用热毒宁期间的具体情况，如：使用方式、药物剂量、溶媒类型及用量、注射室温、滴速、注射持续时间、是否与其他药物配制使用、注射前后是否连续使用其他注射剂、注射前后是否冲管或更换输液器、注射期间是否采用热敷或冷敷等。如果患者在用药期间出现不良反应/事件（adverse drug reaction/ adverse drug event，ADR/ADE），需要临床医生/护士/药师填写"热毒宁注射液不良反应/事件报告表"，详细记录患者的 ADR/ADE 的临床表现及怀疑药品的情况。

本次研究表明导致热毒宁注射液不良反应发生的原因除了药物本身的因素、药物贮存不当、药证不符、错误的使用方法等原因外，还与年龄、性别、过敏史、药物剂量、溶媒用量、滴速、注射前冲管、注射后冲管、是否与其他药物配伍使用等不确定的因素有关。同时研究结果提示，冲管能够降低不良反应的发生，但本研究没有监测冲管的剂量是多少，这是今后研究要注意的问题[74]。

参考文献

1. 热毒宁：病轻病重皆可用.中国中医药报，2014-3-21（1）.

2. 于南.继手足口病等之后又列入 H7N9 用药一药多用热毒宁成康缘药业"摇钱树".证券日报，2013-4-13（C01）.

3. 雷辉，卢宏柱.热毒宁注射液在儿科的临床应用.医学综述，2013，19（6）：1081-1082.

4. 杨朝晖.中药注射剂首次问鼎中国知识产权最高奖项.科技日报，2013-11-18（3）.

5. 李海波.热毒宁注射液药效物质基础研究.南京：南京中医药大学，2013.

6. 李海波，于洋，王振中，等.热毒宁注射液抗病毒活性成分研究（Ⅰ）.中草药，2014，45（12）：1682-1688.

7. 李海波，于洋，王振中，等.热毒宁注射液化学成分研究（Ⅱ）.中草药，2015，46（11）：1597-1602.

8. 李海波，于洋，王振中，等.热毒宁注射液化学成分研究（Ⅲ）.中草药，2016，47（10）：1643-1649.

9. Li Hai-bo，Yu Yang，Wang Zhen-zhong，et al. Iridoid and bis-iridoid glucosides from the fruit of Gardeniajasminoides. Fitoterapia. 2013，88：7-11.

10. Li Hai-Bo，Yu Yang，Wang Zhen-Zhong，et al，Two new sesquiterpenoids from *Artemisia* annua..Magnetic Resonance in Chemistry，2015，53（3）：244-247.

11. Li Hai-bo，Yu Yang，Mei Yu-Dan，et al. A new hetero dimeric terpenoid derivative，japonicaside C，from the flower buds of Lonicera japonica. Nature product research，2016，143-148.

12. Li Hai-bo，Yu yang，Wang Zhen-zhong，et al. Chemical profiling of Re-Du-Ning injection by ultra-performance liquid chromatography coupled with electrospray ionization tandem quadrupole time-of-flight mass spectrometry through the screening of diagnostic ions in MSE mode. PLOS ONE，2015，DOI：10.1371/journal.pone. 0121031.

13. 张新庄.基于网络药理学研究思路探索热毒宁注射液治疗 URTI 的作用机制.南京：南京中医药大学，2013.

14. Cao Ze-yu，Chang Xiu-juan，Zhao Zhong-peng，et al. Antiviral effects of Reduning injection against Enterovirus 71 and possible mechanisms of action.Chinese Journal of Natural Medicines，2015，13（12）：0881-0888.

15. 曹泽彧，常秀娟，赵忠鹏，等.热毒宁注射液抗 A16 型柯萨奇病毒的研究.中草药，45（10）：1450-1455.

16. Ma Yi-min，Zhang Xin-zhuang，Su Zhen-zhen，et al. Insight into the molecular mechanism of a herbal injection by integrating network pharmacology and in vitro. Journal of Ethnopharmacology，173（2015）91-99.

17. Zhang Xin-zhuang，Gu Jiang-yong，Cao Liang，et al. Insights into the inhibition and mechanism of compounds

中药注射剂现代化生产原理与应用

against LPS-induced PGE2 production：a pathway network-based approach and molecular dynamics simulations. Integr Biol，2014，6，1162-1169.

18. 刘涛，萧伟，王振中，等 . 热毒宁注射液中细菌内毒素的测定研究 . 中草药，2009，40（10）：1585-1587.

19. 支兴蕾，李存玉，彭国平，等 . 热毒宁注射液中内毒素的快速检测 . 中成药，2015，37（2）：325-328.

20. 王雪，李家春，张伟，等 . 体积排阻色谱法测定热毒宁注射液中高分子物质 . 中草药，2013，44（11）：1412-1415.

21. 李新莉 . 小议青蒿的药理作用及化学成分 . 内蒙古中医药，26（16）：58-59.

22. 宫毓静，闫寒，李爱媛，等 . 青蒿总香豆素解热作用及其机理初步研究 . 中国实验方剂学杂志，2008，14（12）：49-53.

23. 黄红英，邓斌，张晓军，等 . 青蒿中黄酮类化合物的提取及其抗氧化性研究 . 安徽农业科学，2009，37（7）：3037-3039.

24. 张会军，王莎莉 . 青蒿水提物对兔 VX2 肺癌的体内效果 . 第四军医大学学报，2008，29（16）：1455-1457.

25. 孙鹏，张小松，范琦，等 . 不同产地青蒿的 FTIR 指纹图谱分析 . 中成药，2007，29（12）：1721-1724.

26. 胥秀英，郑一敏，傅善权，等 . 重庆道地药材青蒿高效液相色谱指纹图谱研究 . 时珍国医国药，2009，20（5）：1188-1189.

27. 何兵，田吉，冯文宇，等 . 青蒿挥发油 HPLC 特征图谱研究 . 药物分析杂志，2009，29（9）：1518-1521.

28. 张艳冬 . 热毒宁和利巴韦林治疗小儿急性上呼吸道感染的临床效果比较 . 中国现代药物应用，2016，10（5）：132-133.

29. 庄桃 . 热毒宁注射液治疗小儿病毒性上呼吸道感染的临床疗效观察 . 实用心脑肺血管病杂志，2015，23（2）：110-111.

30. 商旭芳，董丽 . 热毒宁注射液治疗老年患者急性上呼吸道感染临床观察 . 中国现代药物应用，2015，9（18）：154-155.

31. 郭震浪，苏振宁，王正飞，等 . 热毒宁与利巴韦林比较治疗小儿急性上呼吸道感染的 Meta 分析 . 中成药，2016，38（2）：278-283.

32. 左健祥 . 用热毒宁注射液治疗急性上呼吸道感染的效果分析 . 当代医药论丛，2015，13（4）：234-235.

33. 刘艳 . 热毒宁注射液治疗儿童上呼吸道感染的疗效和安全性观察 . 世界最新医学信息文摘，2015，15（20）：65.

34. 范磊 . 热毒宁注射液治疗儿童急性上呼吸道感染的临床观察 . 当代医学，2014，20（30）：114.

35. 魏秀春 . 热毒宁注射液治疗小儿急性上呼吸道感染伴发热的效果评价 . 中国医药指南，2015，13（35）：213-214.

36. 赵继民 . 热毒宁和利巴韦林治疗小儿急性上呼吸道感染的临床效果比较 . 中国现代药物应用，2015，9（8）：97-98.

37. 蔡晓书 . 热毒宁注射液治疗儿童急性上呼吸道感染临床分析 . 中国现代药物应用，2014，8（24）：112-113.

38. 余超 . 热毒宁注射液治疗急性小儿上呼吸道感染的疗效观察 . 中国医院用药评价与分析，2015，15（12）：1610-1611.

39. 杨海英 . 热毒宁注射液治疗急性上呼吸道感染疗效观察 . 现代中西医结合杂志，2011，20（35）：4523-4525.

40. 周红艳 . 热毒宁治疗小儿急性上呼吸道感染的疗效观察 . 中国现代药物应用，2015，9（10）：122-123.

41. 邹文凯 . 应用热毒宁注射液治疗小儿病毒性肺炎的效果观察 . 当代医药论丛，2014，12（21）：167-169.

42. 赵凤玉，李迎春 . 热毒宁辅助治疗小儿肺炎支原体肺炎临床观察 . 中国现代药物应用，2015，9（22）：118-119.

43. 杜娟 . 中西医结合治疗小儿支气管肺炎 . 中国实验方剂学杂志，2011，17（3）：214-215.

44. 庄新荣 . 热毒宁辅助治疗小儿支气管肺炎的疗效分析 . 中国医药指南，2015，13（5）：202-203.

45. 黄新造，柯文炳，纪丹，等 . 探讨热毒宁联合常规西医治疗小儿麻疹合并肺炎的临床疗效及安全性 . 世界中西医结合杂志，2016，11（5）：713-724.

46. 潘宇贵，潘雅芳，韦红梅，等 . 热毒宁治疗手足口病疗效分析 . 中国处方药，2016，13（9）：67-68.

47. 衡永波，吴灵兵，陈桂明，等 . 热毒宁治疗小儿手足口病 52 例疗效观察 . 现代中西医结合杂志，2010，19（8）：949-950.

48. 黄文娴，仇毅，袁树伟 . 热毒宁注射液治疗小儿手足口病的随机对照试验 . 中成药，2014，36（7）：1565-1567.

49. 何金虎，陆彪 . 热毒宁注射液应用于小儿手足口病的治疗效果分析 . 世界最新医学信息文摘，2015，15（104）：131-132.

50. 黄苏东 . 热毒宁注射液治疗小儿手足口病的疗效观察 . 临床合理用药，2015，8（6）：52-53.

51. 周马林 . 用热毒宁注射液治疗重症手足口病的疗效研究 . 当代医药论丛，2015，13（4）：273-274.

52. 张双，庞保东，田庆玲 . 热毒宁联合利巴韦林治疗手足口病疗效观察 . 中国现代医学杂志，2011，21（8）：1017-1019.

53. 文九芳，张先平，王宗喜，等 . 热毒宁注射液治疗手足口病的 Meta 分析 . 中国药师，2012，15（4）：521-525.

54. 浦兴艳，季红燕，张国龙，等 . 热毒宁注射液治疗儿童手足口病普通型伴发热的临床疗效 . 吉林医学，2015，36（6）：1100-1101.

55. 慕永平，陈晓蓉，张爱军，等 . 热毒宁注射液治疗儿童手足口病的随机对照研 . 中国中西医结合杂志，2011，31（9）：1209-1212.

56. Zhang GL，J Zhao，LY He，et al. Reduning injection for fever，rash，and ulcers in children with mild hand，foot，and mouth disease： a randomized controlled clinical study . J Tradit Chin Med，2013，33（6）： 733-742.

57. 郭爱兰 . 热毒宁注射液佐治婴幼儿急性轮状病毒性肠道感染疗效观察 . 临床合理用药，2015，8（1）：100.

58. 项红霞，郁志伟 . 热毒宁治疗轮状病毒性肠炎临床研究 . 现代中西医结合杂志，2009，18（35）：4344-4345.

59. 冯绍连 . 热毒宁联合思密达治疗小儿秋季腹泻的疗效观察 . 临床合理用药，2016，6（1C）：75.

60. 殷殷 . 用热毒宁注射液治疗小儿秋季腹泻的疗效探析 . 当代医药论丛，2014，12（21）：225.

61. 杨忠奇，冼绍祥，刘南，等 . 热毒宁注射液治疗普通型登革热的有效性及安全性临床研究 . 中药新药与临床药理，2016，27（1）：135-138.

62. 李雄，王国政 . 热毒宁注射液治疗急性咽扁桃体炎感染 100 例 . 时珍国医国药，2016，26（4）：926.

63. 葛鸣凤 . 热毒宁注射液治疗急性咽扁桃体炎的临床疗效分析 . 临床合理用药，2014，7（12）：137-138.

64. 张素利，吕书献，刘亚莉 . 热毒宁注射液佐治小儿病毒性脑炎的疗效分析 . 药物与临床，2015，15（62）：108.

65. 范一斌，谢明红，汤文银 . 热毒宁注射液治疗婴儿肺炎疗效观察 . 实用中西医结合临床，2015，15（1）：46-47.

66. 赵艾君，曾慧敏，苏庚 . 热毒宁治疗小儿疱疹性咽峡炎的临床效果观察 . 中国耳鼻咽喉颅底外科杂志，2015，21（1）：73-74.

67. 严敏，罗光伟 . 热毒宁治疗慢性阻塞性肺疾病急性发作期疗效 Meta 分析 . 湖北中医杂志，2015，37（7）：18-20.

68. 张月棉，支立英，赵海军，等 . 热毒宁注射液对急性盆腔炎患者 CRP 和 D- 二聚体的影响 . 河北医科大学学报，2015，36（5）：582-584.

69. 刘传枝 . 热毒宁注射液对老年呼吸机相关性肺炎的辅助治疗作用及对患者 TNF-α、IL-8、IL-1β、IL- 6 水平的影响 . 中药材，2014，37（12）：2315-2317.

70. 梁昌强 . 热毒宁注射液对竹叶青蛇咬伤患者 INR、PT 以及 APTT 等凝血指标水平变化的影响 . 重庆医学，2015，44（1）：55-59.

71. 刘磊，曾仲意，毕晓媛 . 热毒宁注射液治疗烙铁头蛇咬伤的临床观察 . 蛇志，2015，27（2）：114-115.

72. 邓辉雨 . 热毒宁注射液治疗小儿咽结合膜热的疗效及安全性评价 . 中国医学工程，2015，23（8）：180-181.

73. 毛媛媛，赛买提·玉素甫 . 热毒宁注射液治疗以癫痫为主要表现的病毒性脑炎患儿的疗效观察 . 吉林医学，2015，36（4）：698-699.

74. 黎明全，萧伟，谢雁鸣，等 . 基于巢式设计的热毒宁注射液不良反应特征及影响因素分析 . 中医杂志，2014，55（9）：786-790.

10

第十章 银杏二萜内酯葡胺注射液生产控制

银杏叶为银杏科银杏属植物银杏 Ginkgo biloba L. 的叶子，又名公孙树，是现有古代子遗植物之一，为中国特产植物。

从 60 年代开始，国内外学者对银杏的化学、药理作用等做了大量的研究工作。在化学成分方面发现，除黄酮类化合物外，叶和茎皮中还存在另一类重要的萜烯内酯类成分——银杏内酯（ginkgolides），其对 PAF 受体（platelet activation factor）强大的特异性抑制，是一种天然的 PAF 受体的拮抗剂[1]，进一步成分分析发现其主要包括银杏内酯 A（ginkgolide A，BN52020）、银杏内酯 B（ginkgolide B，BN52021）、银杏内酯 C（ginkgolide C，BN52022）、银杏内酯 M（ginkgolide M，BN52023）、银杏内酯 J（ginkgolide J，BN52024）、银杏内酯 K（ginkgolide K）、银杏内酯 L（ginkgolide L）及白果内酯（bilobalide），其中 BN52020，BN52021，BN52022，BN52024 拮抗由 PAF 导致的血小板凝集作用 IC_{50} 分别为 7.4×10^{-7}，2.5×10^{-7}，7.1×10^{-6}，5.4×10^{-5} mol/L。目前，银杏内酯 B 已进行用于中风、器官移植排斥、血液透析和休克等治疗的研究[2]。同样，由多个银杏内酯类化合物形成的混合物 BN52063（即 BN52020：BN52021：BN52022/2：2：1）作为第一个用于人体的高效 PAF 拮抗剂药物已应用于临床[3]。

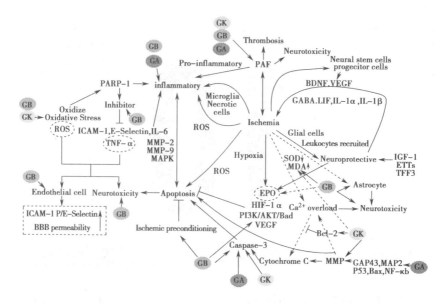

此外，近年来大量文献报道银杏内酯具有抗氧化、抗炎、抗细胞凋亡及死亡、扩张血管、保护中枢神经和缺血组织等药理作用，其中以银杏二萜内酯 A、B、C、K 等效果较为明显，尤其是在治疗缺血性脑卒中方面具有独特的优势，而最新机制研究发现银杏二萜内酯 K 可通过缓解内质网的应激反应保护心脑血管细胞[4]（图 10-1）。

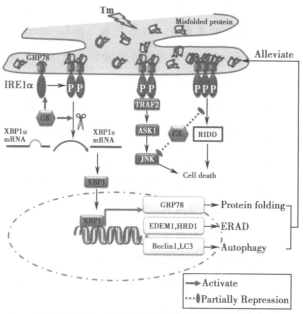

图 10-1　银杏二萜内酯治疗脑缺血机制及作用靶点网络

白果内酯从药理作用来看，与银杏二萜内酯作用机制明显不同，属神经系统、精神病的药物，如对老年而出现的痴呆症状有疗效。也用于治疗神经病、脑病和脊髓病，症状包括感觉异常、软瘫或麻痹性痴呆、非正常神经反射、肌肉萎缩、肌肉疼挛、震颤、表面性或深度敏感性失调、头痛和四肢痛、语言失调、视力和听力失调、玄晕、神经失调等症。

因此白果内酯与银杏二萜内酯是属于作用机制不同的两类成分。

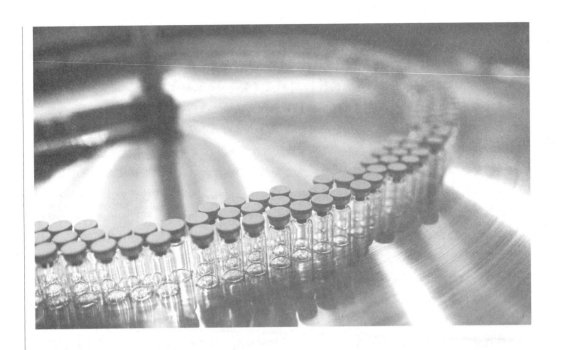

第一节　银杏二萜内酯葡胺注射液工艺特色

按照中药新药研究技术要求开发的中药 5 类新药—银杏二萜内酯葡胺注射液于 2012 年 10 月获国家食品药品监督管理局批准的新药证书及生产批件，批准文号：国药准字 Z20120024。该注射液是以银杏叶提取纯化后的银杏二萜内酯为原料（国药准字 Z20120025），配以葡甲胺为辅料，采用注射用氯化钠为溶媒配制而成，具有化痰祛瘀，通脉舒络之功效，临床用于治疗脑梗死。针对该品种从原料制备工艺、成分组成、配伍比例到质量标准等共申请发明专利 11 项，也是目前我国获得专利最多的银杏叶类制剂。

> 银杏提取物 ＞ 口服制剂 ＞ 注射制剂 ＞ 银杏萜内酯 ＞ 银杏二萜内酯
> 银杏叶制剂的发展经历

银杏叶提取物被开发成多种剂型在全球范围内广泛用于心脑血管疾病的治疗，是治疗心脑血管疾病的首选天然药物。银杏叶提取物包括 24% 银杏黄酮、6% 银杏萜内酯和 70% 的非药效学不明成分，随着对化学成分认识的深入、制剂工艺的发展以及药品安全性的不断提高，采用吸附剂吸附、醇沉和结晶的工艺技术逐步剔除银杏酸等过敏物质、多糖等非药效相关成分以及不能透过血脑屏障的黄酮类成分，重结晶剔除化学性质不稳定、无抗 PAF 拮抗活性的倍半萜内酯（白果内酯），从而制成有效成分银杏二萜内酯纯度高于 98% 以上，安全性更高的最新一代银杏叶注射剂—银杏二萜内酯葡胺注射液。

银杏二萜内酯葡胺注射液主要由银杏内酯 A、B、C、K 组成，占 98% 以上，尚有少量银杏内酯 P、Q、J 等（见图 10-2）。现代药理研究证实，银杏二萜内酯葡胺注射液能降低 MCAO 大鼠脑卒中评分，缩小梗死范围，减少脑组织含水量；保护局灶性脑缺血大鼠再灌注损伤，降低脑组织内 MDA、LA 等含量，增加 SOD 和 GSH 含量，提高机体抗氧化和清除自由基能力，抑制脑组织缺血缺氧和过氧化程度；缩短弥漫性全脑缺血大鼠的 EEG 恢复正常和翻正反射恢复时间，降低脑水肿程度；增加急性不完全性脑缺血小鼠存活比例；抑制家兔和大鼠动、静脉旁路血栓形成，降低红细胞压积和全血黏度，延长大小鼠凝血时间；抑制 PAF 诱导兔体内血小板聚集，并有明显解聚作用。而且 2 期、3 期临床试验也表明，银杏二萜内酯葡胺注射液在改善中风病神经功能缺损总评分及面瘫、言语、肩臂运动、手运动、下肢运动、步行能力等神经功能指标，改善中医证候总积分及上肢不遂、口舌喝斜、头晕目眩、痰多而粘、苔白腻、脉弦滑等指标，具有一定的优势，表明其治疗动脉粥样硬化性血栓性脑梗死、腔隙性脑梗死恢复期痰瘀阻络证疗效肯定。同时，大量文献也报道了银杏二萜内酯类化合物治疗缺血性脑卒中，马舒伟[5-7]发现银杏内酯 K 可降低双侧颈总动脉结扎致急性不完全脑缺血小鼠的脑指数、脑含水量、组织坏死率及神经损伤率，明显改善 MCAO 大鼠神经功能缺损评分，显著降低脑梗死面积，提供 SOD 活性，降低 MDA、NO、NOS 含量，抑制 Ca^{2+} 超载；多篇文献报道[8-12]银杏内酯 B 能有效减少 pMCAO 大 / 小鼠脑梗死体积，降低脑水肿，抑制缺血脑组织炎症和凋亡，平衡兴奋性氨基酸 / 抑制性氨基酸比例，减轻脑缺血神经损伤，保护脑缺血大鼠再灌注损伤；银杏内酯 C 能明显抑制胶原诱导的血小板聚集[13]；葛建彬等[14-15]发现银杏内酯 A 能明显改善缺血 / 再灌注小鼠神经，降低脑梗死面积和脑含水量，明显保护神经细胞和脑损伤。这些成分在多个途径影响缺血性脑卒中，通过各成分间药理作用的相加、协同及互补，形成银杏二萜内酯葡胺注射液治疗脑梗死的作用。

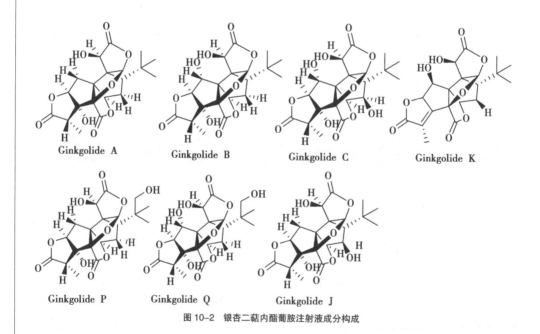

图 10-2　银杏二萜内酯葡胺注射液成分构成

一、结晶纯化生产工艺

银杏二萜内酯葡胺注射液以道地产区江苏邳州银杏 GAP 种植基地的银杏叶为原料，经水提取、吸附剂吸附、乙醇洗脱、重结晶工艺等制备得银杏二萜内酯A、B、K为主要成分的有效部位，其中银杏二萜内酯K为新发现的强活性成分。银杏二萜内酯有效部位原料加入葡甲胺和注射用水搅拌溶解，冷却，加入针用活性炭，搅拌滤过，滤液加入注射用水适量，微滤，经无菌灌装制成银杏二萜内酯葡胺注射液。银杏二萜内酯葡胺注射液是在国内首个自动化、智能化与数字化结合的中药提取精制与制剂车间生产的产品，银杏二萜内酯原料制备工艺采用水和乙醇为溶剂，无其他有毒有机溶媒，工业化生产安全，"三废"污染最小；产品所用辅料均为注射用级，具有法定药用辅料标准，无菌保证水平符合工艺要求。

银杏叶水提取、吸附、乙醇洗脱等关键工艺步骤均采用全工序流程的自动化控制，通过采用国际知名厂家的DCS控制系统，依托温度传感器、蒸汽比例调节阀、压力变送器、在线密度计等先进的末端传感、调节装置，将工艺流程通过程序语言编写为自动化控制方案，实现200余个关键控制点的自动化调节与控制，保证工艺控制的稳定性，进而保证产品质量批次均一、工序段均一、控制点均一。

转入净化区进行结晶与重结晶等精细化步骤操作，中药有效成分提纯精制的过程能够根据有效成分溶解度不同，采用结晶与重结晶方法进行提纯精制的品种不多，银杏二萜内酯原料通过结晶方法将杂质进一步去除，结晶前后可以有效去除80%杂质，通过多次重复结晶除杂，最终银杏二萜内酯A、B、C、K的含量达占98%以上。

银杏二萜内酯原料经过反复重结晶工艺，不仅提高了有效成分纯度，还可以有效控制有害成分，如热原、蛋白、银杏酸及其聚合物等，大大提高了注射剂的安全性。

二、非终端灭菌的无菌灌装生产工艺

中药注射液多为终端灭菌，但是银杏内酯是内酯类结构，在高温处理时影响结构中内酯的水解开环，从而影响注射液的结构组成，因此银杏二萜内酯葡胺注射液采用常温的无菌灌装生产工艺。

1. 无菌灌装工艺—非最终灭菌

小容量注射剂的品种很多，其中有些原料药的化学性质决定了无法耐热任何形式的最终灭菌工艺。这种情况下，需要采用无菌生产工艺进行生产，即为非最终灭菌的小容量注射剂或冻干粉针，其无菌保证水平为10^{-3}。

银杏内酯为银杏二萜内酯主要活性成分，其中银杏内酯A、B、K都含有内酯环，且还有碳碳双键，采用最终灭菌的高温参数，内酯有被水解、双键有被氧化的风险；不采用高温灭菌工艺，能极大的保留银杏二萜内酯注射剂中活性成分的稳定性，确认治疗效果。

目前使用洗灌封联动设备，使得溶液除菌过滤器安装靠近灌装点，降低了微生物污染的风险，使用除菌过滤工艺来控制微生物水平，不添加抑菌剂，消除了由添加抑菌剂产生不良反应的可能。整个过程中不涉及到高温灭菌环节，提高了产品均一性，节约一定的能源的损耗。

2. 注射剂成型工艺

1）葡甲胺作为增溶剂：银杏二萜内酯葡胺注射液主要活性成分银杏二萜内酯均不溶于水，选用葡甲胺作为增加主药溶解度的附加剂，使银杏二萜内酯在配液过程中溶解完全，提高了注射剂的安全性。

2）有机酸调节pH值，选用枸橼酸（柠檬酸）用于调节pH值，能缓和注射液生产过程中调节 pH 时局部 pH 的较大变化。

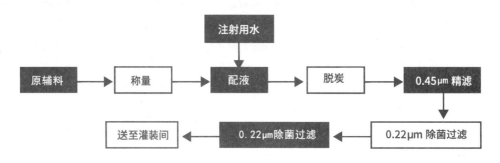

3. 防止主药氧化

银杏二萜内酯葡胺注射液的工艺中采用惰性气体（高纯度 N_2）置换药液和容器中空气，避免主药的氧化，提高了制剂的稳定性。

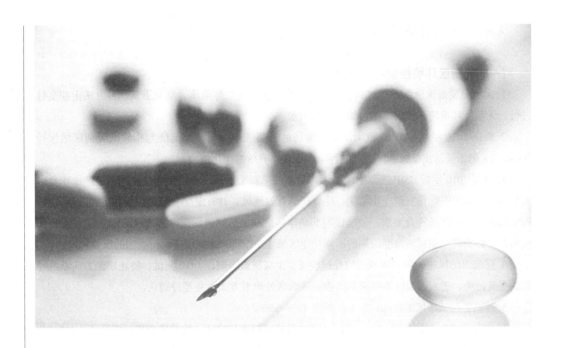

第二节　银杏二萜内酯葡胺注射液无菌控制

　　无菌制剂生产所用的微滤过滤器有多种分类方式，根据使用目的的不同分成3种：澄清过滤器、预过滤器、除菌过滤器。银杏二萜内酯葡胺注射液过滤体系采取：5μm钛棒脱炭 +0.45μm预过滤 +0.22μm除菌过滤 +0.22μm终端过滤。此组合有效去除热原，还可以截留药液中的一些颗粒，有利于过滤后药液的澄清度。降低药液中的微生物负荷（药液微生物污染水平不高于10CFU/100ml），最重要一点是药液经过终端0.22μm过滤后达到无菌状态，提高无菌保证度。银杏二萜内酯葡胺注射液过滤体系为双极过滤的模式，在双级过滤器之中，后部的，即更加靠近灌装头的过滤器，称为"主除菌过滤器"或"主过滤器"。

　　在主过滤器之前的除菌过滤器称为"冗余过滤器"。目的是主过滤器的备份，当主过滤器在过滤后完整性测试失败时，需要对"冗余过滤器"进行测试。一旦通过，产品放行将不受影响。这种工艺也被称为"冗余过滤工艺"。

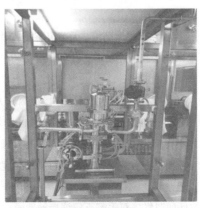

0.22μm 除菌过滤

无菌灌装生产质量保证包括以下几个方面：

（一）无菌区环境控制

1. 无菌灌装前无菌区采用过氧化氢空间干雾灭菌、丙二醇熏蒸、臭氧熏蒸 3 种方法定期交替进行，无菌区环境清洁使用除菌过滤后注射用水。

2. 根据 2010 年版 GMP 规范附录 1 无菌药品的第三十一条，无菌区与相邻低级别区域保持 20~40MPa 的压差防止低级别区空气的污染，保证其有效的净化能力。

3. 根据 2010 年版 GMP 规范附录 1 无菌药品的第四十八条，应根据药品品种、生产操作要求及外部环境状况等配置空调净化系统，使生产区有效通风，并有温度、湿度控制和空气净化过滤，保证药品的生产环境符合要求。洁净区与非洁净区之间、不同级别洁净区之间的压差应不低于 10 帕斯卡。必要时，相同洁净度级别的不同功能区域（操作间）之间也应保持适当的压差梯度。

4. 层流罩的风速、单向流状态均经过验证；A 级层流定期作 DOP 测试，防止层流方向紊乱导致的交叉污染；进入无菌区不可灭菌的物品采取紫外照射方式，并经过确认。

5. 严格控制洁净区温度 18~26℃；湿度 45%~65%。

目前在连续生产状态下，半年进行一次培养基模拟灌装验证，均验证合格；该验证是对配制、除菌过滤、管道灭菌、管线器具灭菌、人员更衣及操作、安瓿瓶清洗灭菌等进行系统性无菌验证挑战，如出现细菌生长，则通过菌种鉴别等方法进行调查分析，以有效控制连续生产状态。

（二）生产工作人员保证

1. 关键岗位操作人员技能要求

凡在洁净区工作的人员（包括清洁工和设备维修工）都必须定期培训，以使无菌药品的操作符合要求，培训的内容应包括卫生和微生物方面的基础知识。未受培训的外部人员（如外部施工人员或维修人员）在生产期间需进入洁净区时，应对他们进行特别详细的指导和监督。

无菌生产洁净区人员的良好行为规范：

1）对进入人数应有一定控制，B 级人数越少越好；对 A 级区的干扰频次、幅度越小越好。

2）人员在进入无菌生产区应用无菌的消毒剂（如酒精）消毒双手，待消毒剂挥发干后方可进入无菌生产洁净区。

3）仅用无菌工器具接触无菌物料；用不危害产品无菌性的方式进行必要的操作；每次接触物品后应对双手进行消毒，晾干后进行下一步操作（灌装过程中消毒使用经 FDA 认证的无菌 75% 乙醇，其中除菌过滤后的消毒剂会有效期规定）。

4）整个无菌灌封过程（包括接收除菌过滤药液、无菌组装），操作人员动作尽可能做到轻、缓、慢，步伐跨度控制在 30~40 厘米，步伐速度控制在 2~3 秒；缓慢和小心移动，确保不破坏单向流，产生紊乱；保持整个身体在单向气流通道之外。

5）在高风险操作区的任何情况下，人员间应保持一段距离，人员的着装（包括无菌手套）不可互相接触。操作过程中双手不得接触地面，如不小心接触地面应即时退出无菌区，更换手套消毒后返回；同时掉落地面物体不得捡起使用，待清场时再进行处理。

6）进入高风险操作区后应定期检查着装，尤其在进行动作幅度较大的操作之后应确认头套、脚套是否穿戴紧密。

7）在无菌生产洁净区中的任何时候，双手都不应该接触地面。

8）无菌生产洁净区内的所有开、关门的操作，应尽量避免用手直接接触，宜使用肘部、前臂、背部等身体部分来完成，避免交叉污染。无菌灌装操作过程中，人员手部操作尽量在腰部以上完成，无操作动作时，双臂自然下垂或前伸，身体直立在相应工位旁边。双手接触完设备、器具之后要及时做好手部消毒。无菌灌装操作过程中禁有摸鼻、挠头、挠耳等动作。

2. 无菌生产洁净区更衣

1）根据具体情况制定合理的更衣程序，建立完备的更衣标准操作程序（SOP），并遵照执行。

2）制订监控计划，检查、评估人员对无菌操作规程的执行情况确认更衣的程序。

3）建立良好的现场观察体系能够有效督促现场工作人员培养良好的操作习惯，改善无菌保证水平。

（三）生产过程管理控制

1. 配液系统控制

1）配液过程采用自动化程序，配液结束后即进行灌封，最大限度缩短配制至除菌过滤的时间间隔，降低过滤器的微生物负荷；配液罐及配液至灌封的物料管道采用CIP（在线自动清洗）、SIP（在线自动灭菌），灭菌后充入除菌过滤后氮气进行正压保护，防止二次污染。

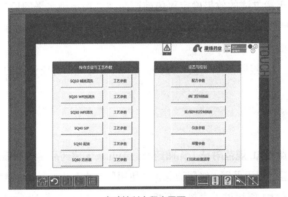

自动控制主程序画面

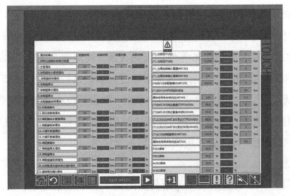

在线清洗（CIP）界面

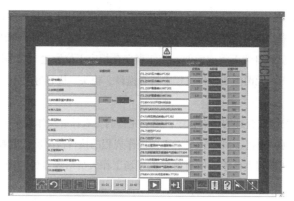

在线灭菌（SIP）画面

2）终端过滤使用 Millipore 的 0.22μm 除菌过滤器过滤，使用前后进行完整性检测；直接接触药液滤芯如药液滤芯、呼吸器滤芯每批进行更换灭菌；每批对灌封前安瓿瓶取样做无菌检查；配液时限、药液放置时限、除菌过滤时限均验证，并过程控制。

3）应尽可能缩短药液从开始配制到灭菌（或除菌过滤）的间隔时间。应建立各产品规定贮存条件下的时限控制标准。

4）应根据所用灭菌方法的效果确定灭菌前产品微生物污染水平的监控标准，并定期监控。必要时，还应监控热原或细菌内毒素。溶液除菌过滤器应尽可能安装在接近灌装点处。

2．安瓿瓶清洗灭菌

安瓿瓶在线清洗后，经除热原工艺（320℃、5min）处理；对应使用的隧道烘箱定期进行灭菌效果验证。

3．灌装控制

1）灌装准备

① 根据 2010 年版 GMP 规范附录 1 无菌药品的第九条无菌药品生产所需的洁净区要求，对于灭菌后物品进出、转运过程均采用 A 级层流保护，（使用层流小车进行转运）避免灭菌后的二次污染；采用 oRABS 灌封系统即 A 级风淋下灌封，开机后开启 A 级层流自净 30 分钟以上再进行后续生产操作，操作过程中应尽量保证不打开隔离器的门；

② 灌装管道、针头等使用前用注射用水洗净并经灭菌。应选用不脱落微粒的软管。特殊品种应专用。灌封辅助使用的器具、管线使用 2% 氢氧化钠溶液浸泡 30 分钟后冲洗至中性，玻璃器具、硅胶管线、衣物、眼罩、清洁抹布等使用湿热灭菌（纯蒸汽 121℃、30min 灭菌）、不锈钢器具使用干热灭菌（250℃、45min），定期对灭菌烘箱进行满载进行温度分布验证；灌封使用容器具使用应是清洗、灭菌后，于 36 小时内从灭菌柜中取出，取出后应在 A 级层流保护下 4 小时内使用，否则使用前应重新清洗、灭菌；灌装使用的直接接触药液的陶瓷泵、硅胶管等在从对开门烘箱取出及时用灭菌后的呼吸袋密封好放置在层流小车转运至灌装间。

2）灌封过程控制

① 根据 2010 年版 GMP 规范附录 1 无菌药品的第十、十一条规定，灌封 A 级、B 级区使用 Lighthouse 在线监控系统对 0.5μm、5μm 粒子数实时监控，灌封过程中铺设沉降菌、浮游菌培养皿进行环境监测，温湿度实时动态监测，灌封结束后对关键设备部位、人员手等采用接触碟法进行表面测试。

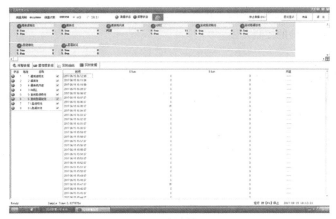

尘埃粒子数在线监测画面

② 灌装精度及其稳定性关系到产品的装量差异；装量控制在 5.05~5.30ml，灌装开始时，前 50 支丢弃；灌封前 2 小时之内每半小时抽查一次，以后每 1 个小时抽查一次；当装量超出规定范围的及时调整。

③ 在线系统检测人员注意对灌装环境的定期监测和充分控制。

④ 在灌装系统中，采用无菌隔离技术，能有效降低微生物污染的风险，并能最大限度减少对操作人员的暴露。灌装过程中，操作人员不得擅自打开隔离器，灌装过程中避免停机。

⑤ 控制好拉丝灌封的速度，保证除菌过滤后的药液在规定时限内灌装结束。

（四）物料、介质控制

1. 物料

1）控制物料的微生物污染风险。

① 制定原辅料采购标准，规定微生物限度；（通常 ≤ 100CFU/g），并不得检出致病菌。

② 进行供应商的确认时重点关注供应商的生产过程对微生物污染、细菌内毒素污染、产品混淆和交叉污染风险的控制措施。

③ 严格管理仓储条件，确保原料储存过程中质量受控。应能防止昆虫进入，储存过程防止受潮长霉。

④ 所有原辅料的微生物检验方法均应经过验证。对于无菌工艺生产的产品，应对组分进行除菌处理。

2）注射液的原辅料和包材的细菌内毒素污染风险控制

① 根据原辅料在成品中的含量合理制定原料和辅料细菌内毒素限度。

② 原辅料的生产工艺中应有降低、控制微生物污染和细菌内毒素污染的措施。

③ 生产中使用活性碳可以降低物料的细菌内毒素，但应对活性碳可能对产品带来的风险进行评估。

④ 可通过清洗及清洗验证消除包装材料携带细菌内毒素的风险。注射液的玻璃瓶的清洗效果验证应包含细菌内毒素项目。

3）注射液的原辅料和包材的微粒污染风险控制

注射液中的微粒来源非常广泛，可能的因素包括：原辅料和包装材料、生产环境、人员、生产设备、溶液稳定性、与包装材料的兼容性等。控制原辅料和包材的微粒污染风险方法参见微生物及细菌内毒素污染风险的控制方法。

2. 公用介质

空调系统定期进行高效过滤器的检漏；水系统经过系统性的验证，日常监控其微生物限度、细菌内毒素；压缩空气、氮气均经过 0.22μm 除菌过滤器过滤，定期对其微生物含量限度、含油量等项目进行检测，同时验证。

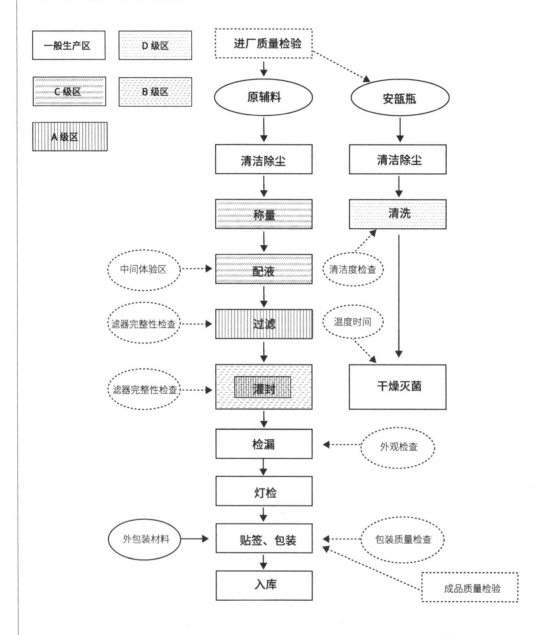

（五）无菌验证

无菌验证是系统性非常强的一项活动，主要围绕人、机、料、法、环五个方面，这五个方面再验证中相互关联，无菌、热原控制是相对其他口服制剂的最主要的特点，由其接触药液的直接程度做不同控制。

人员方面主要验证其操作技能、无菌意识、责任心，一半通过书面考核、更衣程序确认、灌封监控监督等手段。

设备方面主要参考设备性能、工艺要求、无菌需求等确认验证参数是否满足无菌生产，比如灭菌柜的温度分布、灭菌柜密封性、灌封 A 级层流单向性、隧道烘箱温度分布、安瓿瓶高温灭菌时间等。

物料方面考虑产品本身特性，银杏二萜内酯葡胺注射液对于温度比较敏感，生产过程采取低温除菌过滤，工艺验证考察药液放置时限；直接接触药液的管道、配液罐等灭菌后无菌状态、无菌期限等均由验证得来。

环境方面主要对气流方向、风量等验证，日常监控其温湿度。

方法方面主要是对上述操作的方法的建立是否得当进行设计并验证。

1. 容器具清洗灭菌过程

称取氢氧化钠搅拌下缓缓加入注射用水中，配制成 2% 氢氧化钠溶液，然后将灌封用分液器、灌注器、针头、硅胶管、蓝塞管线、白塞管线、镊子、杯子、针管置于氢氧化钠溶液中，并挤压使硅胶管、蓝塞（白塞）管线内充满碱液，浸泡 30 分钟后，排掉溶液，对上述器具根据工艺规程规定的时间，先用纯化水冲洗至中性（pH 值：5.0~7.0），再用注射用水冲洗，之后再将灌注器、针头、蓝塞管线、白塞管线组装，按编号装入相应灭菌袋中，分开灌注器活塞与筒体，密封封口袋，平行状态摆放，最后与其清洗完的灌封用的器具放入脉动真空蒸汽灭菌柜中灭菌（脉动 3 次，灭菌温度 121℃，灭菌时间 30 分钟，干燥时间 12 分钟），灭菌曲线记录纸经复核确认，贴于记录上。周转盘用纯化水清洗完后，放入净化热风循环烘箱中 250℃灭菌 45 分钟，灭菌曲线贴于记录上。

在生产过程中，应严格按照质量监控要对容器具进行清洗，容器具清洗后应在 36 小时内从灭菌器中取出，取出后须在小时内灭菌，否则须重新清洗；容器具清洗后须按要求分别进行湿热、干热灭菌；灌注器应逐个单独拆开清洗，清洗并完成组装后再清洗下一个灌注器；灌洗器或灭菌袋破损或其他情况导致其不能使用时，则应及时更换新的相应编号的灌洗器或灭菌袋。

2. 安瓿瓶清洗灭菌工序

领取所用安瓿瓶，检查、复核安瓿瓶规格、批号、数量、外观质量、检验报告书后，经传递窗传入洗瓶间，在隧道式灭菌烘箱消毒区温度达到 320℃情况下，按照相应操作规程进行试洗瓶，在超声波立式洗瓶机出瓶口连续抽取 30 安瓿瓶检查洁净度（检查外观、可见异物，检查方法及要求见记录表），合格后，开始正式洗瓶；洗瓶过程中，每隔 0.5 小时在超声波立式洗瓶机出瓶口连续抽取 30 支安瓿瓶检查安瓿瓶洁净度，每隔 0.5 小时检查洗瓶机压缩空气压力、注射用水压力、冷却水压力、循环水压力、水槽水温，并及时记录，洗净后的瓶子应立即灭菌，放置最多不应超过 4 小时。洗瓶过程中应根据无菌灌封工序运行情况适当调整洗瓶速度，但应保证安瓿瓶在隧道式灭菌烘箱隧道内灭菌区运行时间 ≥ 5min（即：洗瓶速度 ≤ 520 支 /min），传入灌封间的安瓿瓶应在 A 级层流保护下 4 小时内使用；灭菌过程中应每隔 0.5 小时检查灭菌烘箱各个压差表读数和灭菌区温度，并及时记录；最后剩下的清洁安瓿瓶进入灭菌隧道后，用整理铲把安瓿瓶从隧道口往里推进，并放入安瓿瓶防倒设施，让所剩安瓿瓶从灭菌烘箱灭菌隧道传入灌封工序。

3. 配液操作工序

完成 0.45μm、0.22μm 过滤器及终端除菌过滤器过滤前完整性测试和领取、检查复核银杏二萜内酯原料药名称、规格、批号、生产日期、生产车间、质量合格标志、检验报告书后，打开配液罐，加入注射用水，搅拌加热至规定温度后，保温，加入称量好的葡甲胺，搅拌规定时间溶解混匀后，再加入银杏二萜内酯原料，规定温度下搅拌一定时间至溶解混匀，待药液冷却至室温后，加柠檬酸溶液调节 pH 至规定值，加入氯化钠溶解混匀，然后加入用注射用水润湿的活性炭，吸附，过滤脱碳，滤液补注射用水至规定量，搅匀，经 0.45μm、0.22μm 过滤器过滤，取样，对中间体进行可见异物、含量、pH 值、指纹图谱检测，合格后的药液依次经 0.45μm 过滤器和 0.22μm 除菌过滤器过滤至无菌药液接收罐中，进入无菌灌封工序。同时，还要对 0.45μm、0.22μm 过滤器及终端除菌过滤器进行过滤后的完整性测试，结果应符合规定。在整个过程中，药液配液起止时间间隔应尽量缩短，不应超过 5 小时；药液配液结束至除菌过滤开始的时间间隔应尽量缩短，不应超过 3 小时；除菌过滤起止时间应尽量缩短，不得超过 4 小时；在整个配液系统中还配备 CIP（在线清洗）、SIP（在线灭菌）系统。

4. 无菌灌封工序

在 oRABS（开放式隔离器）灌封系统下，启动 A 级层流罩，自净 30 分钟，组装好无菌灌封用容器具，启动 AGF10 安瓿立式灌封封口机，启动设备，调节好排风和火板后，转为自动运行，开始灌封，初时检查灌封装量，灌封过程中每半小时抽检装量一次，灌封结束后，取剩余药液30ml，安瓿瓶取 30 支做无菌检查。

灌封过程中，灭菌后灌封器具使用时限为 36 小时，并采用无菌转移（层流车）与组装；灌封使用的氮气经过两级除菌过滤，定期监测其纯度与粒子数；灌封过程中人员行为操作速度应以太空步为原则，灌封过程中半小时进行手部消毒（进出灌封间必须进行手部消毒），灌封过程严禁打开隔离器；灌封使用消毒剂经过 0.45、0.22μmm 除菌过滤，效期 48 小时；灌封区环境每周进行丙二醇、臭氧交替熏蒸，臭氧每天熏蒸；灌封终端除菌过滤器灌封前后均做完整性检测；灭菌后安瓿瓶暴露时间短，无菌药液暴露时间更短，一个灌封循环在 6 秒以内，整批产品灌封在 4 小时内结束；灌封生产动态监测浮游菌、沉降菌、表面微生物，并定期检测环境，分析趋势，不断评估、完善。

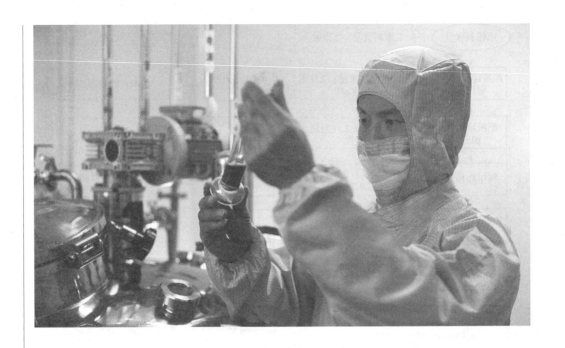

第三节 银杏二萜内酯葡胺注射液的
均一性与检验

一、产品质量控制

为实现药品质量稳定均一，对银杏二萜内酯原料药及注射剂的指纹图谱检测标准均进行了详细研究，并制订了银杏二萜内酯原料药及其注射液指纹图谱控制标准，并严密监测各个环节的工艺参数（图10-3），从而做到了从原料、中间体到制剂的全过程质量监控，保证了产品质量的稳定均一。

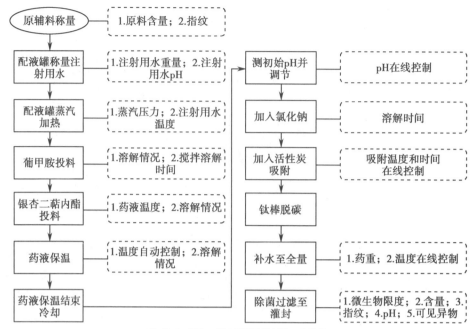

图10-3 银杏二萜内酯葡胺注射液工艺流程

1.银杏二萜内酯葡胺注射液生产全过程采用指纹图谱控制技术，从原料、中间体到成品严格进行过程质量控制，其中包括银杏二萜内酯原料药（1张指纹图谱）、成品（2张指纹图谱），保证了产品质量稳定均一；

经多批次数据累积，并结合方法耐用性考察，确定了银杏二萜内酯原料及葡胺注射液含量测定及指纹图谱检测方法的合格标准：

1）建立银杏内酯化学成分高效液相色谱含量测定方法，以 Agilent Extend-C$_{18}$ 为色谱柱，以甲醇（A）–水（B）为流动相，进行梯度洗脱（0~14 min，33%~38% A；14~16 min，38%~55% A；16~30 min，55% A）；DAD 检测波长为 220nm 和 240nm，ELSD 漂移管温度 40℃，载气压力 3.5 bar，Gain 6。监测银杏内酯 A、B、K 等成分从原料到制剂过程中的变化。最终制定出银杏二萜内酯原料药的含量测定标准：银杏内酯 A：20.0%~40.0%；银杏内酯 B：50.0%~75.0%；银杏内酯 K：0.2%~2.0%；而银杏二萜内酯葡胺注射液的含量限度：本品每 1ml 含银杏内酯 A（C20H24O9）应为 1.2~1.8mg、银杏内酯 B（C20H24O10）应为 2.2~3.2mg、银杏内酯 K（C20H22O9）应为 0.10-0.20mg；含银杏内酯以银杏内酯 A（C20H24O9）、银杏内酯 B（C20H24O10）、银杏内酯 K（C20H22O9）的总量计，应为 4.1~4.9mg。

2）建立银杏二萜内酯原料药的指纹图谱：以 Agilent Extend-C$_{18}$ 为色谱柱，以甲醇（A）–水（B）为流动相，进行梯度洗脱（0~14 min，33%~38% A；14~16 min，38%~55% A；16~30 min，55% A）；ELSD 漂移管温度 40℃，载气压力 3.5 bar，Gain 6，记录 30 min 色谱图，确定 4 个共有峰，分别为银杏内酯 C、银杏内酯 A、银杏内酯 B 和银杏内酯 K（见图 10-4）。以银杏内酯 B 为参照，确定原料指纹图谱合格范围为：与对照指纹图谱相似，去除指纹图谱中 5 分钟前的溶剂色谱峰，指纹图谱应有 4 个共有峰，相对保留时间为 0.44~0.60（1）、0.77~1.04（2）、1（3）（S）、1.22~1.65（4）；峰面积对数的比值为 0.81~1.21（2）、1（3）（S）；非共有峰面积不得过总峰面积的 5.0%。

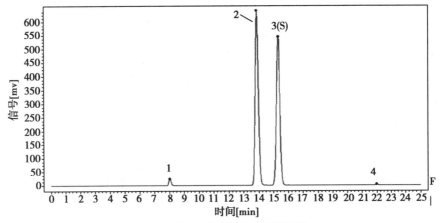

图 10-4　银杏二萜内酯原料对照指纹图谱

3）建立银杏二萜内酯葡胺注射液的指纹图谱：指纹图谱 1，以 Agilent Eclipse Plus C18 为色谱柱，以乙腈（A）–100 mM 甲酸铵水溶液（B）为流动相（氨水调 pH 至 7.0），进行梯度洗脱（0–5 min，5% A；5~25 min，5%~15% A；25~40 min，15% A），柱温 25℃；ELSD 漂移管温度 60℃，载气压力 3.5 bar，Gain 7，记录 40 min 色谱图，确定 5 个共有峰，分别为银杏内酯 B 开 2 个环产物、银杏内酯 A 开 2 个环产物、银杏内酯 K 开 2 个环产物、银杏内酯 B 开 1 个环产物、银杏内酯 B 开 1 个环产物（见图 10-5）。以银杏内酯 B 开 2 个环产物（1）为参照，定银杏二萜内酯葡胺注射液指纹图谱的合格范围为：与对照指纹图谱相似，去除指纹图谱中 5 分钟前的溶剂色谱峰，指纹图谱应有 5 个共有峰，相对保留时间为 1（1）（S）、0.89~1.20（2）、0.97~1.32（3）、1.30~1.75（4）；1.34~1.81（5），峰面积对数比值为 1（1）（S）、0.83~1.25（2），非共有峰面积不得过总峰面积的 5%；指纹图谱 2，以 Agilent Extend–C18 为色谱柱，以甲醇（A）– 水（B）为流动相，进行梯度洗脱（0–14 min，33%~38% A；14~16 min，38%~55% A；16~30 min，55% A）；ELSD 漂移管温度 40℃，载气压力 3.5 bar，Gain 7，记录 30 min 色谱图，确定 5 个共有峰，分别为银杏内酯 C、银杏内酯 M、银杏内酯 A、银杏内酯 B 和银杏内酯 K（见图 10-6）。以银杏内酯 B 为参照，确定银杏二萜内酯葡胺注射液指纹图谱合格范围为与对照指纹图谱相似，去除指纹图谱中 5 分钟前的溶剂色谱峰，指纹图谱应有 5 个共有峰，相对保留时间为 0.45~0.60（1）、0.73~0.99（2）、0.77~1.05（3）、1（4）（S）；1.21~1.63（5），峰面积对数比值为 0.78~1.18（3）、1（4）（S）、0.52~0.79（5），非共有峰面积不得过总峰面积的 5%。

2. 制剂生产过程应用内毒素在线检测技术进行生产过程监控及成品检测，充分保证制剂无菌保证水平；

3. 银杏二萜内酯原料无有机溶剂残留，总银杏酸控制限度低于 2ppm，产品安全性高；

4. 产品成分组成明确，化学结构清晰，原料中银杏二萜内酯 A、B、K 含量大于 98%。

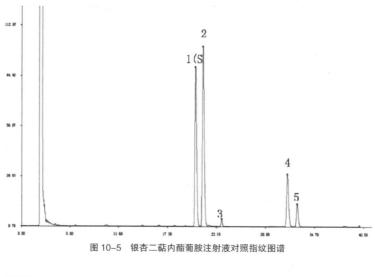

图 10-5　银杏二萜内酯葡胺注射液对照指纹图谱

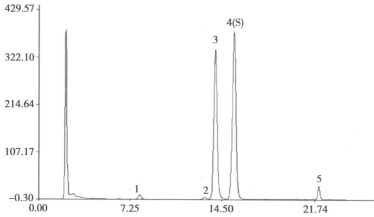

图 10-6　银杏二萜内酯葡胺注射液酸化后的对照指纹图谱

二、产品检验

每批生产的银杏内酯葡胺注射液都必须按照如下的标准进行产品检验，以更全面、有效地控制制剂质量。

【性状】本品为无色至微黄色的澄明溶液。

【鉴别】取银杏内酯 A、银杏内酯 B、银杏内酯 C、银杏内酯 K 对照品，分别加 50% 丙酮溶解制成每 1ml 含 0.5mg、0.5mg、0.5mg、0.1mg 的溶液，作为对照品溶液。照高效液相色谱法（中国药典 2015 年版四部通则 0512）试验，用十八烷基硅烷键合硅胶为填充剂，以异丙醇 – 甲醇 – 水（7：21：72）为流动相，检测波长 220nm，分别吸取对照品溶液和【含量测定】项下供试品溶液各 20ml，注入液相色谱仪。供试品色谱中应呈现与对照品保留时间相同的色谱峰。

【检查】

色泽　照溶液颜色检查法（中国药典 2015 年版四部通则 0901 第一法）检查，应为无色澄明溶液；如显黄色，与黄色标准比色液（中国药典 2015 年版四部通则 0901）比较，应为 1~2 号。

pH 值　应为 8.0~9.0（中国药典 2015 年版四部通则 0631）。

可见异物　照可见异物检查法（中国药典 2015 年版四部通则 0904）检查，应符合规定。

不溶性微粒　取本品照不溶性微粒检查法（中国药典 2015 年版四部通则 0903 光阻法），应符合规定。

蛋白质　取本品 1ml，加鞣酸试液 1~3 滴，混匀，放置 5 分钟，应不得出现浑浊。

鞣质　取本品 1ml，加新配制的含 1% 鸡蛋清的生理氯化钠溶液 5ml，放置 10 分钟，应不得出现浑浊或沉淀。

草酸盐　取本品适量，用稀盐酸调节 pH 值至 1~2，放置 30 分钟，滤过，取滤液 2ml，滤液调节 pH 值至 5~6，加 3% 氯化钙试液 2~3 滴，放置 10 分钟，不得出现浑浊或沉淀。

钾离子　取本品 2ml，依法测定（中国药典 2015 年版四部通则 2400），应符合规定。

重金属　及有害元素 取本品 10ml，照铅、镉、砷、汞、铜测定法（中国药典 2015 年版四部通则 2321）检查，铅不得过百万分之二，镉不得过千万分之三，砷不得过百万分之二、汞不得过千万分之二、铜不得过百万分之五。

热原　取本品，剂量按家兔体重每 1kg 注射 2ml，依法检查（中国药典 2015 年版四部通则 1142），应符合规定。

细菌内毒素　取本品，加细菌内毒素检查用水稀释 50 倍，依法检查（中国药典 2015 年版四部通则 1143 光度测定法下动态浊度法），每 1ml 含内毒素量应不得过 30EU。

异常毒性　取本品 0.5ml，按异常毒性检法（中国药典 2015 年版四部通则 1141）检查，应符合规定。

溶血与凝聚　取本品，依法（中国药典 2015 年版四部通则 1148）检查，应符合规定。

炽灼残渣　取本品 1ml，照炽灼残渣检查法（中国药典 2015 年版四部通则 0841）操作，不得超过 1.5%（g/ml）。

总固体量　精密量取本品 10ml，置已恒重的蒸发皿中，水浴蒸干，于 105℃干燥 3 小时，置干燥器中冷却 30 分钟，迅速精密称定重量，计算。每 1ml 总固体量应在 15.0~20.0mg 范围内。

过敏反应　取本品，依法（中国药典 2015 年版四部通则 1147）检查，应符合规定。

大分子、聚合物　色谱条件与系统适用性试验色谱柱：TSK G2000SWXL（300mm×7.8mm，5μm）；以乙腈 –0.1% 三氟乙酸（30：70）为流动相；流速为每分钟 0.7ml；柱温 30℃；检测波长为 214nm。理论板数按胸腺肽 α1 计算应不低于 10000。

供试品溶液的制备　取银杏二萜内酯葡胺注射液原液，即得。

对照品溶液的制备　取胸腺肽 α1 标准品适量，称定，用水溶解并稀释制成每 1ml 中约含 3μg 的溶液，即得。

测定法　精密量取供试品溶液与对照品溶液各 100μl 注入液相色谱仪，记录色谱图，将先于胸腺肽 α1（分子量 3108）出峰时间的峰视为大分子物质或聚合物，按面积归一化法计算其量。

本品应不含有大分子和聚合物。

葡甲胺　照高效液相色谱法（中国药典 2015 年版四部通则 0512）测定。

色谱条件与系统适用性试验　以酰胺基键合有机与无机杂化颗粒为填充剂（XBridgeTMAmide，150mm×4.6mm，3.5μm）；以甲醇为流动相 A，以 50mmol/L 乙酸铵水溶液为流动相 B，按下表中的规定进行梯度洗脱。蒸发光散射检测器检测，漂移管温度为 40℃，载气流速为 1.6L/min。理论板数按葡甲胺峰计算应不低于 500。

时间（分钟）	流动相 A（%）	流动相 B（%）
0~10	90	10
10~11	90→30	10→70
11~15	30	70
15~16	30→90	70→10
16~25	90	10

对照品溶液的制备　取葡甲胺对照品适量，精密称定，加水制成每 1ml 含 0.5mg 的溶液，即得。

供试品溶液的制备　精密量取本品 1ml，置 10ml 量瓶中，加水稀释至刻度，摇匀，滤过，取续滤液，即得。

测定法　分别精密吸取上述对照品溶液 5μl、15μl，供试品溶液 10μl，注入液相色谱仪，测定，用外标两点法对数方程计算葡甲胺的含量，即得。

本品每 1ml 含葡甲胺的量应为 4.5~5.5mg。

指纹图谱　照建立的高效液相指纹图谱法测定。

含量测定　照建立的高效液相含量测定法测定。

参考文献

1. Braquet P.，Spinnewyn B.，Braquet M. BN 52021 and related compounds：A new series of highly specific PAF-acether receptor antagonists isolated from *Ginkgo biloba L*.. Blood & Vessel，1985，16：558-572.

2. Hosford D.，Braquet P.Antagonists of platelet-activating factor：chemistry，pharmacology and clinical applications. Prog Med Chem，1990，27：325-380.

3. Ramassamy C.，Christen Y.，Clostre F，et al. The Ginkgo biloba extract，EGb761，increases synaptosomal uptake of 5-hydroxytryptamine：in-vitro and ex-vivo studies. J Pharm Pharmacol.，1992，44（11）：943-945.

4. Wang S，Wang Z，Fan Q，et al. Ginkgolide K protects the heart against endoplasmic reticulum stress injury by activating the inositol-requiring enzyme 1alpha/X box-binding protein-1 pathway. Br J Pharmacol，2016，173（15）：2402-2418.

5. 马舒伟，张现涛，何盛江，等．银杏叶内酯 K 对大鼠脑缺血再灌注损伤的保护作用．中国药学杂志，2011，（13）：993-997.

6. 马舒伟，陈旅翼，何盛江，等．银杏内酯 K 对脑缺血的保护作用．中国现代应用药学，2011，（10）：877-880.

7. Ma S，Yin H，Chen L，et al. Neuroprotective effect of ginkgolide K against acute ischemic stroke on middle cerebral ischemia occlusion in rats. J Nat Med，2012，66（1）：25-31.

8. Fang W，Deng Y，Li Y，et al. Blood brain barrier permeability and therapeutic time window of Ginkgolide B in ischemia-reperfusion injury. Eur J Pharm Sci，2010，39（1-3）：8-14.

9. Hu YY，Huang M，Dong XQ，et al. Ginkgolide B reduces neuronal cell apoptosis in the hemorrhagic rat brain：possible involvement of Toll-like receptor 4/nuclear factor-kappa B pathway. J Ethnopharmacol，2011，137（3）：1462-1468.

10. Lv P，Fang W，Geng X，et al. Therapeutic neuroprotective effects of ginkgolide B on cortex and basal ganglia in a rat model of transient focal ischemia. Eur J Pharm Sci，2011，44（3）：235-240.

11. Yang ZZ，Li J，Li SX，et al. Effect of ginkgolide B on striatal extracellular amino acids in middle cerebral artery occluded rats. J Ethnopharmacol，2011，136（1）：117-122.

12. Gu JH，Ge JB，Li M，et al. Inhibition of NF-kappaB activation is associated with anti-inflammatory and anti-apoptotic effects of Ginkgolide B in a mouse model of cerebral ischemia/reperfusion injury. Eur J Pharm Sci，2012，47（4）：652-660.

13. Cho HJ，Shon YH，Nam KS. Ginkgolide C inhibits platelet aggregation in cAMP- and cGMP-dependent manner by activating MMP-9. Biol Pharm Bull，2007，30（12）：2340-2344.

14. 葛建彬，顾锦华，李梅，等．银杏内酯 A 对小鼠脑缺血／再灌注损伤的保护作用及其抑制 NF-κB 信号通路下调 p53、Caspase-3 表达的机制．中国药理学通报，2012，（08）：1105-1110.

15. Shah ZA，Nada SE，Dore S. Heme oxygenase 1，beneficial role in permanent ischemic stroke and in Gingko biloba（EGb 761）neuroprotection. Neuroscience，2011，180：248-255.